JAHRBUCH
LITERATUR UND MEDIZIN
Beihefte

Herausgegeben von
FLORIAN STEGER

Band 6

Figurationen von Krankheiten

Chancen und Grenzen der Ästhetisierung

Herausgegeben von
AMELIE BENDHEIM und
JENNIFER PAVLIK

Universitätsverlag
WINTER
Heidelberg

Bibliografische Information der Deutschen Nationalbibliothek

Die Deutsche Nationalbibliothek verzeichnet diese Publikation
in der Deutschen Nationalbibliografie;
detaillierte bibliografische Daten sind im Internet
über *http://dnb.d-nb.de* abrufbar.

ISBN 978-3-8253-6944-6

Imprimé en Allemagne · Printed in Germany
Umschlaggestaltung: Klaus Brecht GmbH, Heidelberg
Druck: Memminger MedienCentrum, 87700 Memmingen

Gedruckt auf umweltfreundlichem, chlorfrei gebleichtem
und alterungsbeständigem Papier

Den Verlag erreichen Sie im Internet unter:
www.winter-verlag.de

Inhalt

Amelie Bendheim/Jennifer Pavlik

Einleitung

> Ich sehe demnach nichts Besseres für mich, als die Methode der Ärzte nachzuahmen, welche glauben, ihrem Patienten sehr viel genutzt zu haben, wenn sie seiner Krankheit einen Namen geben.[1]

Krankheiten sind lästige Angelegenheiten: Niemand ist gerne krank oder spricht gerne darüber, krank zu sein – so könnte man zumindest annehmen, bis man sich der Fülle an Reflexionen über Krankheiten bewusst wird, die unsere alltäglichen Gedanken und Gespräche durchdringen. Wie Kant schon vor rund zweihundert Jahren treffend zum Ausdruck gebracht hat, besteht ein zentrales Anliegen unserer Auseinandersetzungen mit und über Krankheiten darin, ihnen einen Namen zu geben, sie zu benennen, zu kategorisieren und sie damit in irgendeiner Form verständlich zu machen. Dabei ist eine Denomination keineswegs immer so eindeutig, wie sie es möglicherweise zu sein verspricht. So betont Thomas Anz unter Rückgriff auf Karl Jaspers, dass es sich mit der Unterscheidung von ‚gesund' vs. ‚krank' ganz ähnlich verhält, wie mit den Dichotomien zwischen ‚gut' vs. ‚böse' und zwischen ‚wahr' vs. ‚falsch':

> Mit ihnen werden die Grenzen zwischen gesellschaftlich Zugelassenem und Ausgeschlossenem, zwischen Normentsprechendem und Normwidrigem gezogen […]. Was „krank" ist, hängt ab „von den herrschenden Auffassungen der jeweiligen Kulturkreise", konstatiert Karl Jaspers in der *Allgemeinen Psychopathologie*, doch gemeinsam sei dem kulturell unterschiedlich verwendeten Begriff ein virtuelles Werturteil: „‚Krank' ist ein allgemeiner Unwertbegriff, der alle möglichen Unwerte umfasst".[2]

In diesem Sinne bestimmen auch Robert F. Schmidt und Klaus Unsicker ‚Krankheit' als „das Vorliegen von Symptomen und/oder Befunden […], die als Abweichung von einem physiologischen Gleichgewicht oder einer Regelgröße (Norm) interpretiert werden können und die auf definierte Ursachen innerer oder äußerer Schädigungen zurückgeführt werden können".[3] Doch wie diese Norm erfasst werden kann, die als fundamentale Refe-

1 Immanuel Kant: *Versuch über die Krankheit des Kopfes*, in: ders.: *Werke in zwölf Bänden, Bd. 2: Vorkritische Schriften bis 1768*, hg. von Wilhelm Weischedel, Frankfurt a. M. 1960, S. 887–901, hier S. 888.

2 Thomas Anz: *Gesund oder krank? Medizin, Moral und Ästhetik in der deutschen Gegenwartsliteratur*, München 1989, S. 26 f.

3 Robert F. Schmidt/Klaus Unsicker: *Lehrbuch Vorklinik, Teil D: Medizinische Psychologie und Medizinische Soziologie*, Köln 2003, S. 1632.

renzgröße dienen soll, bleibt unklar. Auch die genannten Autoren sind sich dieser Leerstelle bewusst, wenn sie im Anschluss an ihre Definition hervorheben, dass „Abweichungen von einem physiologischen Gleichgewicht, einer Regelgröße, einer Organfunktion oder einer Organstruktur oft schwer zu beurteilen [sind], weil manche physiologische Regelgrößen eine beachtliche Streuung aufweisen".[4]

Doch nicht nur die Problematik, einen allgemeingültigen Normbereich zu identifizieren, macht es schwer, klar zu benennen, was objektiv als ‚krank' gelten kann und sollte – auch unsere Sprache stellt uns vor Herausforderungen, da wir uns im Zuge unserer Versuche, Krankheiten und ihre Symptome zu beschreiben, sprachlicher Bilder bedienen, um etwas auszudrücken, was uns eigentlich unbegreiflich ist. Diese Unbegreiflichkeit liegt darin begründet, dass sowohl Mediziner als auch Nichtmediziner nur bedingt Einsicht in die physiologischen Prozesse des menschlichen Körpers und der Psyche nehmen können. Ästhetische Umschreibungen werden daher genutzt, um diese Komplexitäten zumindest partiell sichtbar zu machen, sie vermeintlich oder sogar tatsächlich zu reduzieren und sie in geordnete, sinnhafte Strukturen zu überführen. Doch geht es bei diesen alltäglichen Verfahren keineswegs nur um die Überführung von komplexem Fachwissen in verständlichere Sprachformen und/oder um die Reflexion individuellen Unbehagens: Der Gebrauch von Wörtern aus dem medizinischen Bereich ist ebenso in öffentlichen Diskursen wie auch in wissenschaftlichen Untersuchungen präsent, sodass sprachliche Krankheitsbilder, -narrationen und -imaginationen sie auf vielfältige Weise prägen, (mit-)generieren und ihren Verlauf bisweilen sogar bestimmen. Von überzeitlicher Aktualität sind etwa sprachliche Verweise auf die Pest, auf Krebs, Geschwüre oder Viren, auf psychische Krankheitsbilder wie den Wahnsinn u. v. a.m., die herangezogen werden, um einzelne Personen und Personengruppen an sich oder mit Blick auf einzelne Eigenschaften zu bewerten; auch die Darstellung gesellschaftlicher oder wirtschaftlicher Ereignisse und Entwicklungen anhand von Fieberkurven sind Beispiele für die Allgegenwärtigkeit sprachlicher Figurationen aus dem medizinischen Bereich in unseren täglichen Diskursen.

Dass es sich bei unserem Thema keineswegs um ein neuzeitliches Phänomen handelt, das gar einer bestimmten Denkschule oder -tradition, einer Disziplin oder Gattung zuzuschreiben wäre, wird darüber hinaus ersichtlich, wenn man sich seine Bedeutung im historischen und interdisziplinären Vergleich bewusst macht: Krankheitserzählungen, -metaphern, -allegorien und -symbole lassen sich synchron und diachron in philosophischen Abhandlungen,[5] in literarischen Werken,[6] in soziologischen Betrachtungen,[7] in politik-

[4] Ebd.

[5] Vgl. exemplarisch Beate Gerber: *Warum die Medizin die Philosophie braucht. Für ein umfassendes Verständnis von Krankheit und Gesundheit*, Bern 2019 [im Erscheinen]; Olaf Nohr: *Vernunft als Therapie und Krankheit. Zur Geschichte medizinischer Denkfiguren in der Philosophie,* Berlin 2015; *Zur Philosophie der Medizin*, hg. von Walter Pieringer/Franz Ebner, Wien 2000.

[6] Vgl. exemplarisch *Krankheit schreiben. Aufzeichnungsverfahren in Medizin und Literatur*, hg. von Yvonne Wübben/Carsten Zelle, Göttingen 2013; *Epochen/Krankheiten. Konstellationen von Literatur und Pathologie*, hg. von Frank Degler/Christian Kohlroß, St. Ingbert 2006; Anz: *Gesund oder krank?* (Anm. 2).

[7] Vgl. exemplarisch Samuel Thoma: *Common Sense und Verrücktheit im sozialen Raum. Entwurf einer phänomenologischen Sozialpsychiatrie*, Köln 2018; Mathias Richter/Klaus Hurrelmann:

wissenschaftlichen Untersuchungen,[8] in religiösen Traktaten,[9] kurz: in medialen Darstellungen jedweder Art finden, und die Liste der hier nur exemplarisch genannten Disziplinen und Gattungen ließe sich schier endlos fortführen.[10] All diese Bereiche wurden in den vergangenen Dekaden mit zunehmendem Interesse erforscht und der anhaltende ‚Boom' der interdisziplinären Reflexion an der Schnittstelle von Medizin und Geistes- bzw. Humanwissenschaften[11] zeigt sich nicht zuletzt an der wachsenden Bedeutung der ‚Medical Humanities' und dem Bereich der ‚narrativen Medizin'.[12]

Diesem Bereich gilt auch unser Interesse, wobei wir das Augenmerk auf die *ästhetische Darstellung* von Krankheiten richten, um genauer in den Blick zu nehmen, wie Figurationen von Krankheiten in den jeweiligen Disziplinen der Humanities genutzt und welche Bedeutungsebenen dadurch generiert werden. Mit der Verwendung des Terminus ‚Figurationen' ist die Reflexion bildhafter Darstellungsverfahren von Krankheitsimaginationen intendiert, denen sowohl in Form rhetorischer Stilfiguren wie Metaphern oder Allegorien Ausdruck verliehen werden kann, die aber auch – und in einem weiteren Sinn – auf narrativen Verfahren beruhen oder sich dem künstlerisch-bildlichen Medium zuordnen lassen.[13]

Der Begriff lenkt die Aufmerksamkeit zudem auf einen zentralen Aspekt, der für unseren Zugriff auf den Themenkomplex von entscheidender Bedeutung ist, da er das rea-

Soziologie von Gesundheit und Krankheit, Wiesbaden 2016; Heinrich Schipperges: *Gesundheit und Gesellschaft. Ein historisch-kritisches Panorama*, Berlin/Heidelberg 2003.

8 Vgl. exemplarisch Julian Ibald: *Gesundheitspolitik in Deutschland. Krankheiten und Präventionsstrategien*, München 2018; Thomas Zimmer: *Welt ohne Krankheit. Geschichte der internationalen Gesundheitspolitik 1940*–1970, Göttingen 2017; *Krankheit und Gemeinwohl. Gesundheitspolitik zwischen Staat, Sozialversicherung und Medizin*, hg. von Bernhard Blanke, Opladen 1994.

9 Vgl. exemplarisch Thorsten Moos: *Krankheitserfahrung und Religion*, Tübingen 2018; *Krankheit und Tod in den Religionen*, hg. von Judith Albisser/Christoph Peter Baumann/Sylvie Eigenmann, Basel 2011; *Religion und Gesundheit. Der heilkundliche Diskurs im 16. Jahrhundert*, hg. von Albrecht Classen, Berlin/Boston 2011; *Religion und Krankheit*, hg. von Gregor Etzelmüller/Annette Weissenrieder, Darmstadt 2010.

10 Vgl. exemplarisch Dominik Baltes: *Heillos gesund? Gesundheit und Krankheit im Diskurs von Humanwissenschaften, Philosophie und Theologie*, Freiburg 2013; *Endliches Leben. Interdisziplinäre Zugänge zum Phänomen der Krankheit*, hg. von Markus Höfner/Stephan Schaede/Günter Thomas, Tübingen 2010; *Kunst und Krankheit. Studien zur Pathographie*, hg. von Matthias Bormuth/Klaus Podoll/Carsten Spitzer, Göttingen 2007; *Krankheit verstehen. Interdisziplinäre Beiträge zur Sprache in Krankheitsdarstellungen*, hg. von Gisela Brünner, Bielefeld 2002; Ralph Driever: *Krankheit und Gesundheit in der Kunst. Der ästhetische Ausdruck als Lebens- und Zeitdiagnose*, Essen 1989.

11 Im Folgenden verwenden wir den Begriff ‚Humanities' als Sammelbegriff sämtlicher Disziplinen der Geistes- und Humanwissenschaften, der Soziologie, der Sozial- und Wirtschaftswissenschaften sowie der Künste, auch wenn im Rahmen des Bandes nur eine beispielhafte Auswahl vertreten ist.

12 Vgl. exemplarisch Thomas Cole: *Medical Humanities. An introduction*, Cambridge 2015; *Narrative Medizin – erzählende Medizin*, hg. von Martin Frei-Erb, Bern 2012; *Repräsentationen. Medizin und Ethik in Literatur und Kunst der Moderne*, hg. von Bettina von Jagow/Florian Steger, Heidelberg 2004.

13 Indem wir ein breites Spektrum bildhaften Sprechens berücksichtigen, wollen wir den sprachlichen Spezifika der verschiedenen Disziplinen gerecht werden.

litätsstiftende Potenzial von Sprache betont. Um es mit den Worten Erich Auerbachs zu formulieren, an den wir uns in unserer Begriffsverwendung anlehnen, könnte man unser Vorhaben folgendermaßen zusammenfassen: Wir wollen Figurationen von Krankheiten in den verschiedenen Disziplinen der Humanities identifizieren und anhand exemplarischer Analysen untersuchen, inwiefern diese aus ihrer „Bedeutungsentwicklung heraus in eine weltgeschichtliche Lage hineinwachsen",[14] wie sie auf diese Weise ihr strenges Begriffsfeld transzendieren und sich daraus neue Reflexionsebenen eröffnen, aus denen sich ebenso neue Bedeutungsebenen entwickeln, die daran teilhaben (können), dass sich unser Wissen grundlegend und stillschweigend reorganisiert. Wir beabsichtigen also, die enge Verwobenheit, Interaktion und Abhängigkeit von sprachlichen Formen und lebensweltlichen Realitäten sichtbar zu machen, durch die die „Metakinetik geschichtlicher Sinnhorizonte und Sichtweisen selbst zum Vorschein"[15] gebracht werden kann. Dies bedeutet zum einen, dass wir nicht nur das Interesse verfolgen, die figürliche Rede als Vehikel der medizinischen Allegorese zu präsentieren und nach dem Mehrwert ästhetischer Reflexionen für das Verstehen von gesellschaftlichen Realitäten, für den Bereich der medizinischen Forschung usw. zu fragen[16] – vielmehr geht es uns zum anderen auch darum,

> das Verhältnis von Phantasie und Logos [...] zu durchdenken, und zwar in dem Sinne, den Bereich der Phantasie nicht nur als Substrat für Transformationen ins Begriffliche zu nehmen – wobei sozusagen Element für Element aufgearbeitet und umgewandelt werden könnte bis zum Aufbau des Bildervorrats –, sondern als eine katalysatorische Sphäre, an der sich zwar die Begriffswelt bereichert, aber ohne diesen fundierenden Bestand dabei umzuwandeln und aufzunehmen.[17]

Anhand von neun Aufsätzen aus verschiedenen Bereichen der Humanities werden im Folgenden exemplarische Analysen ästhetischer Krankheitsdarstellungen präsentiert, die offenlegen, inwiefern diese Formen daran teilhaben, Ideen, Erkenntnisse, Anschauungen und Vorstellungen von Ursachen, Ist-Zuständen und Verläufen von ‚kranken' bzw. ‚krankhaften' Körpern, Körperschaften, Strukturen, Denk- und Lebensweisen usw. zu verbreiten und zu stabilisieren, wie sie möglicherweise aber auch dazu beitragen, intendierte oder nichtintendierte *misreadings* zu produzieren und/oder gewohnte Denkweisen infrage zu stellen.

Der im Sammelband angestrebten differenzierten Betrachtungsweise dieser Krankheitsdarstellungen steht die wohl am eindringlichsten von Susan Sontag formulierte Warnung entgegen, Krankheiten seien gerade *keine* Metaphern und „die ehrlichste Weise, sich mit [ihnen] auseinanderzusetzen – und die gesündeste Weise, krank zu sein – [bestehe] darin [...], sich so weit wie möglich von metaphorischem Denken zu lösen, ihm größtmög-

14 Erich Auerbach: *Figura*, in: ders.: *Gesammelte Aufsätze zur romanischen Philologie*, Bern u.a. 1967, S. 55–92, hier S. 92.

15 Hans Blumenberg: *Paradigmen zu einer Metaphorologie*, Frankfurt a.M. 1998, S. 13.

16 Auch wenn wir den Mehrwert der geisteswissenschaftlichen Methoden für die Bereiche der vermeintlichen *hart sciences* im Blick haben, wollen wir sie nicht darauf reduzieren.

17 Ebd., S. 11.

lichen Widerstand entgegenzusetzen".[18] Ein zentrales Argument, das Sontags Plädoyer gegen die Ästhetisierung von Krankheiten zugrunde liegt, besteht darin, dass sie die Annahme, Krankheiten als Ausdruck eines psychischen Leidens zu verstehen, unbedingt negieren und eine erkrankte Person davor bewahren will, dass diese neben ihrer ohnehin zu tragenden Last nun auch noch die Bürde der Selbstverschuldung tragen muss.[19] Mit Blick auf die von ihr analysierten Sprechweisen über Tuberkulose und Krebs expliziert sie die Gefahr, dass „die romantische Vorstellung, daß die Krankheit den Charakter ausdrückt, unweigerlich zu der Behauptung [führt], der Charakter verursache die Krankheit – weil er sich nicht ausgedrückt hat. Die Leidenschaft kehrt sich nach innen, trifft und zerstört noch die innersten Zellprozesse."[20] Anstatt derlei „albern[e] und gefährlich[e] Ansichten"[21] zu verbreiten, plädiert Sontag dafür, Krankheit als „empirische Realität"[22] zu begreifen, „die den Kranken als Leidenden tangiert".[23] Dass dieser Appell nicht nur den Patienten schützt, sondern auch der Realität von Krankheitsursachen gerechter wird, begründet Sontag mit der These, Krankheiten würden immer nur so lange metaphorisiert, bis der medizinische Fortschritt zur Klärung ihrer wahren Ursache vorgedrungen sei, sodass die figürliche Rede (und damit die Schuldzuweisung an den Patienten) ihre Kraft und Gewalt ebenfalls nur so lange entfalten könne, bis sie qua wissenschaftlicher Forschung aufgelöst und in sicheres Wissen transformiert worden sei.[24] Daher haben sich „alle Krankheiten, deren Ursachen geklärt wurden […], als Krankheiten herausgestellt, die eine schlicht physische Ursache haben".[25] Folgt man Sontags Argumentation, bedeutet dies, dass Krankheitsmetaphern letztlich nichts anderes sind, als ein gefährlicher Ausdruck von Nichtwissen.[26] Konse-

18 Susan Sontag: *Krankheit als Metapher*, Frankfurt a. M. 1995, S. 5, Vgl. für diese Debatte auch Sander L. Gilman: *Disease and Representation. Images if of Illness from Madness to AIDS*, New York 1988.

19 Interessant an Sontags Kritik ist insbesondere, dass es ihr keineswegs nur um die Vermeidung explizit negativer Stigmatisierungen all jener Menschen geht, deren Erkrankung in Form bildlichen Sprechens zu fassen versucht wird. Vielmehr verweist sie im Zusammenhang eben jener Tuberkuloseerkrankungen darauf, dass diese Krankheitsform im Laufe des 19. Jahrhunderts zwar einerseits als Zeichen körperlicher Gebrechen interpretiert wurde, dass sie andererseits aber auch zum „Anzeichen dafür [gemacht wurde], daß man vornehm, zart und sensibel war" und einen „bewusster[en], psychologisch komplexer[en]" Charakter vorzuweisen hatte, als die anderen, ‚normal-gesunden' Menschen. So verstanden wird die Zuschreibung der Krankheit Tuberkulose samt ihrer potenziellen, selbstverschuldeten Ursachen zu einer „Art innere[m] Dekor des Körpers", während die Gesundheit „banal, sogar vulgär" erscheint. Vgl. Sontag: *Krankheit als Metapher* (Anm. 18), S. 31 ff.

20 Ebd., S. 56.

21 Ebd.

22 Andrea Kottow: *Der kranke Mann. Zu den Dichotomien Krankheit/Gesundheit und Weiblichkeit/Männlichkeit in Texten um 1900*, digitale Dissertation der FU Berlin, https://refubium.fu-berlin.de/bitstream/handle/fub188/12217/03_kap03.pdf?sequence=4&isAllowed=y, S. 52 (letzter Zugriff 23.06.2019).

23 Ebd.

24 Mit Blick auf die Tuberkulose schreibt sie, dass die „Kraft des Mythos" erst schwand, „als endlich eine angemessene Behandlung entwickelt wurde", Sontag: *Krankheit als Metapher* (Anm. 18), S. 42.

25 Ebd., S. 73.

26 „Die Auffassung, daß eine Krankheit nur durch eine Vielzahl von Ursachen erklärbar sei, ist ganz charakteristisch für die Ansichten über Krankheiten, deren Verursachung *nicht* verstanden

quenterweise besteht der einzig sinnvolle, ‚gesunde' Umgang mit Krankheiten darin, diese als physiologische Disbalancen zu betrachten und sie allein auf biologisch-molekularer Ebene zu therapieren, was zugleich auch bedeutet, dass man sie gänzlich von der Psyche sowie den auf sie einwirkenden individuell-gesellschaftlichen Umständen entkoppelt.[27]

Dass diese Sicht auf die Ätiologie von Krankheiten gerade in jüngster Zeit durch die Zunahme der sogenannten ‚ganzheitlichen', ‚funktionellen' und ‚integrativen' Diagnostik im medizinischen Bereich immer mehr in den Hintergrund der Behandlungsverfahren gerückt ist, sei an dieser Stelle nur am Rande erwähnt. Von größerer Bedeutung für unsere Diskussion sind jedoch die latenten Widersprüche, die Sontags Ausführungen aufweisen, sobald man ihre Thesen auf ihre eigene Argumentation rückbezieht: Wenn Sontag einerseits dafür plädiert, Krankheiten allein auf „empirische Realitäten"[28] zurückzuführen und sie von psychosomatischen Faktoren losgelöst zu betrachten, um sie auf den faktischen Wahrheitsgehalt zu reduzieren, und sie gleichzeitig davor warnt, Krankheiten als Metaphern zu verstehen, da diese Bedeutungsaufladung der Genesung der Erkrankten im Weg stehen könnte (schließlich wäre das ja eine ‚ungesunde' Art des Krankseins), dann stellt sich die Frage, ob Sontag nun an die realitätsstiftende und -verändernde Macht metaphorischer Sprache glaubt oder nicht.[29] Darüber hinaus bleibt grundsätzlich die Frage offen, ob es überhaupt möglich ist, eine Sprache zu sprechen, die rein ‚empirisch' über Krankheiten informiert, und – falls man diese Frage bejahen würde – wie eine solche Sprache dann aussehen könnte. Mit Ausnahme analytischer Formeln, wie sie die Sprachphilosophie angelsächsischer Prägung nutzt, um den Wahrheitsgehalt von Argumentationsketten zu überprüfen, bleibt unklar, wie ein solches Vorhaben umgesetzt werden könnte.

Man muss nicht so weit gehen wie Paul de Man, wenn er „Sprache [per se] als Trope"[30] charakterisiert. Und dennoch ist für den vorliegenden Diskurs und insbesondere die Herausforderungen, ihn angemessen zu ‚versprachlichen', bezeichnend, wie de Man sich das Bestreben erklärt, eine möglichst klare Distinktion zwischen ‚figürlicher' und ‚faktualer' Sprache vorzunehmen. So sei der Versuch, eine ‚reine' Sprache zu sprechen, letztlich Ausdruck einer genuin menschlichen Angst, die aus der Unbegreiflichkeit des nicht gänzlich überschaubaren, und damit letztlich nicht verstehbaren, Metaphernraums erwachse.[31]

Wir wenden uns im Folgenden entgegen Sontags Appell eben jenem ‚unbegreiflichen' ästhetischen Raum von Krankheiten zu, nicht um zur Stigmatisierung von Erkrankten bei-

wird. Und es sind die Krankheiten, die als vielfach determiniert (d. h. mysteriös) gelten, die als Metaphern für das, was als gesellschaftlich oder moralisch falsch empfunden wird, die größten Möglichkeiten haben." Ebd., S. 73, Hervorhebung im Original.

27 Der Einfluss gesellschaftlicher Diskurse auf die individuelle Patientenpsyche wird von Sontag nicht explizit bedacht, wie Nike Thurn hervorhebt. Vgl. dies.: *Krankheit zum Tode? Reale und metaphorische Krankheiten in Susan Sontags „Krankheit als Metapher"* (bisher unveröffentlichtes Manuskript). Vgl. dazu auch Talcott Parsons: *Definition von Gesundheit und Krankheit im Lichte der Wertbegriffe und der sozialen Struktur Amerikas*, in: *Der Kranke in der modernen Gesellschaft*, hg. von Alexander Mitscherlich u. a., Frankfurt a. M. 1984, S. 57–87, hier S. 57.

28 Vgl. Kottow: *Der kranke Mann* (Anm. 22).

29 Vgl. Thurn: *Krankheit zum Tode?* (Anm. 27).

30 Vgl. Paul de Man: *Epistemologie der Metapher* (1978), in: *Theorie der Metapher*, hg. von Anselm Haverkamp, Darmstadt 1983, S. 414–437, hier S. 428. Vgl. auch George Lakoff/Mark Johnson: *Leben in Metaphern*, Heidelberg 2014.

31 Vgl. de Man: *Epistemologie der Metapher* (Anm. 30), S. 435.

zutragen und Stereotypisierungen fest(er) zu schreiben oder gar implizit nach den Ursachen von Krankheiten zu forschen, sondern weil wir der Überzeugung sind, dass man Sontags luzide Einsichten berücksichtigen und dennoch mit Gewinn über Figurationen von Krankheiten reflektieren kann. Das gilt vor allem, wenn man sie nicht im Sinne einer individuellen Diagnostik missversteht, sondern sie vor dem Hintergrund gesamtgesellschaftlicher Diskurse und Dispositive betrachtet.

Die folgenden Beiträge[32] sind aus der Ringvorlesung *Figurationen von Krankheiten. Chancen und Grenzen der Ästhetisierung* hervorgegangen, die im Sommersemester 2018 an der Universität Luxemburg veranstaltet wurde. Sie wenden sich in ihrer inhaltlichen Ausgestaltung einem breiten wissenschaftlich interessierten Publikum zu und gewähren einen interdisziplinären Einblick in die figurativen Darstellungen von Krankheiten, der sich über die Fachbereiche der Philosophie (Frank Hofmann), der Geschichte (Judith Mengler), der älteren (Oxana Polozthenseva) und neueren Literaturwissenschaft (Georg Mein), der Komparatistik (Dieter Heimböckel, Sébastian Thiltges), der Medienwissenschaft (Rolf Parr), der Kunstgeschichte (Judith Lammers) und der Soziologie (Josephine Jellen und Heike Ohlbrecht) erstreckt.

Frank Hofmann eröffnet die Reflexion aus *philosophischer Perspektive*, indem er der Frage nachgeht, welche normativen Funktionen krankheitsbezogene Denkfiguren (Metaphern, Bilder, Analogien) in verschiedenen Diskursen der Humanities übernehmen und welche Folgen sich daraus für die jeweilige Sprachverwendung sowie ihren realitätsstiftenden Charakter ergeben können. Krankheiten lassen sich – so Hofmanns grundlegende These – zunächst als Zustände beschreiben, die von einer von Medizinern definierten Norm abweichen. Er stellt heraus, dass die medizinische Diagnostik auf Annahmen beruht, die sich als Formen ‚natürlicher' bzw. ‚biologischer' Normativität begreifen lassen, da sie in erster Linie an biologischen Abläufen des Körpers orientiert sind. Sie unterscheiden sich dadurch signifikant von Normativitäten anderer Disziplinen, die, wie Hofmann anhand von Beispielen aus dem gesellschaftspolitischen Bereich ausführt, vor allem *moralisch* und/oder *sozial* fundiert sind und implizite oder explizite Handlungsgründe beinhalten. Der entscheidende Unterschied zwischen diesen beiden Normativitätsformen besteht nach Hofmann darin, dass medizinische Normativitäten nicht per se eine Handlungsaufforderung implizieren – nicht alle Abweichungen werden therapiert. Moralische Forderungen leiten Subjekte dagegen *immer* dazu an, ihr Verhalten nach ihnen auszurichten, sodass zwischen diesen beiden Formen von Normativität ein kategorialer Unterschied besteht, wie Hofmann betont. Wenn Figurationen von Krankheiten nun aus dem medizinischen Bereich auf andere Gebiete übertragen werden, laufen sie Gefahr, diese Differenzen zu nivellieren und moralische Forderungen zu generieren, die eigentlich gar nicht intendiert sind. Hofmann plädiert vor diesem Hintergrund dafür, gesellschaftliche Zustände „weder explizit noch implizit als krankhaft [zu] bezeichne[n], da dies nahelegt, dass es eine quasi natürliche Ordnung der Gesellschaft gebe […], ohne dass dies in irgendeiner Weise begründet worden wäre".

[32] In den einzelnen Beiträgen wird, wo nicht anders gewünscht, durchweg das generische Maskulinum verwendet; dies gilt auch für die vorliegende Einleitung. Die Angaben sind im Sinne geschlechtsneutraler Bezeichnungen zu verstehen.

Den sprachphilosophischen Reflexionen von Krankheitsdenkfiguren folgt der Beitrag von *Judith Mengler*, die aus *historischer Perspektive* Krankheitszeichen im Mittelalter untersucht und sich dabei der Wahrnehmung von Narben widmet. Als Teil des körperlichen Erscheinungsbildes sind Narben ihr zufolge immer nur vor dem Hintergrund des jeweiligen kulturellen Kontextes deutbar, da sie die zeitspezifisch dominanten gesellschaftlichen Werte und Praktiken abbilden. Mengler nimmt diesen Zusammenhang zunächst anhand von chirurgischen Traktaten aus dem Spätmittelalter in den Blick und zeigt auf, dass die Art der Wundversorgung bereits zu dieser Zeit nicht allein therapeutischen Zwecken folgte, sondern auch Ausdruck des damaligen Schönheitsideals war. Demzufolge waren medizinische Eingriffe möglichst ohne dauerhaft sichtbare Zeichen vorzunehmen, um die Haut als Signum eines Lebens „in Einklang mit der göttlichen und natürlichen Ordnung" nicht zu brandmarken. Ausgehend von diesem Grundkonzept des menschlichen Selbst- und Weltbildes erläutert Mengler, inwiefern ästhetisch-narrative Strategien der mittelalterlichen Reflexion über Krankheiten daran teilhaben, dass Narben spezifische Bedeutungs- und Sinnzuschreibungen erhalten können (etwa als Ehrenmal, als Schandmal, als Kapital), sodass die aus einer körperlichen Verwundung resultierende Narbe als mehrdeutiger Sinnträger hervortritt.

Auch *Oxana Polozhentseva* behandelt in ihrem *mediävistischen Beitrag* körperlich sichtbare Figurationen von Krankheiten, die nun aber nicht als Wunden zu dechiffrieren sind, sondern den Körper als nicht mehr lebensfähig ausweisen. Sie zeigt im Rahmen ihrer Analyse, mit welchen literarästhetischen Mitteln der Tod im Mittelalter imaginiert wurde und welche spezifischen Erkennungszeichen ihn auf der Haut, im Gesicht und im Harn angekündigt haben. Die Dekodierung dieser ‚Zeichen des Todes', die in Form der *Signa-mortis*-Lehre systematisch festgehalten wurden, habe nicht nur ein frühzeitiges Bewusstsein für den nahenden Tod geschaffen, sondern auch die erwünschte Vorbereitung auf einen ‚guten' Tod ermöglicht. Durch die Zusammenführung der medizinischen Diskurse der Zeit (Hildegards von Bingen *Causae et curae*, das Arzneibuch Ortolfs von Baierland) sowie beispielhafter Lektüren aus der erzählenden Literatur des Mittelalters (besonders das *Nibelungenlied* und das *Rolandslied*) führt Polozhentseva vor, wie medizinisches Wissen Einzug in literarische Werke gehalten hat und dort unter Rückgriff auf ästhetische Verfahren neu verhandelt wurde.

Georg Mein geht ebenfalls der engen Verwobenheit von Krankheit und Tod nach – diesmal jedoch aus der Perspektive der *Neueren deutschen Literaturwissenschaft*. Während Mengler und Polozhentseva im Kontext vormoderner Literatur insbesondere ästhetische Darstellungen von Krankheiten herausstellen, die auf pathologisch-anatomisch sichtbaren Zeichen basieren, verweist Mein auf das in der Moderne hinzutretende Verständnis von Krankheit als seelischem Leid, dessen Ursachen in der Gesellschaft zu verorten sind. Sein Beitrag thematisiert anhand der Werke von Thomas Mann die Entindividualisierung des biologisch kranken Körpers, die zu metaphorischen, stigmatisierenden oder nobilitierenden Zuschreibungen (etwa: ‚die schöne Schwindsüchtige') führt und den Erkrankten sowohl von seiner empirischen Realität als Leidendem als auch von der gesellschaftlichen Norm entrückt (der Kranke als prädestinierter, privilegierter Anderer). Das literarische Werk Thomas Manns vermag diesen Metaphernzusammenhang in besonderer Weise zu illustrieren: Tritt im *Zauberberg* der Tuberkulosediskurs als zentrales Movens in ironisierter Form zwischen intellektueller Überhöhung und niederer Körperlichkeit hervor, so lässt sich die Metaphorisierung der Syphilis im *Doktor Faustus* als Krankheitsform verstehen, die mit der Ideologie politischer Regime parallelisiert werden kann. Krankheit rekurriert, so das Resümee des Beitrags, in Manns Werk auf etwas, das außerhalb der Norm stehe und im *Zauberberg* gar als Signum einer „institutionalisierte[n] Außenseiterposition“ exponiert werde. Die literarische Faszination am Themenkomplex ‚Krankheit‘ liege dabei insbesondere in der Möglichkeit begründet, „an den durch Krankheit überhaupt erst gewonnenen Einsichten [...] [teilzuhaben], ohne selbst krank sein zu müssen“.

Der Kreis der literarisch-reflektierten Krankheitsformen wird durch den *komparatistisch* ausgerichteten Beitrag von *Dieter Heimböckel* erweitert, der den Fokus auf die Epilepsie richtet. Dabei macht Heimböckel deutlich, dass es vor allem die mit der Krankheit verbundenen historischen Imaginationen (als Teufelsbesessenheit, als prophetische Heimsuchung, als ‚transfigurierter Geschlechtsakt‘) sind, die sich für die literarische Textkonstitution als bedeutsam erweisen und mit divergierenden Deutungsmustern korrelieren, je nachdem, ob die Krankheit herabgesetzt oder verherrlicht werden soll. In seinen Ausführungen verfolgt Heimböckel die Metamorphose, die der Epilepsie eigen ist: Am Beispiel Konrad Bayers *(der kopf des vitus bering)* und Thomas Bernhards *(Amras)* tritt die Epilepsie als ‚außerordentliche‘ Krankheit hervor, deren ästhetische Darstellung mit literarischen wie weltanschaulichen Grenzverschiebungen einhergeht. Diese ‚Außerordentlichkeit‘ führt Heimböckel insbesondere auf das Wesen der Krankheit zurück, das als unbegreiflich gelte und mit monströs-animalischen Zuschreibungen versehen werde, die stigmatisierende Analogien (wie: Epileptiker sind Psychopathen, Kriminelle usw.) begünstige. Dem wird die literarische Analyse von Joseph Roths Roman *Hiob* als Gegenbild einer veränderten *narratio* der Epilepsie entgegengestellt, die sich in Form einer positiv konnotierten Verwandlungsgeschichte des Protagonisten Menuchim vollziehe, der in Heimböckels Deutung in die Nähe von Dostojewskis *Idiot* rückt. So lässt der Beitrag nicht nur die Metamorphose als zentrales Charakteristikum zur Beschreibung der Epilepsie hervortreten, sondern kann auch zeigen, wie gerade diese Figuration ästhetische Produktionen befördert hat.

Neben Figurationen von Krankheiten im Medium Buch werden in der ebenfalls *komparatistisch* angelegten Studie von *Sébastian Thiltges* digitale Schreibformen in den Blick genommen. Anhand eines Vergleichs der Blogs der französischen Literaturwissenschaftlerin und professionellen Tänzerin Élodie Malanda und des luxemburgischen Autors Georges Hausemer, reflektiert Thiltges das komplexe Verhältnis von Krankheit, Natur und Kultur. Dabei fällt insbesondere die Personifizierung der Krankheit Krebs ins Auge, die beide Blogs – trotz zahlreicher formaler Unterschiede – als zentrale Krankheitsfiguration verbindet. Thiltges stellt die spezifische Wahrnehmung kranker Körper heraus, die in den Blogs sprachlich exponiert werden, und zeigt auf, wie die Vorstellung der defekten Körper mit dem Verständnis von Krankheit als einem politischen und sozialen Konstrukt verwoben ist. Er macht deutlich, wie die kranken Subjekte als ökologische Körper gezeichnet werden, die ihren Trägern fremd geworden und daher den umwelt- und gesellschaftlichen Bedingungen ausgeliefert sind. Auf der Suche nach diskursiven Strategien der Wiederaneignung des kranken Ichs suchen die Blogger nach einer Alternative zur klinischen Sprache der Medizin, die in der Vermischung von Fachdiskurs sowie „subjektive[r] und intime[r] Erzählebene“ münden – ein Verfahren, das Parr im folgenden Beitrag als Popularisierungsstrategie bezeichnet.

Rolf Parr widmet sich aus *medienwissenschaftlicher* Perspektive dem audiovisuellen Medium Film, indem er ästhetische Strategien deutscher Arztserien analysiert, die er in

Form eines medizinischen Protokolls (Anamnese – Symptomatik – Diagnose) untersucht. Anhand einzelner Szeneanalysen aus den Serien *Bettys Diagnose*, *Dr. Klein* oder *In aller Freundschaft* stellt Parr zentrale Verfahren der Popularisierung medizinischen Expertenwissens vor und kommt zu dem Schluss, dass Medicals etwas möglich machen, was der medizinische Fachdiskurs allein nicht zu leisten vermag. Indem sie voneinander getrennte gesellschaftliche Lebensbereiche und ihre je spezifischen Sprach- und Wahrnehmungsmuster zusammenführen, erschaffen sie die Vorstellung einer zumindest fragmentarischen Verbundenheit der verschiedenen Teilbereiche des Lebens, die vor den Bildschirmen als „imaginäre Ganzheiten" erfahren werden können. Diese „Totalitäten" ermöglichen es den Zuschauern, „wenn auch nicht das ‚ganze' Leben, so doch zumindest einige Teilbereiche des Lebens bzw. der Gesellschaft integrierend aufeinander und zugleich auf den Alltag zu beziehen" und dadurch die enge Verflechtung von Privatdiskursen, Arbeitsdiskursen, Krankheitsdiskursen usw. wahrzunehmen.

Auch die *Kunsthistorikerin Anna Lammers* untersucht Wahrnehmungsräume, die durch visuelle Medien erschaffen werden können. Sie analysiert hierfür das Londoner Kunstprojekt *Saving Faces*, in dem der Künstler Mark Gilbert stark versehrte Gesichter von Patienten vor und nach operativen Eingriffen porträtiert. Anhand der Bilder untersucht Lammers, ob und wie Krankheiten im künstlerisch-ästhetischen Medium abgebildet werden können und welche rezeptionsästhetischen Wechselwirkungen das künstlerische Produkt mit dem darauf gezeigten Modell eingeht. Im modernen Werk Gilberts erkennt Lammers den Versuch, die Deformation als Teil des Individuums annehmbar zu machen, ohne dass damit eine kunsttherapeutische Funktion, ein medizinisches oder dokumentarisches Interesse einherginge. Die bildlich-ästhetische Gestaltung der Entstellung werfe vielmehr die Frage nach der menschlichen Existenz und deren Verletzlichkeit auf. Indem die Porträts den Betrachter zur Identifikation mit dem Gesehenen auffordern, erschüttern sie ihn in der Vorstellung des „potenziell […] eigenen Betroffen-Seins von Krankheit" und laden ihn gleichzeitig zur Re-Identifikation ein.

Texturen von Krankheiten stehen auch im Zentrum des *soziologischen* Beitrages von *Josephine Jellen* und *Heike Ohlbrecht*, wobei die Autorinnen die soziale und kulturelle Konstruiertheit von Krankheiten hervorheben. Sie üben damit Kritik an einem rein biomedizinischen Verständnis, das ihnen zufolge zu kurz greife, um insbesondere chronische und psychische Krankheiten adäquat erfassen zu können. Gemäß ihrer Argumentation entstehen im Zeitalter der Postmoderne immer komplexere Krankheitsformen, die es erforderlich machen, „Krankheit als sozialen Text" (David B. Morris) zu verstehen. Anhand von Fallbeispielen zeigen die Autorinnen auf, wie man sich diesen Texturen nähern kann, um sie in ihren vielschichtigen Ambivalenzen und Nuancen wahrzunehmen. Dabei erweisen sich die Abwendung von einer vermeintlich klinisch-objektiven Sprache und die Hinwendung zu ästhetisch-narrativen Verfahren als zentrale Bedingungen, da die komplexen Symptome und Ursachen von Krankheiten nicht ohne Weiteres verbalisiert werden können. Vielmehr gelte es, sie rekonstruktiv und unter Rückgriff auf ihre je spezifische Ausprägung zu interpretieren – ein Plädoyer, das Jellen/Ohlbrecht letztlich auch an die Mediziner richten: Ihnen wird nahegelegt, auch den ästhetischen Sprach- und Denkraum für die Diagnostik und Behandlung auszuschöpfen, so ihre Profession vor dem Hintergrund ihres individuellen und gesellschaftlichen Einflusses zu reflektieren und diese im ursprünglichen Sinne nicht nur als *scientia*, sondern auch als *ars* zu verstehen.[33]

Die Autorinnen und Autoren dieses Bandes richten sich an alle, die Interesse daran haben, über Krankheiten nachzudenken und den Blick auf die Bedeutung der Vielschichtigkeit von Sprache in diesem Themen- und Bezugsfeld zu lenken. Sie alle teilen die Annahme, dass man sich dem Verständnis von Krankheiten nur annähern kann, wenn man sich auf ihre ästhetischen Dimensionen einlässt, was auch bedeutet, Wahrheiten im medizinischen Bereich *anders* – nämlich als offene, nichtfeststehende wissenschaftliche Tatsachen – zu begreifen, denn „es gibt zwar nur eine [Wahrheit]; aber sie ist lebendig und hat daher ein lebendig wechselndes Gesicht".[34]

33 Vgl. Dietrich von Engelhardt: *Geleitwort*, in: Bettina von Jagow/Florian Steger: *Was treibt die Literatur zur Medizin? Ein kulturwissenschaftlicher Dialog*, Göttingen 2009, S. 7 f., hier S. 7.

34 Franz Kafka: *Brief an Milena vom 23.06.1920*, in: ders.: *Gesammelte Werke*, hg. von Max Brod, Frankfurt a. M. 1952, S. 72.

Frank Hofmann

Krankheit in Denkfiguren. Eine Untersuchung in normativer Hinsicht

Einleitung

Wenn wir über Krankheit und Gesundheit sprechen und nachdenken, ist es gang und gäbe, Begriffe zu verwenden, die dem normativen Bereich angehören. Eine Erkrankung eines Körperteils wird z. B. als ein Zustand gedacht, der nicht so ist, wie er sein *sollte*. Und ein Fieber, wie es etwa bei Grippe auftritt, wird als *abnormaler* Temperaturzustand dargestellt. So denken wir uns Krankheit weitgehend als einen Zustand, in dem gewisse medizinisch-biologische Normen nicht eingehalten werden. (Auch das Psychische wird in ähnlicher Weise gedacht.) Welchen Status diese Normen haben und welche Art von Normativität im Bereich von Krankheit und Gesundheit vorliegt, bleibt dabei allerdings meist offen. Bezeichnen wir dann andere Bereiche – wie z. B. die Gesellschaft oder gesellschaftliche Teilsysteme – als ‚krankhaft' oder ‚ungesund', so überträgt sich die normative Dimension auf den jeweiligen Bereich und es kann zu einer impliziten normativen Behauptung kommen. Im Folgenden soll analysiert werden, wie diese Übertragung funktioniert und wie eine Vermengung oder unklare Abgrenzung verschiedener Arten von Normativität in Krankheitsdenkfiguren zu problematischen Konsequenzen führen kann. Eine wichtige Botschaft wird also sein, dass die der Krankheit und Gesundheit eigene Art von Normativität klar und deutlich von anderen Arten von Normativität – insbesondere von der moralischen Normativität – unterschieden werden muss.

Krankheitsbezogene Denkfiguren im Bereich der Philosophie

Als Hauptthese für die folgenden Überlegungen kann gelten: Unser Reden und Denken im Bereich der Krankheit (und der Gesundheit) ist von *Normativität* geprägt, und in bestimmten *Denkfiguren* werden normative Verhältnisse auf andere Bereiche übertragen, was zu problematischen Implikationen führen kann.

Als Grundcharakterisierung einer ‚Denkfigur' kann uns die Bestimmung von Olaf Nohr dienen: Eine Denkfigur ist eine Metapher, eine Analogie oder ein Bild ähnlicher Art im Wort oder im Denken.[1] Dies ist ein *weit* gefasster Begriff einer Denkfigur, wie Nohr auch hervorhebt. Wir können davon ausgehen, dass Sprache und Denken oft oder typischerweise Hand in Hand gehen – was selbst für jemand, der einer Reduktion von Den-

[1] Vgl. Olaf Nohr: *Vernunft als Therapie und Krankheit*, Berlin 2015, S. 5.

ken und Begriffen auf Sprache skeptisch gegenübersteht, akzeptabel sein dürfte. Nohr ist vor allem damit befasst, dem Einfluss medizinischer Denkfiguren auf die Philosophie nachzuspüren. Er möchte damit das Unternehmen der ethischen Reflexion auf Krankheitsmetaphern ergänzen, das Susan Sontag verfolgt hat.[2] Im Folgenden soll es insbesondere um die – legitime oder auch illegitime – *Übertragung normativer Verhältnisse in oder durch Krankheitsdenkfiguren* gehen, und dabei soll im Mittelpunkt stehen, wie solche Übertragungen funktionieren können.

Durch Metaphern, Analogien und Bilder wird ein Bereich A mit einem anderen Bereich B in Beziehung gesetzt, und zwar auf eine solche Weise, dass eine Art von *Übertragung* stattfindet. Die Natur von Metaphern ist in der Philosophie, der Sprach- und Kognitionswissenschaft Gegenstand einer umfangreichen Diskussion und höchst kontrovers.[3] Hier können wir eine solche schwierige und umfangreiche Thematik nicht in Angriff nehmen. Die Möglichkeit, durch Metaphern, Analogien und Bilder eine Übertragung (im Hinblick auf bestimmte Aspekte) von einem Bereich auf einen anderen herzustellen, kann jedoch als eine unstrittige Annahme angesehen werden, die wir im Folgenden zugrunde legen werden.

Im Unterschied zu Nohrs Unterfangen soll hier untersucht werden, wie Denkfiguren eine implizite Übertragung *normativer Verhältnisse* herstellen können. Der Fokus wird also auf dem Phänomen der Normativität liegen. Eine entscheidende These dabei lautet, dass wir es mit verschiedenen Arten von Normativität zu tun haben, die zwar Gemeinsamkeiten oder Ähnlichkeiten aufweisen, sich aber auch signifikant unterscheiden. Der Kunstgriff der Denkfigur besteht dann, so die mehr oder weniger geradlinige Konsequenz dieser Tatsache, darin, die Unähnlichkeiten und Unterschiede zu verwischen oder zumindest in einem solchen Maß abzuschleifen oder unsichtbar zu machen, dass eine bedeutsame Übertragung von einer Art Normativität auf eine andere zustandekommen kann. Eine wichtige Gruppe von Beispielen betrifft die Bereiche der Krankheit und der Gesellschaft. Sowohl im Bereich der Krankheit als auch im Bereich der Gesellschaft finden sich nämlich normative Verhältnisse, ja diese sind sogar von herausragender Bedeutung für unser Denken und Sprechen in diesen Bereichen. Kurz gesagt: Krankheit ist eine Nichterfüllung einer *medizinischen Norm*, und in der Gesellschaft kann es auch zur Erfüllung oder Nichterfüllung verschiedener Normen kommen, insbesondere natürlich zur Erfüllung oder Nichterfüllung von *sozialen Normen* und von *moralischen Normen*.

Ein klassisches Beispiel mag an dieser Stelle hilfreich sein: die Fabel vom Magen und den Gliedern, die bei Livius (59 v. Chr.–17 n. Chr.) dargestellt wird. Die Plebejer verlassen die Stadt und verweigern den Kriegsdienst. Menenius Agrippa erzählt die Fabel von den Gliedern, die den Dienst verweigern, weil der Magen nur faul sei und nichts tue. Sobald der Magen aber nicht mehr mit Nahrung versorgt wird, kann er selbst den Körper und damit auch die Glieder nicht mehr mit Nährstoffen versorgen.[4]

2 Vgl. z. B. Susan Sontag, *Krankheit als Metapher*, Frankfurt a. M. 1978.

3 Eine prominente Diskussion der Metapher findet sich beispielsweise im Umkreis von Donald Davidsons Position. Vgl. Donald Davidson: *What metaphors mean*, in: ders.: *Inquiries Into Truth And Interpretation*, Oxford 1984, S. 245–264.

4 Die Fabel erfreute sich großer Verbreitung und existiert in vielen Versionen. Bei Livius findet sie sich in der vielleicht bekanntesten Version in *Ab urbe condita*, 2, 32 (Livius, *Ab Urbe Condita*, Stuttgart 2016, S. 74 f.).

Hier liegt eine Übertragung vom medizinischen auf den gesellschaftlichen Bereich vor. Und diese betrifft insbesondere das *Normative*. Denn die Pointe oder suggerierte Konklusion der Fabel besteht natürlich darin, die Norm für das medizinische Funktionieren als eine analoge Norm für das gesellschaftliche ‚Funktionieren' zu etablieren. Ähnlich der Funktionserfüllung beim Zusammenspiel der Organe im menschlichen Körper besteht demnach eine Norm für das Zusammenarbeiten verschiedener gesellschaftlicher Stände, Klassen oder Gruppen. Der Denkfigur gelingt es somit, eine quasimedizinische Normativität im gesellschaftlichen Bereich zu konstruieren. Es werden verschiedene gesellschaftliche Gruppen individuiert und es werden ihnen Aufgaben oder Funktionen zugewiesen. Ob aber tatsächlich solche gesellschaftlichen Gruppen existieren (oder in welchem Sinne man von deren Existenz sprechen könnte), kommt dabei nicht in den Blick. Und noch wichtiger: Ob solche Gruppen tatsächlich bestimmte Aufgaben oder Funktionen haben, das wird in keiner Weise thematisiert, sondern implizit hypostasiert oder postuliert. Die Denkfigur, die hier die Gestalt einer Fabel annimmt, erlaubt oder konstruiert somit eine Projektion normativer Verhältnisse vom medizinischen auf den gesellschaftlichen Bereich.

Eine ganz ähnliche Denkfigur findet sich in Platons *Politeia* (Buch IV). Dort werden die gesellschaftlichen Gruppen mit den *Seelenteilen* parallelisiert. Den drei gesellschaftlichen Gruppen der Aristokraten/Philosophen, Krieger und Arbeiter werden die drei Seelenteile Vernunft, Mut/Wille und Begierde gegenübergestellt. Das verbindende Moment ist bei Platon die (vermeintliche oder behauptete) Analogie von *Gesundheit* und *Gerechtigkeit*. An die Stelle der Organkooperation in der Fabel vom Magen und den Gliedern tritt somit das Zusammenspiel der Seelenteile. Wiederum ist aber die Krankheit bzw. Gesundheit als Nichterfüllung bzw. Erfüllung einer zugehörigen Norm dargestellt, der eine Erfüllung bzw. Nichterfüllung einer gesellschaftlichen Norm an die Seite gestellt wird. Normative gesellschaftliche Verhältnisse werden an Hand von normativen psychischen Verhältnissen gedacht. Der gerechte Staat ist bei Platon selbstverständlich die Norm, die allen gesellschaftlichen Aktivitäten auferlegt wird. „Jedem das Seine" heißt oder impliziert, dass jeder das Seine leisten *soll*. Die Anleihe aus dem Bereich des Psychischen kann als eine Krankheitsdenkfigur angesehen werden, die unser medizinisches Denken und Sprechen für den gesellschaftlichen Bereich mobilisiert.

Wir haben es also in beiden Beispielen damit zu tun, dass normative Verhältnisse in einem bestimmten Bereich ausgenutzt werden (sollen). Die grundlegende *kritische* Frage, die hier aufgeworfen wird, besteht darin, ob erstens im Ausgangsbereich der physiologischen oder psychischen Phänomene überhaupt eine interessante, signifikante Art der Normativität anzutreffen ist. Und zweitens stellt sich die Frage, ob dieselbe oder eine hinreichend ähnliche Art von Normativität im gesellschaftlich-politischen Bereich existiert und ob sie sich in relevanter Weise ähnlich verhält wie diejenige im physiologisch-psychischen Bereich. Als Grundthesen möchte ich hier die folgenden beiden Aussagen vertreten. Die erste Frage ist durchaus positiv zu beantworten. Es kann von einer interessanten und signifikanten Art von Normativität beim Phänomen der Krankheit/Gesundheit ausgegangen werden. Aber die Crux liegt darin, dass gesellschaftlich-politische Normativität grundsätzlich anders verfasst ist. Daher sind letztlich die betreffenden Denkfiguren (in einer bestimmten Hinsicht) als *nicht adäquat* anzusehen. Normativität ist durchaus ein ubiquitäres Phänomen, das gewissermaßen die Hälfte aller Gegenstände charakterisiert. Aber die Unterschiede zwischen den verschiedenen Arten von Normativität sollten keinesfalls ignoriert oder verwischt werden.[5]

Verschiedene Arten von Normativität

Diese Überlegungen führen uns direkt zur Thematik der Taxonomie verschiedener Arten von Normativität. Als grundlegend kann ein Begriff von Normativität angesehen werden, nach dem überall dort, wo eine Norm oder ein Standard besteht, normative Verhältnisse vorliegen. Es ist sogleich anzumerken, dass dies ein *sehr weiter Begriff* von Normativität ist. Er umfasst sowohl rein konventionelle Standards (wie z. B. die DIN-A4-Norm oder konventionelle Normen für Längenmaße o. Ä.) als auch solche im medizinischen Bereich und auch diejenigen im politischen, rechtlichen oder moralischen Bereich.

Von Normativität in diesem weiten Sinne ist die *Normativität im engen Sinne* zu unterscheiden. Wie die Abgrenzung genau zu erfolgen hat, ist keineswegs offensichtlich. Der meines Erachtens beste Vorschlag zur Abgrenzung findet sich bei John Broome. Er macht die Normativität im engen – und d. h. auch: im ‚heißen' und wirklich gewichtigen – Sinne am Begriff des *normativen, angeeigneten Sollens* fest (das im Englischen *owned ought* heißt, wodurch Broome den Bezug zur persönlichen Verantwortlichkeit zum Ausdruck bringen möchte).[6] Dieses Sollen liegt genau dann vor, wenn *ein Standard oder eine Norm normative Gründe für ein entsprechendes Handeln impliziert*. Das genuin normative Sollen impliziert also normative Handlungsgründe. Von einem Sollen kann im Grund immer gesprochen werden, wo Normativität im weiten Sinne vorliegt.[7] (Hier zeigt sich, wie an vielen anderen Stellen auch, die hohe Flexibilität und Kontextabhängigkeit der Sprache.) Wie etwas oder jemand sein soll bzw. wie jemand oder etwas sich verhalten soll, das ist durch die jeweilige Norm bestimmt. Ein DIN-A4-Blatt soll eben die Maße aufweisen, die im DIN-A4-Standard festgelegt sind. Es handelt sich dabei um eine rein *konventionelle* und *arbiträre* Festlegung (die lediglich pragmatischen Gründen und Überlegungen unterliegt). In diesen Fällen drückt das Sollen dann nicht aus, dass wir schon einen normativen Grund haben, uns an diese Normen zu halten. Ein solcher normativer Handlungsgrund kann hinzukommen, ist aber nicht von der Norm impliziert. Konventionelle und arbiträre Festlegungen oder Normen sind also nicht genuin normativ.

Neben der konventionellen Normativität gibt es noch den großen Bereich der *natürlichen Normativität*, die bei Organen oder anderen physischen Merkmalen von Lebewesen vorliegt. In allen Bereichen der Biologie, von den Pflanzen über die einfachen Tiere bis hin zu Primaten und zum Menschen, liegen Standards im Sinne der biologischen Funktion vor. Das Herz soll z. B. Blut pumpen, die Lunge soll Sauerstoff in bestimmter Form ins Blut transportieren und das visuelle System beim Menschen soll veridische perzeptuelle Repräsentationen der Umgebung erzeugen. Natürlich haben auch Flügel und Füße, Blü-

[5] Damit soll selbstverständlich nicht gesagt werden, dass Denkfiguren niemals nützlich oder kognitiv produktiv sein können.

[6] Vgl. John Broome: *Rationality Through Reasoning*, Oxford 2013.

[7] Eine Ausnahme stellt allerdings der epistemische Gebrauch des Wortes ‚sollen' dar, wie z. B. in der Aussage: „Morgen soll das Wetter sonnig und warm werden." Hier wird lediglich eine vernünftige Erwartung auf der Basis gewisser Belege ausgedrückt. Dieser Gebrauch von ‚sollen' wird im Folgenden ausgeklammert. Er könnte als ‚quasinormativ' gelten.

tenfarben und Duftstoffe usw. biologische, natürliche Standards. Dies alles sind natürliche Standards, die mit der biologischen Funktion – d. h. der Aufgabe oder dem Zweck – des jeweiligen Merkmals oder (Sub-)Systems einhergehen. Diese Art der Normativität ist selbstverständlich *keine konventionelle Normativität* und unterscheidet sich damit signifikant im Hinblick auf die Arbitrarität des betreffenden Standards. Welche Funktion ein biologisches Merkmal hat, ist oft schwer und nur unter Aufwendung fortgeschrittener empirischer Methoden zu ermitteln, und es ist keineswegs vom Menschen arbiträr gesetzt wie die Ausmaße eines DIN-A4-Blattes.

Konventionelle und natürliche Normativität sind plausiblerweise zwar Normativitäten im weiten Sinne, aber *nicht im engen*. Es liegt bei ihnen kein Sollen im heißen, gewichtigen Sinne vor – kein Sollen im Sinne von Broomes normativem angeeignetem Sollen. Das Paradigma für das Sollen im engen Sinne finden wir in der *Moral*. (Außerhalb der Moral treffen wir die enge, angeeignete Normativität zumindest noch im Prudentiellen an, das ich hier aber aus Gründen der Einfachheit ausklammern möchte.) Wenn wir moralische Forderungen aufstellen, wie z. B.: „Lüge nicht!“, oder: „Du sollst deine Versprechen einhalten!“, und: „Grenze niemanden wegen seiner/ihrer Hautfarbe oder Religion aus!“ (die nicht unbedingt den Ausdruck ‚sollen‘ enthalten müssen, aber den Begriff des Sollens ausdrücken), dann meinen wir mehr als die Existenz eines Standards oder einer Norm; wir meinen, dass eine Person eine echte *Verpflichtung* oder einen genuin *normativen Grund* hat, sich so und so zu verhalten.[8] Konventionelle und natürliche Normativität weisen keine solche Implikation auf. Daher kommt es ganz auf die Umstände an, ob jemand eine Verpflichtung oder einen normativen Grund hat, sich an den betreffenden konventionellen Standard zu halten.

Ganz entscheidend für die vorliegenden Zwecke der Denkfigurenuntersuchung im Feld der Krankheit ist nun, dass *die Art der Normativität, die wir im Bereich von Krankheit und Gesundheit antreffen, zwar eine natürliche ist, aber keine im engen, heißen und gewichtigen Sinne*. Wenn ich in einer bestimmten Situation eine Person wegen ihrer Sprache oder Hautfarbe ausgrenze, dann verletze ich eine moralische Verpflichtung. Ich tue etwas, das ich im engen Sinne von ‚sollen‘ nicht tun sollte. Wenn ich dagegen nichts unternehme, um eine Störung einer natürlichen Funktion eines meiner Körperteile oder Organe zu beheben, verletze ich keine moralische Verpflichtung, und es kann nicht davon gesprochen werden, dass ich irgendeiner Verpflichtung oder einem normativen Grund zuwiderhandle. Es gibt da nichts, das ich im engen Sinne von ‚sollen‘ tun sollte, aber unterlasse. Es trifft einfach nicht zu, dass eine biologische Fehlfunktion per se etwas ist, das die betreffende Person (oder sonst jemand) verhindern oder beseitigen soll. (Man spricht vielleicht in gewissen Kontexten davon, dass man ‚zum Arzt gehen sollte‘, weil man bestimmte körperliche Beschwerden hat. Aber dies setzt eine andere, zusätzliche Quelle von enger Normativität voraus, wenn es sich wirklich im engen Sinne um ein Sollen handeln soll. Eine solche zusätzliche normative Quelle könnte z. B. sein, dass eine ansteckende Krankheit vorliegt, die das Wohl anderer bedroht. In diesem Falle würde die moralische Forderung, das Wohl der anderen nicht unnötig zu gefährden, zu einem *abgeleiteten* ech-

8 Normative Gründe sind als eine Art *Pro-tanto*-Sollen anzusehen, und sie sind unbedingt von bloß erklärenden oder motivierenden Gründen (zu denen Kants ‚subjektive Handlungsmaximen‘ gehören) zu unterscheiden. Normative Gründe sind im engeren und gewichtigen Sinne normativ, genauso wie das normative angeeignete Sollen.

ten Sollen im engen Sinne führen – aber nicht das bloß medizinisch-biologische Vorliegen einer körperlichen Funktionsstörung per se).

Wir haben es im Wesentlichen also mit drei signifikant verschiedenen Typen von Normativität zu tun: konventionelle, natürliche und (im engen Sinne genuin normative) angeeignete Normativität. Nur die Letztere (die in der Moral und vermutlich beim Prudentiellen vorliegt) impliziert, dass die betreffenden Personen eine Verpflichtung oder einen normativen Grund haben, sich auf bestimmte Weise zu verhalten; nur sie impliziert also ein genuines Handlungssollen. Sie ist daher auch eine oder geradezu *die* starke, gewichtige Art praktischer Normativität.[9]

Wir sehen nun, wie es zur *Ubiquität von Normativität* kommen kann. Normative Phänomene durchziehen praktisch unser ganzes Leben. Sie unterscheiden sich jedoch signifikant in der ‚normativen Kraft', die sie für unser Handeln ausüben. Nur das genuin normative *angeeignete Sollen* kann *aus sich heraus* dafür sorgen, dass menschliche Personen etwas im engen Sinne tun sollen oder normativen Grund haben, es zu tun. Die anderen normativen Phänomene sind auf eine externe genuin normative Quelle – also letztlich die Moral (oder die Klugheit) – angewiesen. Dies wurde auch schon vielfach beobachtet.[10] Wenn wir bestimmte Verhaltensnormen der Etikette betrachten, wie z. B. das Einhalten gewisser Abstände beim Gespräch oder bestimmte Begrüßungsregeln wie das Händeschütteln, dann kann es durchaus in einer bestimmten Situation der Fall sein, dass man sich im engen (genuin normativen) Sinne an die betreffende Regel halten *soll*. Dies geht aber auf zwei Umstände zurück: Erstens ist es die Regel der Etikette, die dieses Verhalten vorsieht, und zweitens ist es ein moralischer normativer Grund, sich in dieser Situation an diese Regel zu halten, die zusammen das Handlungssollen erzeugen. (Der moralische Grund könnte etwa darin bestehen, dass man der betreffenden Person Respekt zollen sollte und dies in der betreffenden Situation das Einhalten der Etikette erfordert. Im Prinzip könnten es aber ganz verschiedene moralische Forderungen sein, die hier die genuin normative Kraft erzeugen.)

Kausaler Funktionalismus und Teleofunktionalismus

Im Bereich der natürlich-biologischen Phänomene wird oft von ‚Funktionen' gesprochen. Dieser Begriff ist noch in das bisher Gesagte einzuordnen. Dadurch wird die Dringlichkeit der Unterscheidung zwischen genuiner, angeeigneter Normativität und Normativität

[9] Ich lasse in diesem Aufsatz die Frage, welche Normativität den Überzeugungen und Überzeugungsbildungsprozessen – also dem Epistemisch-Theoretischen – zukommt, außen vor. Meines Erachtens ist epistemische Normativität auch genuin normativ, aber sie ist natürlich nicht praktisch, d. h. sie impliziert kein Handlungssollen. Wir können sie für die gegenwärtigen Zwecke beiseitelassen.

[10] Vgl. z. B. die prominente Diskussion von konventionellen Normen in Philippa Foot: *Morality as a system of hypothetical imperatives*, in: *Philosophical Review* 81,3 (1972), S. 305–316. Foot vertritt in diesem Aufsatz die revolutionäre Ansicht, dass selbst die Moral keine genuine, angeeignete Normativität aufweise. Dafür fehlen ihr allerdings meiner Meinung nach die guten Argumente. Anzumerken ist, dass Foot diese Ansicht später aufgegeben hat. Vgl. dies.: *Natural Goodness*, Cambridge 2001. (Zu fragen wäre auch noch, wie es sich mit der Klugheit verhält.)

im bloß weiten Sinne noch zusätzlich bekräftigt. Entscheidend ist dabei, zwischen den *Teleofunktionen* und den *kausalen Funktionen* zu unterscheiden.

Biologische Merkmale des Körpers haben plausiblerweise bestimmte nichtkonventionelle Funktionen im Sinne von Aufgaben oder Zwecken: Sie sollen bestimmte Aufgaben erfüllen, wie z. B. Prozesse in einem bestimmten Bereich von Parametern zu halten (Temperaturkontrollfunktionen), Blut an verschiedene Stellen im Körper zu transportieren (Transportfunktionen) oder Schwimmen, Fliegen oder Gehen zu ermöglichen (Fortbewegungsfunktionen). Dies ist eine sehr naheliegende, ja geradezu unvermeidbare Vorstellungs- und Redeweise. Sie findet sich schon in Aristoteles' *De Anima*. Und sie ist uns auch schon im ersten Abschnitt in der Fabel vom Magen und den Gliedern begegnet, wo das zweckhafte Zusammenspiel oder ‚Funktionieren' der Organe als Maßstab auf das Soziale übertragen wird bzw. werden soll. Es geht dabei um *Zwecke* oder *Aufgaben* – die ‚finalen Ursachen', wie es traditionellerweise auch heißt. Eine Theorie oder Denkweise, die solche Zwecke oder Aufgaben im biologischen Bereich annimmt (und diese selbstverständlich für nichtkonventionell ansieht), können wir ‚Teleofunktionalismus' nennen.[11]

Davon strikt zu unterscheiden ist nun der ‚kausale Funktionalismus', in dessen Rahmen auch von ‚Funktionen' gesprochen wird. Die Funktionen des kausalen Funktionalismus sind keine Zwecke oder Aufgaben (und sie implizieren auch keine Zwecke oder Aufgaben). Es sind einfach kausale Rollen, kausale Profile, die Zustände oder Prozesse aufweisen. Eine kausale Rolle ist etwas, das ein Zustand oder Prozess *kausal macht* oder *tut*, was er *bewirkt*.[12] Dementsprechend lassen sich komplexe Systeme auch oft derart ‚funktionalisieren', d. h. in Teilsysteme und deren Zusammenspiel zerlegen, dass die Teilsysteme und ihre Zustände eben bestimmte kausale Rollen übernehmen, was im Gesamtzusammenspiel aller Komponenten dann zum komplexen Verhalten des Gesamtsystems führt und insofern das Gesamtsystem ‚funktionalisierend erklärt'.[13] (Welche Hardware dann die betreffenden kausalen Rollen ausführt, spielt keine Rolle – wodurch eben das Computerbild des Geistes ins Leben kommen kann: Der Geist verhält sich zum Körper wie die Software zur Hardware.)

Der Unterschied zwischen kausalem Funktionalismus und Teleofunktionalismus wird nun durch den Umstand verschleiert, dass kausale Rolle und Aufgabe oft in eins fallen. Aber im Falle eines Fehlgehens der Teleofunktion wird sichtbar, dass es sich um zwei verschiedene Phänomene handelt. Denn dann wird die Funktion im Sinne der Aufgabe nicht mehr erfüllt, eine Funktion im Sinne des kausalen Funktionalismus liegt aber immer noch

11 Der Teleofunktionalismus wurde in den letzten Jahrzehnten vor allem von Millikan, Papineau, Neander und Dretske ‚wiederbelebt' und auf eine solide theoretische Grundlage gestellt. Vgl. z. B. Ruth G. Millikan: *Language, Thought, And Other Biological Categories*, Cambridge 1984; David Papineau: *Philosophical Naturalism*, Oxford 1993; Karen Neander: *Misrepresenting and Malfunctioning*, in: *Philosophical Studies* 79 (1993), S. 109–141; Fred Dretske: *Naturalizing the Mind*, Cambridge 1995.

12 Eine sehr gute Erklärung des kausalen Funktionalismus findet sich z. B. in: Ned Block: *Introduction: What is functionalism?*, in: *Readings in the Philosophy of Psychology*, Bd. 1, ed. by ders., Cambridge 1980, S. 172–184.

13 Ein Klassiker zum Thema Funktionalisierung ist Robert Cummins: *Functional analysis*, in: *Journal of Philosophy* 72 (1975), S. 741–765. Anzumerken ist noch, dass die kausale Funktionalisierung natürlich keine räumliche Zerlegung ist. Ob die Teilsysteme räumlich an bestimmten Körperstellen zu lokalisieren sind oder verteilt vorliegen, ist völlig offen.

vor (weil ja weiterhin irgendetwas bewirkt wird). Was verursacht *wird*, ist dann eben nicht mehr das, was – gemäß der relevanten Teleofunktion – verursacht werden *soll*.

Hier stoßen wir also wieder auf den Begriff des Sollens, und daher ist auch die Einordnung des kausalen Funktionalismus und des Teleofunktionalismus in den Rahmen der verschiedenen Arten von Normativität erforderlich, den wir im letzten Abschnitt zur Verfügung gestellt haben. Die Einordnung ist auch nicht allzu schwierig: *Teleofunktionen weisen eine natürliche Normativität auf, kein genuin normatives, angeeignetes Sollen* (also bloß weite, aber nicht enge Normativität). *Kausale Funktionen* weisen demgegenüber *überhaupt keine Normativität auf*. Sie existieren im biologischen Bereich natürlich in Hülle und Fülle, aber genauso wie die Wirkungen von Zuständen und Prozessen in der Meteorologie oder Geologie oder Astronomie oder … besitzen sie überhaupt kein Sollen, sondern haben lediglich kausalen Status. Die Rede von den Funktionen fällt damit auf jeden Fall nicht in den Bereich der genuinen, angeeigneten Normativität. Im Falle des kausalen Funktionalismus besitzt sie überhaupt keine Normativität; im Falle des Teleofunktionalismus liegt Normativität im weiten Sinne vor, also Normativität im Sinne von Normen oder Standards, die keine normativen Handlungsgründe implizieren.

Teleofunktionen können schließlich als Grundlage eines bestimmten *Gesundheitsbegriffs* herangezogen werden. Gesundheit ließe sich nämlich verstehen als das (überwiegende) Erfüllen der zugehörigen Teleofunktionen von physiologischen (und auch psychischen) Prozessen und Zuständen. Gesund ist ein Lebewesen in diesem Sinne genau dann, wenn alle (oder so gut wie alle) der biologischen Funktionen erfolgreich ausgeführt werden. Um zu leben, ist plausiblerweise ein gewisses Minimum an Teleofunktionserfüllung erforderlich (wie z. B. bestimmte erfolgreiche Stoffwechselprozesse). Werden alle (oder so gut wie alle) Teleofunktionen erfüllt, dann ist der Organismus gesund. Wenn z. B. der Flügel einer Taube gebrochen ist, dann kann er seine Flugfunktion nicht mehr ausüben und der Vogel ist insofern als krank einzustufen. (Womit natürlich nicht gesagt werden soll, dass dies der einzige Gesundheitsbegriff ist, der im Feld von Krankheit und Gesundheit eine Rolle spielt.)

Nach dieser Einordnung der Funktionen können wir nun den Hauptgedankengang dieses Aufsatzes zu Ende bringen.

Resümee

Krankheit kann als ein normatives Phänomen angesehen werden. Es gibt allerdings verschiedene Arten von Normativität. Und diejenige, die plausiblerweise bei Krankheit vorliegt, ist die der natürlich-biologischen Teleofunktionen, also der nichtkonventionellen Zwecke und Aufgaben, die verschiedenen Teilsystemen und Zuständen im Körper von Lebewesen zukommen.[14] Entscheidend ist nun: Diese Art von Normativität ist lediglich

[14] Wie steht es mit Artefakten, also z. B. Robotern? Weisen sie auch Teleofunktionen auf? – Meines Erachtens lautet die Antwort: nein. Ich habe dafür in einem Artikel argumentiert, der sich mit dem relevanten Kapitel aus Michael Tyes Buch: *Tensed Bees and Shell-Shocked Crabs: Are Animals Conscious?*, Oxford 2017, beschäftigt. Der Grund für diese negative Antwort liegt darin, dass natürliche Teleofunktionen nur durch eine geeignete selektiv-evolutionäre Geschichte entstehen, die Artefakten fehlt. Da die beste gegenwärtige Theorie des Bewusstseins der Teleofunktionalismus ist, kann Robotern auch kein Bewusstsein zugesprochen werden. Vgl. Frank

eine im weiten Sinne, keine im engen Sinne. D. h., sie impliziert per se keine normativen Handlungsgründe. Wenn biologische Teleofunktionen verletzt werden (wie im Falle von Krankheiten oder als Wirkung von Unfällen), dann heißt dies nicht automatisch, dass die betroffene Person oder sonst irgendjemand in irgendeiner Weise Handlungen für eine Beseitigung der Nichterfüllung vorzunehmen hat. Ein normativer Handlungsgrund zur Beseitigung von Krankheiten geht nicht automatisch von Krankheit, verstanden als Nichterfüllung biologischer Teleofunktionen, aus. Er erfordert eine andere, zusätzliche Basis, die kontingenterweise hinzukommen kann, aber nicht muss. Anders verhält es sich bei moralischer Normativität. Wenn die Moral fordert, dass ich in meiner Situation x tun soll, dann habe ich automatisch (und unabhängig davon, ob ich es möchte) einen normativen Grund dafür, x zu tun. Hier liegt also ein kategorischer, qualitativer Unterschied zwischen der natürlichen Normativität von Teleofunktionen und moralischer Normativität vor.

Wenn nun in einer Krankheitsdenkfigur durch Übertragung ein anderes Phänomen – wie etwa ein gesellschaftlicher Zustand – als ebenfalls normativ defizitär dargestellt wird, dann wird die Art von Normativität, die im biologischen Bereich vorliegt, quasi auf dieses soziale Phänomen projiziert. Und dann besteht höchste Verwechslungsgefahr! Denn Ausdrücke wie ‚krank' oder ‚normverletzend' usw. können ganz leicht implizit als Ausdruck genuiner, angeeigneter Normativität gedeutet – bzw. fehlgedeutet – werden. Und schon entsteht fälschlicherweise der Eindruck, dass ein normativer Handlungsgrund bestünde, an diesem gesellschaftlichen Zustand etwas zu ändern. Im sozialen Bereich ist die vorherrschende Normativität natürlich die moralische. Eine Krankheitsdenkfigur kann daher ganz leicht zu einer Hypostasierung von moralischen Gründen und Forderungen führen, der jede genuin normative Basis fehlt. Auf diese Weise wird eine moralische Forderung – wie etwa die Forderung, dass man die jeweils jedem Stand oder jeder gesellschaftlichen Schicht vermeintlich zugeschriebene soziale Rolle spielen solle – erhoben, ohne sie mit echten Gründen zu rechtfertigen. Der Fehler liegt in dem Verwischen oder Ignorieren der fundamentalen Differenz zwischen natürlicher Normativität einerseits und moralischer Normativität andererseits. Die Denkfigur ermöglicht es uns daher nicht, das eine Phänomen gewissermaßen modellhaft anhand eines anderen Phänomens besser zu verstehen. Ganz im Gegenteil führt sie uns ins Missverständnis.

Daher kann die abschließende Lektion aus dem bisher Ausgeführten nur lauten: Krankheitsdenkfiguren müssen genauestens unter die Lupe genommen werden, um keiner Fehlübertragung über die Grenzen der Unterschiedlichkeit verschiedener Arten von Normativität hinweg zum Opfer zu fallen. Ein gesellschaftlicher Zustand sollte daher weder explizit noch implizit als krankhaft bezeichnet werden, da dies nahelegt, dass es eine quasi natürliche normative Ordnung der Gesellschaft gebe – ganz wie im Bereich der biologischen Systeme –, ohne dass dies in irgendeiner Weise begründet worden wäre.

Hofmann: *Could robots be phenomenally conscious?*, in: *Phenomenology and the Cognitive Sciences* 17 (2018), S. 579-590.

Judith Mengler

Zur Wahrnehmung von Narben im Spätmittelalter. Ersatzgewebe im Sinngewebe

Eine Narbe ist aus medizinischer Sicht zu definieren als „faserreiches, zell- und gefäßarmes Bindegewebe als Ersatz des ortsständigen Gewebes nach tiefreichendem Substanzverlust".[1] Eine Narbe lässt auf eine vergangene Verletzung oder medizinische Intervention schließen, nicht jedoch auf die Ursache derselben. Eine Narbe kann das gewünschte Endergebnis sein, z. B. bei Schmucknarben, die in einigen Kulturen traditionell und jüngst auch in Subkulturen als Körperschmuck getragen werden. Oft ist und war die Narbe jedoch ein hingenommener oder unwillkommener Überrest eines von ihrem Träger nicht intendierten körperlichen Traumas.[2]

Narben werden nicht nur von ihrem Träger, sondern auch von den Mitmenschen und dem sozialen Umfeld wahrgenommen, nicht selten sogar bewusster als vom Träger selbst. Als Teil des körperlichen Erscheinungsbildes unterliegen sie einer Deutung, die im Kontext der jeweiligen Kultur und ihren Sinnzuweisungen geleistet wird. Der Umgang mit Narben kann daher Hinweise auf die in der jeweiligen Kultur verankerten Überzeugungen in Bezug auf Körper, Körperbild oder auch Schönheit geben. Darüber hinaus können Art und Häufigkeit von körperlichen Traumata und damit verbundenen Narben, sofern in der Überlieferung greifbar, Aufschluss über Körperpraktiken wie z. B. körperliche Arbeit und die damit einhergehenden Unfälle, Sportverletzungen, Gewalterfahrungen oder Praktiken des Kampfes geben. Geht man beispielsweise im Sommer durch die Fußgängerzone und sieht eine relativ junge Person mit bestimmten Narben am Knie, so ist die erste Assoziation meist ‚Kreuzbandschaden – Sportverletzung'. Damit ist nicht nur über den Träger dieser Narbe (‚Sportler') etwas ausgesagt, sondern auch über unsere eigene Lebenswelt. Da wir in einer Gesellschaft leben, in der Arbeit oft nicht mehr mit physischer Herausforderung gleichzusetzen ist bzw. körperlich geleistete Arbeit dank vieler Unfallschutzvorschriften und -maßnahmen als relativ sicher gilt, denken wir nicht zuerst an einen Arbeitsunfall. Da unser Leben in westlichen Gemeinschaften darüber hinaus seit über 70 Jahren in keine unmittelbar erfahrene kriegerische Konflikte verwickelt war, denken wir zudem nicht sofort an eine Kriegsversehrung. Wir denken zuerst an eine Sportverletzung, weil in dieser Gesellschaft sowohl die zeitlichen wie auch die ökonomischen Ressourcen für

1 *Pschyrembel. Klinisches Wörterbuch 2012*, hg. von Willibald Pschyrembel, begr. von Otto Dornblüth, Berlin ^{263}2012, s. v. Narbe, S. 1413.

2 Vgl. Robert P. Burriss/Hannah M. Rowland/Anthony C. Little: *Facial Scarring Enhances Men's Attractiveness for Short-Term Relationships*, in: *Personality and Individual Differences* 46 (2009), S. 213–217, hier S. 213.

Sport als Hobby vorhanden sind und somit ein Kreuzbandriss keine seltene Erscheinung ist. Und wir gehen davon aus, dass Personen mit dieser Art der Verletzung Zugang zu medizinischer Versorgung haben, genauer, zu einem normierten medizinischen System, bei dem auf gleiche oder ähnliche Verletzungen eine gleiche oder ähnliche Behandlung erfolgt und somit das resultierende Narbenbild einen gewissen Wiedererkennungswert auch für den medizinischen Laien hat.

Die Narbe lässt uns also Vermutungen über ihren Träger anstellen, und diese Vermutungen werden im Einklang mit unseren Grundannahmen über uns und die Gesellschaft angestellt, in der wir uns bewegen. Dass einem Narbenträger bestimmte Eigenschaften zugeschrieben werden, und zwar unabhängig davon, ob etwas über die Entstehung der Narbe bekannt ist, zeigt eine psychologische Studie, die 2009 veröffentlicht wurde. Dieser Studie zufolge schätzten weibliche Probanden die Attraktivität von männlichen Gesichtern in Bezug auf eine nichtdauerhafte Beziehung als höher ein, wenn diese eine leichte Vernarbung aufwiesen. In Bezug auf dauerhafte Beziehungen ließ sich keine Attraktivitätssteigerung feststellen.[3] Außerdem wurde ermittelt, dass bei Narben in männlichen Gesichtern häufiger eine gewalttätige Auseinandersetzung als Ursache der Vernarbung angenommen wurde.[4] Narben machen männlich, so das Sprichwort, und glaubt man besagter Studie, scheint dieses Wahrnehmungsmuster tatsächlich zu existieren. In einem Livestyleblog wird die Narbe gar zum „Screenshot der inneren Haltung“ erhoben, die in sich „die Kraft eines guten Narrativs“ birgt.[5] Wie Narben wahrgenommen und gedeutet werden, ist also stark vom jeweiligen historischen, kulturellen und sozialen Kontext abhängig und somit, ebenso wie dieser selbst, wandelbar. In einer historischen Beschäftigung mit Verwundung und Vernarbung gilt es nun zu fragen, ob sich im Quellenmaterial ebenfalls bestimmte kulturelle Deutungs- und Umgangsmuster identifizieren lassen und wie diese mit dem zeitgenössischen Wertekanon in Zusammenhang stehen. Darum wird es im Folgenden gehen.

Gesucht: Die Narbe im Text und Texte über die Narbe

In den Literaturwissenschaften wurden zu Narben in mittelalterlichen Texten schon einige Beiträge erarbeitet. So behandelt Armin Schulz in seinem Werk *Schwieriges Erkennen. Personenidentifizierung in der mittelhochdeutschen Epik* die Narbe als Erkennungszeichen (Gnorisma).

> Das Identifizieren einer Figur im höfischen Roman setzt wie in der Heldenepik nicht notwendig voraus, daß man sie zuvor schon einmal gesehen hat. Besondere Bedeutung haben dabei distinkte Gnorismata, die wie Narben dem Körper selbst „anhaften“, Deformationen der Haut, ja insgesamt Störungen der Integrität der sichtbaren Körperoberfläche.[6]

3 Vgl. ebd., S. 216.

4 Vgl. ebd., S. 215.

5 Patrizia Becker: *Vom Makel zum Symbol*, in: www.gentleman-blog.de (letzter Zugriff 27.03.2019).

6 Armin Schulz: *Schwieriges Erkennen. Personenidentifizierung in der mittelhochdeutschen Epik*, Tübingen 2008, S. 216.

Schulz behandelt Beispiele, in denen die jeweilige Person durch eine Narbe als Zeichen von ihren Mitmenschen (wieder-)erkannt wird. Er stellt dabei Unterschiede zwischen dem höfischen Roman und der Heldenepik fest. Im höfischen Roman ist eine Narbe dadurch problematisch, dass sie dem Ideal des unversehrten adligen Körpers direkt widerspricht. „Der adlige Leib ist per se nicht individualisiert, sondern er entspricht einer bestimmten Norm […]: Er ist zuallererst ein nicht-deformierter, integrer Leib."[7] Daher sei eine Unverwechselbarkeit aber auch sehr schwierig zu markieren, weshalb narrativ auf eindeutige Gnorismata zurückgegriffen wurde. Gerade die körperlichen Gnorismata wie Narben oder Muttermale stören die körperliche Integrität und somit das adlige Ideal und werden daher in den Texten als an verborgenen, durch Haare oder Kleidung verdeckten und somit nicht gleich für jeden sichtbaren, Körperstellen liegend erzählt, falls eine solch Versehrung überhaupt Gegenstand der Erzählung ist. In der Heldenepik wird laut Schulz diese Bewertung des Körperideals nicht vorgenommen.[8] Schon Alois Hahn hat auf den Körper als „höchst relevante Auskunftsquelle für Identifikation"[9] verwiesen. Auch er nennt zwei Beispiele, eines aus den *St. Galler Klostergeschichten* von Ekkehard IV. und eines aus der *Odyssee*, in denen die Narbe als Zeichen zur Identifikation herangezogen wird.[10]

Eine ganz andere Form von Beschäftigung mit Verletzungen im Text haben Horst Wenzel und Christina Lutter vorgelegt. In ihrem Beitrag *Verletzte Pergamente. Zur Ästhetik der Narbe im Raum der Schrift* fragen sie nach dem Umgang mit Schnitten, Löchern oder Rissen in mittelalterlichen Pergamenthandschriften als Kulturtechnik.

> Die handwerklichen Fehler der Umwandlung von Haut in Pergament sind zwar erkennbar als eine unbewusste Hinterlassenschaft, die auf historische Kulturtechniken verweist, aber auch als Störungen, die schon im Horizont ihrer Entstehung zur Auseinandersetzung provozieren, zu Verfahren der Schadensbegrenzung, der Verdeckung, der Heilung und schließlich auch zur Ästhetisierung und vielleicht Emotionalisierung.[11]

Ähnlich wie bei Schulz finden wir hier die Idee der Störung einer idealerweise integren Oberfläche, die eine wie auch immer geartete Auseinandersetzung fordert. Gleichzeitig begegnet uns mit der „Heilung" eine medizinische Metapher. Im selben Beitrag wird eine mit rotem Faden gefertigte Reparatur an der Handschrift C des *Codex Manesse*, wenn auch in Anführungszeichen, als Operationsnaht bezeichnet.[12] Das liegt nun bei einer kunstvoll ausgeführten Naht in Pergament, also einer ehemaligen Tierhaut, durchaus nahe. Es regt aber auch zu dem Gedanken an: Wenn die Störung einer bestenfalls makellosen Oberfläche bei Pergamenten „zu Verfahren der Schadensbegrenzung, der Verdeckung, der Hei-

[7] Ebd., S. 216 f.

[8] Vgl. ebd., S. 217–222.

[9] Alois Hahn: *Wohl dem, der eine Narbe hat. Identitäten und ihre soziale Konstruktion*, in: *Unverwechselbarkeit. Persönliche Identität und Identifikation in der vormodernen Gesellschaft*, hg. von Peter von Moos, Köln u. a. 2004, S. 43–62, hier S. 49.

[10] Vgl. ebd., S. 52–57.

[11] Horst Wenzel/Christina Lutter: *Verletzte Pergamente. Zur Ästhetik der Narbe im Raum der Schrift*, in: *Norm und Krise von Kommunikation. Inszenierungen literarischer und sozialer Interaktion im Mittelalter,* hg. von Alois Hahn, Festschrift für Peter von Moos, Berlin 2006, S. 439–461, hier S. 453.

[12] Vgl. ebd., S. 448.

lung und schließlich auch zur Ästhetisierung und vielleicht Emotionalisierung“[13] führte, sind dann nicht ähnliche Verfahren und eine ebenfalls intensive Auseinandersetzung bei der Störung der Oberfläche am lebenden Subjekt, also am Patienten, zu erwarten?

Zu suchen wäre in diesem Fall also nicht die Narbe im Text, sondern Texte über die Narbe. Das allerdings ist eine langwierige Suche, denn in der Historiografie des späten Mittelalters wird über Narben häufig nicht berichtet; es scheint sich ganz ähnlich zu verhalten, wie es Schulz auch für den höfischen Roman konstatiert: Da Verletzungen und daraus resultierende Male nicht gut mit dem Adelsideal in Einklang zu bringen sind, spielen sie oft keine große Rolle. Eine der Ausnahmen wird weiter unten noch genauer zu erläutern sein.

Deutlich besser wird die Quellenlage, wenn man Autoren heranzieht, die sich schon allein durch ihre Profession für Verletzungen und Narbenbildung zu interessieren hatten, nämlich Chirurgen. In den chirurgischen Traktaten des Spätmittelalters wird der Narbenbildung und der Narbenpflege viel Aufmerksamkeit gewidmet. Auf den ersten Blick ist die Beschäftigung mit der Behandlung und Versorgung von Wunden und den sich daraus ergebenden Problemen keine Überraschung. Auf den zweiten jedoch erstaunt dabei der differenzierte Umgang gerade mit der Problematik der Narbenbildung.

Die Narbe als medizinisches Problem

Weder im 14. noch im 15. Jahrhundert gab es konventionalisierte Therapieformen, die mit unserem heutigen westlichen Verständnis von Chirurgie vergleichbar wären. Vielmehr waren die Vorstellungen über Wundversorgung und -behandlung äußerst ambivalent, was dazu führte, dass die ‚Chirurgen' um ihre Patienten konkurrierten und versuchten, diese von der von ihnen praktizierten Art der Wundversorgung zu überzeugen. Was die Versorgung von Wunden anbelangte, so herrschten zwei sich widersprechende Konzepte vor. Auf der einen Seite gab es die Idee, dass Wunden, falls möglich, nicht geschlossen werden, sondern in einem langsamen Prozess von unten nach oben zuheilen sollten. Während dieses Prozesses kam es zur Eiterbildung in der Wunde, was aber nicht als problematisch angesehen wurde, da Eiter als fester Bestandteil der Wundheilung galt (*pus laudabile*). Auf der anderen Seite gab es Chirurgen, die die Ansicht vertraten, Wunden sollten möglichst schnell nach ihrer Entstehung geschlossen, also genäht oder geheftet, werden. Übermäßige Eiterproduktion war bei einer geschlossenen Wunde natürlich hinderlich. Meist war gerade bei größeren Verletzungen die Entstehung von Eiter nicht zu vermeiden, jedoch sollte er nicht absichtlich durch die Behandlung hervorgerufen werden.[14]

Gerade bei der Wundversorgung nach den Maßgaben und Vorstellungen der Methode, die Eiterbildung als positiv ansah, aber nicht ausschließlich dort, kam es häufig zum Problem des Auftretens von wildem Fleisch *(caro luxurians)*.

Wildes Fleisch ist die Bezeichnung für überschießendes Granulationsgewebe, das sich bei der Wundheilung bildet. Das Bindegewebe wuchert und kann so über die eigentliche Wunde und den eigentlich zu heilenden, mit Gewebe zu schließenden Abschnitt hinaus

[13] Ebd., S. 453.

[14] Vgl. Michael McVaugh: *The Rational Surgery of the Middle Ages*, Florenz 2006, S. 54, 98–102, 105–106.

wachsen. Aus dem Granulationsgewebe bildet sich schließlich die Narbe, so dass es bei überschießendem Granulationsgewebe zu stark hervortretender oder wulstiger Narbenbildung kommen kann. Man unterscheidet heute zwischen der hypertrophen Narbe, bei der die Narbe zwar stärker hervortritt, aber nur die ursprüngliche Verletzung bedeckt, und dem Keloid, bei dem die Wucherungen, nicht selten rötlich verfärbt, deutlich über die ursprüngliche Verletzung hinaus gehen.[15]

Henri de Mondeville war ein überzeugter Vertreter des zweiten Ansatzes, also der Wundschließung mittels Naht, den er als eine neue Methode bezeichnete. Wie bei anderen Neuerungen auch musste der Kunde bzw. Patient von den Vorteilen dieser Innovation überzeugt werden. Er schildert in seinem Buch einen hypothetischen Fall, bei dem ein Patient bereits eine große und stark entstellende Narbe von einer vorherigen Verletzung hat und nun, bei einer abermaligen Verletzung, von der neuen Behandlungsmethode überzeugt werden soll. Laut Mondeville sind mehrere Argumente geeignet, einen solchen Patienten für sich zu gewinnen: Zum einen sei die Behandlung weniger schmerzhaft, außerdem dürfe der Patient während seiner Rekonvaleszenz Fleisch und Wein zu sich nehmen, des Weiteren sei die entstehende Narbe bedeutend schöner und weniger dick.[16] Der Abschnitt ist eine Handreichung für ein Patientengespräch, bei dem der Chirurg den Patienten von seiner Art der Behandlung und somit auch von der Inanspruchnahme seiner Dienste überzeugen will. Mondeville geht davon aus, dass der Patient an einer dünnen, unauffälligen und schönen Narbe interessiert ist. Das Argument der zu dicken, unansehnlichen Narbe bzw. ihrer Vermeidung ist auch eine Begründung, warum Drainagen vermieden werden sollten.[17] Bei den geschilderten Nahttechniken wird ebenfalls auf das spätere Erscheinungsbild geachtet. So sei bei einer Wundnaht eine ungerade Anzahl von Stichen am besten. Nachdem ein Stich mittig in der Wunde platziert wurde, um die Wundränder näher zusammenzubringen, sollte auf beiden Seiten dieses mittleren Stiches die gleiche Anzahl von Stichen angebracht werden. Sonst drohe eine dauerhaft deformierte Narbe.[18] Das Aussehen der Narbe ist auch einer der drei Gründe, eine Wundnaht vorzeitig zu entfernen. Wenn die Naht zu eng angebracht wurde und daher in die Wundränder schneidet, so sollte die Naht entfernt werden, da sich sonst das Zickzackmuster in die Narbe einpräge und so dauerhaft entstelle.[19] Mondeville ist das Thema offenkundig so wichtig, dass er der Thematik der schönen Narbe in Kombination mit der Vermeidung des wilden Fleisches in seinem Werk einen ganzen Abschnitt widmet.[20] Er stellt darin auch Methoden vor, um bereits bestehende Narben optisch zu verbessern. Dabei ist nicht nur das Ausmaß der Entstellung, sondern auch das Alter der Narbe relevant. Frische Narben größeren Ausmaßes erhalten eine Narbenpflege, beispielsweise durch das Einreiben mit Balsamöl. Alte, besonders hässliche und große Narben, also Keloide, müssen sogar operativ entfernt werden, entweder indem das überschüssige Gewebe abgeschnitten wird oder durch die Ver-

15 Vgl. *Pschyrembel* (Anm. 1), s.v. Granulation, S. 795; s.v. Hypertrophie, S. 946; s.v. Keloid, S. 1060.

16 Vgl. Henri de Mondeville: *The surgery of Master Henry de Mondeville*, translated into English in two volumes, with annotations, comments and appendices by Leonard D. Rosenmann, Philadelphia 2003, S. 328 f.

17 Vgl. ebd., S. 331.

18 Vgl. ebd., S. 393.

19 Vgl. ebd., S. 395.

20 Ebd., S. 416 ff.

wendung eines goldenen Brenneisens. Anschließend erfolgt die Pflege mit Gänsefett und Mastix.[21] Das Entfernen des Gewebes war, in Zeiten, in denen an eine verlässliche Form der Anästhesie meist nicht zu denken war, sicherlich für alle Beteiligten eine unerfreuliche Angelegenheit.

Außer bei sehr starken Wucherungen, also Keloiden, handelt es sich bei dicken und unansehnlichen Narben eher um ein kosmetisches als ein medizinisches Problem. Auch Heinrich von Pfolsprundt, ein Chirurg, der in der zweiten Hälfte des 15. Jahrhunderts im Gebiet des Deutschen Ordens seiner Tätigkeit nachging und in seinem Traktat mit zahlreichen Mitteln gegen das wilde Fleisch aufwartet, scheint es zumindest teilweise in diesem eher kosmetischen Kontext gesehen zu haben. Oft wurden gegen das wilde Fleisch Ätzmittel eingesetzt. Pfolsprundt gibt ein solches Pulver an, das gegen das wilde Fleisch, aber ebenso gegen Muttermale, Warzen oder Hühneraugen eingesetzt werden soll, also im Zusammenhang mit optischen Verbesserungen präsentiert wird. Dieses angegebene Ätzmittel scheint ein besonders starkes zu sein, da er, anders als bei anderen Ätzpulvern, hier genaue Anweisungen zum Gebrauch anfügt. So soll man es erst einmal nur für die Dauer von drei oder vier Vaterunser einsetzen und dann abwaschen. Bei Bedarf kann die Prozedur wiederholt werden, jedoch geht er selbst davon aus, dass man nur bei einer sehr großen Menge zu entfernenden Gewebes eine Stunde braucht.[22] Ein so potentes Ätzmittel war sicherlich für den Patienten während der Behandlung äußerst unangenehm. Umso bemerkenswerter ist, dass sich Patienten freiwillig dieser Behandlung unterzogen und den ausführenden Chirurgen dafür bezahlten, nur um eine optische Verbesserung zu erreichen und in ihren Augen Überflüssiges, wie ein Muttermal, eine Warze oder eben das den Narbenwulst bildende wilde Fleisch, loszuwerden.

Wenn das möglichst schöne und unauffällige Erscheinungsbild der Narbe mit so viel Beflissenheit verfolgt wurde, so liegt es nahe, dass auch Versuche unternommen wurden, im Zuge einer Wundversorgung möglichst gar keine oder zumindest nur eine kleine Narbe entstehen zu lassen. Eine beliebte Methode waren hier die sogenannten Selbhefte, eine Art Klammerpflaster. Eine ausführliche Beschreibung zu Herstellung und Anwendung findet sich wiederum bei Heinrich von Pfolsprundt. Gleich zu Beginn seiner Beschreibung führt er das Ziel dieser Behandlungsweise, nämlich die Narbenvermeidung, mit an: *„Item szelbhefft czw machen ane nadeln, vnd wo du nicht gerne narben wilt habenn, alfso die do vonn dem hefften kommen, das bewarth das."*[23] („Wie man Selbhefte[24] ohne Nadeln macht, wo du nicht gerne Narben haben möchtest, die vom Nähen kommen, so vermeidest du sie.") Interessant ist in diesem Zusammenhang, dass der Pfolsprundter ein Anhänger der chirurgischen Behandlungsformen war, in denen Wunden nicht geschlossen wurden. Da es sich bei diesen Pflastern um einen Ersatz für Wundnähte oder die Wundschließung mit kleinen Nadeln handelte, hätte er demnach dieser Behandlung sehr ablehnend gegenüberstehen und sie auch nicht in sein Werk aufnehmen müssen. Tatsächlich gibt er an, sich selbst dieser Methode nicht zu bedienen: *„szo hefft ich niemanden, vnd hab mich mith*

21 Vgl. ebd., S. 418.

22 Vgl. Heinrich von Pfolsprundt: *Buch der Bündth-Ertznei*, hg. von Heinrich Haeser/Albrecht Theodor Middeldorpf, Berlin 1868, S. 41 f.

23 Ebd., S. 58. Singgemäße Übersetzung, auch der folgenden Passagen, durch die Autorin.

24 Von der beabsichtigten Funktion her handelt es sich bei diesen Selbheften nicht um Heftpflaster im heutigen Sinne, sondern eher um Wundnahtpflaster, auch Klammerpflaster genannt.

dem nie bekommerth."[25] („so hefte ich niemanden, ich habe mich damit nie beschäftigt.") Er nahm die Beschreibung dennoch in sein Werk auf, wohl anerkennend, dass Strategien zur Narbenvermeidung von Patienten nachgefragt wurden und die Chirurgen, die aus seinem Werk lernen sollten, sich in ihrer Laufbahn dieser Praxis unter Umständen bedienen mussten. Ungeachtet seiner Ablehnung zeigt er sich gut informiert:

> *Nim weisen vnd weiche die körner im gebranten wein, ein nacht. vnnd des morgens ftos sie in einem morsser wol. vnnd geus dornach aber ein wenig gebranten weinn doran, vnnd las aber ein nacht steen ader zewue. vnnd dornach schlae es mith einem holtz woll, vnnd geus den wein dor von. vnd keuffe in der apteken des allerzceheften gummi [...] die sselbigen zcehen gumi schneid er dunne, vnnd swartz bech auch dortzw, gleich vil. vnnd lege es auch ein nacht inn scharffenn effig, ader in gebranten wein. des morgens geus den wein dorvon, vnnd schlae das gummi vnnd pech vaft wol mith einem holtz. vnnd wen es wol geschlagen ist, szo schlach den breithgeschlagen weissenn auch dortzv, vnnd dor vnder gemischt, vnnd ein wenig geriben zcigel. das ist die kunft. das streich vff ein schmal bortlein czw beiden seitten eins zcwer dawmen breith, vnnd kleib das fselbige bortlein ztw beidenn seitten vber die wunden. szo klebt es vaft in der hawth vnnd leth nicht noch, vnd zceug das bortlein vber sich, vnnd geheth die wunde tzwfsamen. alfso hefft das bortlein tzw famen vff der wunden, alsso eng, das die wunden tzw fsammen kompt.*[26]

> Nimm Weizen und weiche die Körner in Branntwein eine Nacht lang ein. Am Morgen zerstoße sie gründlich in einem Mörser und gieße ein wenig Branntwein zu und lass das eine oder zwei Nächte stehen. Schlage es darnach kräftig mit einem Holz und gieße den Wein ab. Kaufe in der Apotheke das allerzäheste Gummi [...] dieses zähe Gummi schneide dünn, gib gleich viel schwarzes Pech dazu und lege es eine Nacht lang in scharfen Essig oder in Branntwein. Am Morgen gieße den Wein ab und schlage das Gummi und das Pech gründlich mit einem Holz. Wenn es gründlich geschlagen ist, schlage den breitgeschlagenen Weizen mit dazu, vermische das mit ein wenig geriebenem Ziegel, das ist die Kunst (= das Rezept). Das streiche auf ein schmales Band, auf beiden Seiten ein oder zwei Daumen breit und dann klebe das Band an beiden Seiten über die Wunde. So klebt es gut an der Haut und fällt nicht ab. Ziehe das Band darüber, wenn die Wundränder zusammen gehen, dann hefte das Band auf der Wunde so eng, dass die Wundränder zusammen kommen.

Einzig mit der Identifikation der richtigen Gummisorte hatte der Pfolsprundter seine Schwierigkeiten. Er empfiehlt, sich den passenden Gummi in der Apotheke zu besorgen. Gummi war zweifelsohne im Gebiet des Deutschen Ordens ein Fernhandels- und Importartikel und dürfte demnach mit entsprechenden Preisen zu Buche geschlagen haben. Wie die Beschreibung oben verdeutlichen mag, ist die Herstellung auch sonst mit einem gewissen Aufwand verbunden.

Auch Hieronymus Brunschwig, im späten 15. Jahrhundert Stadtchirurg in Straßburg, kennt diese Form der Wundbehandlung, und auch er gibt die Narbenvermeidung als Zweck dieser Behandlungsform an: „*Der fünffte modus oder sin ist, das wir etwan machen hafften die man nennet die güldin oder selp hafften von düchlin, und das gezi-*

[25] Ebd., S. 58.
[26] Ebd., S. 58 f.

met in den stetten sunderlich in dem angesicht do wir wollent dz die mal oder narben nit erschinent."[27] („Der fünfte Modus oder Sinn ist, dass wir Pflaster[28] machen, die man Güldin[29] oder Selbhefte aus Tüchern nennt, man soll sie vor allem im Gesicht anwenden, um Wundmale oder Narben zu vermeiden.") Natürlich gilt dem Gesicht am meisten Aufmerksamkeit bei der Narbenvermeidung, wie Brunschwig selbst begründet:

> *Wan die hüpsche des angesichtsz uber alle andere ding den menschen hübsch machet, und ein wol gestalten menschen und schön wider das widerwertig. Dar um ist noturfft dem wund artzet das er grossen fliß hab in den wunden des angesichtes das kein schnöde oder unreine vereinigung oder gestalt da werde, wan es ist ein gelidt der gezierd.*[30]

> Weil das gute Aussehen des Gesichtes das gute Aussehen des Menschen, seine Wohlgestalt und Schönheit mehr als alles andere bestimmt, ist es nötig, dass der Wundarzt sich bei Wunden im Gesicht besonders viel Mühe gibt, damit es nicht schief oder entstellt zusammenwächst, denn das Gesicht ist ein schmückendes Körperglied.

Ein prominentes Merkmal des Gesichtes ist die Nase, auch hier ist das Aussehen von Bedeutung. Bei der Behandlung einer schwer verletzten Nase wird von Brunschwig eine Heilsalbe empfohlen, mit der *„die hut dester hübscher würde"*[31] („die Haut umso hübscher werde"). Als Inhaltsstoffe der Salbe sind unter anderem Weihrauch und Myrrhe angegeben, womit klar sein dürfte, dass das hübsche Ergebnis nicht unwesentlich vom Geldbeutel des Patienten abhing. Das Gesicht als sichtbarste und prominenteste Stelle des Körpers sollte von unerwünschten Makeln frei bleiben und der Chirurg hatte mit seinem Wissen und seinen Bemühungen dafür zu sorgen. Gerade bei Behandlungen im Gesicht, Sitz der meisten menschlichen Sinne und anatomisch äußerst komplex, könnte man aus medizinischer Perspektive eine Priorisierung in Richtung Funktionserhalt erwarten. Die Erhaltung eines passablen Erscheinungsbildes fiel nach zeitgenössischer Überlegung ebenfalls unter die Kategorie Funktionserhalt, da sich die Funktion des Gesichtes nicht ausschließlich biologisch-naturwissenschaftlich definierte, sondern eben auch sozial.

Wie wir gesehen haben, werden in den Chirurgietraktaten verschiedene Nahttechniken je nach Art, Tiefe und Sitz der Wunde vorgeschlagen. Das ist zum einen der jeweiligen medizinischen Notwendigkeit geschuldet, aber, und dieser Aspekt scheint für die spätmittelalterliche Chirurgie vielleicht erst einmal unerwartet, zielt auch auf ein annehmbares Erscheinungsbild der Narbe. Beim Versorgen einer Wunde wurde schon mitgedacht, wie die folgende Narbe aussehen sollte. Dabei gab es optische Erscheinungsformen, die als besonders erwünscht oder unerwünscht galten. Besondere Aufmerksamkeit genoss die Nar-

[27] Hieronymus Brunschwig: *Dis ist das Buch der Cirurgia. Hantwirchung der Wundartzny* [Nachdruck des Originals von 1497 Strasbourg], Stuttgart 1970, f. 22r.

[28] Vgl. dazu Anm. 24.

[29] Hier ist möglicherweise ein Verweis auf das Tausendgüldenkraut gemeint. Diese Pflanze wird auch heute noch als Heilpflanze eingesetzt und gilt als schmerzstillend und fiebersenkend. Vgl. *Digitales Wörterbuch der deutschen Sprache*, s. v. Tausendgüldenkraut, in: www.dwds.de (letzter Zugriff 20.05.2019). Brunschwig schreibt ihr die Eigenschaft zu, Haut wachsen zu lassen und Wunden zu schließen. Vgl. Brunschwig: *Dis ist das Buch der Cirurgia* (Anm. 27), f. 127v.

[30] Ebd., f. 55v.

[31] Ebd., f. 59r.

bengestaltung bei Narben im Gesicht, wo Techniken zum Einsatz kamen, die eigens für diesen Bereich entwickelt worden waren. Auch noch lange nach dem Verheilen der Wunde wurde diesem Aspekt Aufmerksamkeit geschenkt. In den Traktaten finden wir Rezepte zu einer regelrechten Narbenkosmetik, mit der nachträglich das Erscheinungsbild verbessert werden sollte. Die Gestaltung von Narben war dabei mit einem gewissen Aufwand verbunden. Als Hilfsmittel werden teure, importierte Baumharze wie Gummi, Myrrhe, Mastix oder kostspielige Instrumente wie eigens angefertigte Nadeln sowie ein goldenes Brenneisen genannt. Ein Chirurg, der mit solchen Instrumenten und Ingredienzen aufwarten konnte, war dementsprechend niemand, der seine Dienste zu ‚Dumpingpreisen' anbot. Dazu musste er über eine gewisse Erfahrung verfügen, damit er die für den jeweiligen Fall richtige Technik anwenden konnte und beispielsweise einzuschätzen vermochte, wann eine Naht fest genug, aber eben nicht zu fest war, um ein Einschneiden und damit unschöne und bleibende Abdrücke zu vermeiden. Auch der Faktor Zeit spielte eine Rolle. Die Herstellung der Selbhefte bedurfte mehrerer Arbeitsschritte. Vor allem aber musste der Patient, wenn es sich um eine nachträgliche Narbenkorrektur handelte, eine weitere Einschränkung, Behandlung und Rekonvaleszenz in Kauf nehmen. Die Entfernung des überschüssigen Gewebes, durch Brennen, Schneiden oder Ätzen, war zudem unangenehm oder sogar schmerzhaft. Ist eine grundlegende Wundversorgung an sich nicht erklärungsbedürftig, so stoßen wir hier auf zusätzliche – teure, aufwändige und unter Umständen schmerzhafte – Bemühungen, die nur einen Schluss zulassen: Das Aussehen einer Narbe war wichtig. Und diese Wichtigkeit abseits des medizinisch Notwendigen verweist auf einen kulturellen Kontext und ist nur vor diesem Hintergrund zu erklären.

Die medizinischen Traktate lassen den Schluss zu, dass eine Narbe nach Möglichkeit nicht wulstig, nicht verfärbt und ohne sichtbare Zeichen der Naht, kurz: möglichst unauffällig, sein sollte. Dieses angestrebte Erscheinungsbild lässt sich mit dem adligen Körperideal in Einklang bringen. Der ideale Körper, und mehr noch, der ideale Mensch, zeichnete sich nach zeitgenössischer Meinung vor allem durch Balance aus. Gemäß der vorherrschenden Lehre der Humoralpathologie wurden sowohl charakterliche Eigenschaften als auch das äußerliche Erscheinungsbild durch die vier Säfte und ihr Verhältnis zueinander bestimmt. Die Idee, dass innere Qualitäten und Charaktereigenschaften mit körperlichen Eigenschaften korrespondierten, der Mensch Tugend und Laster also im Wortsinne verkörperte, wurde in den Physiognomiktraktaten insbesondere des 15. Jahrhunderts detailliert ausgearbeitet. Der bestmögliche Mensch mit der bestmöglichen Komposition der Säfte zeichnete sich durch ein ebenso ausbalanciertes Äußeres aus, das ein Leben in Einklang mit der göttlichen und natürlichen Ordnung symbolisierte. Essenzieller Teil dieses idealen Äußeren war eine schöne Haut, die sich durch die perfekte Balance aus Weiß und Rot auszeichnete sowie frei von Störungen, Malen oder Unreinheiten war.[32] Eine Narbe, gerade wenn sie aufgeworfen, asymmetrisch, rot verfärbt, mit Zickzackmuster versehen und noch dazu an einer gut sichtbaren Körperstelle war, war mit diesem Ideal in keiner Weise in Einklang zu bringen. Sie bedrohte, ja ruinierte sogar die Makellosigkeit des Körpers, die

[32] Vgl. zu Physiognomik und Körperbild: Joseph Ziegler: *Physiognomy, science, and proto-racism 1200–1500*, in: *The Origins of Racism in the West*, ed. by Miriam Eliav-Feldon/Benjamin Isaac/Joseph Ziegler, Cambridge u. a. 2013, S. 183 ff., 199; Montserrat Cabré: *Beautiful Bodies*, in: *A Cultural History of the Human Body in the Medieval Age*, ed. by Linda Kalof, Oxford/New York 2010, S. 121–139, hier S. 126, 128, 138.

gleichzeitig für die Makellosigkeit des Menschen selbst stand. Vor diesem Hintergrund ist es plausibel, dass dem Erscheinungsbild der Narbe so große Aufmerksamkeit zuteilwurde.

Die Narbe als Ehrenmal

In seinen Memoiren schildert Philippe de Commynes die Verwundung Karls des Kühnen, zum damaligen Zeitpunkt Graf von Charolais, bei der Schlacht von Monthléry am 16. Juli 1465:

> Der Graf war in großer Gefahr; er erhielt mehrere Hiebe, unter anderem auch einen Degenstich in die Kehle, dessen Narbe ihm lebenslänglich geblieben ist, da ihm der Panzer dort durch einen Fehler abgerutscht war. Er war am Morgen schlecht befestigt worden, und ich habe ihn selbst fallen sehen. Man legte schon Hand an ihn und rief: „Herr, ergebt euch! Ich erkenne euch wohl; laßt euch nicht töten!“[33]

In dieser Passage des Textes wird die Entstehung der Narbe beschrieben, die aus einem Degenstich in die Kehle resultierte. Auf die anderen Hiebe, die nicht zu einer Narbe an einer relativ gut sichtbaren Körperstelle führten, wird nicht näher eingegangen; es wird weder erwähnt, wo sie zu lokalisieren noch wie schwerwiegend sie sind. Sie scheinen, da sie kein sichtbares und bleibendes Zeichen hinterließen, weniger relevant und erklärungsbedürftig zu sein. Auch wird klar, dass die Verwundung in großer Lebensgefahr erlitten wurde. Die Gefahr wird zu Anfang betont und dann durch die Einfügung einer wörtlichen Rede mit der Aufforderung: „[L]aßt euch nicht töten!“, noch einmal verdeutlicht. Dazu wird ein weiterer Grund angegeben, weshalb ein Degenstich die Kehle erreichen konnte: Der Panzer war schlecht befestigt worden. Commynes bestätigt diesen Grund durch seine Augenzeugenschaft, macht ihn also besonders glaubwürdig. Dem Leser wird an dieser Stelle des Textes in wenigen Zeilen verdeutlicht, weshalb die (Zer-)Störung der Integrität des adligen und somit ideal gedachten Körpers in diesem Fall nicht zu einer (Zer-)Störung der Integrität des betroffenen Adligen führen muss. Zum einen ist die Verwundung nicht aus einem Fehler des Grafen, sondern aus dem eines anderen entstanden: Der Panzer war, und zwar nicht von ihm selbst, schlecht befestigt worden. Bei sachgemäßer Befestigung, so wird impliziert, wäre es zu dieser Verwundung nicht gekommen. Indem dieser Sachverhalt betont wird, werden andere, möglicherweise ehrenrührige Gründe für das Zustandekommen der Verletzung und der Narbe, wie z. B. mangelndes Kampfgeschick oder nichtstandesgemäße minderwertige Ausrüstung, explizit ausgeschlossen. Außerdem wird gleichzeitig der Kampfesmut des Grafen herausgehoben: Obwohl schon, und zwar ohne eigenes Verschulden, verletzt, stemmte er sich unter Lebensgefahr noch gegen die Übermacht. Er wurde aufgefordert, sich zu ergeben, um sein eigenes Leben zu schonen, leistete dem jedoch nicht Folge. Im Gegenteil, er verteidigte sich weiter und zog sich dann erst, stark blutend, zu seinen Leuten zurück. Dort, so wird weiter von Commynes berichtet, führte ihm sein Page ein neues Pferd zu, mit dem er umherritt, um seine Leute wieder

[33] Philippe de Commynes: *Memoiren. Europa in der Krise zwischen Mittelalter und Neuzeit*, hg. und übers. von Fritz Ernst, Stuttgart 1952, S. 16; zur Narbe Karls des Kühnen und ihrem Identifikationspotenzial vgl. auch Hahn: *Wohl dem, der eine Narbe hat* (Anm. 9), S. 56, Anm. 24.

zu sammeln. Trotz der extremen Strapazen, die Commynes sehr anschaulich schildert, floh er nicht vom Ort des Geschehens, im Gegensatz zu vielen anderen Männern, was ebenfalls mit kritischem Ton berichtet wird. Erst als die Nacht hereinbrach und innerhalb einer Wagenburg gelagert wurde, ließ er seine Wunde versorgen und nahm etwas Nahrung zu sich. Auch am Folgetag schien die Verwundung ihn nicht weiter beeinträchtigt zu haben.[34]

> Den ganzen Tag über blieb Herr de Charolais noch auf dem Schlachtfeld in froher Stimmung, in dem Glauben, der Ruhm des Sieges falle ihm zu, was ihm später teuer genug zu stehen kam: denn seitdem hörte er nicht mehr auf den Rat eines Menschen, sondern nur noch auf seinen eigenen. Vor diesem Tage war er kriegerischen Dingen fremd und liebte nichts, was damit zusammenhing; aber seitdem änderten sich seine Gedanken, denn er hat bis zu seinem Tode unaufhörlich Krieg geführt.[35]

Trotz seines körperlich versehrten Zustandes erwies sich der Graf als ausgesprochen umtriebig. Nicht nur, dass er trotz seiner Verletzung nicht das Weite suchte, er war auch imstande, seine eigenen Leute wieder zum Kampf zu sammeln. Die Wundversorgung fand erst in der nächtlichen Kampfpause statt, obwohl ein Stich in die Kehle eine ernstzunehmende Verwundung darstellte. Auch den ganzen nächsten Tag nahm er aktiv am Kampfgeschehen teil, und das sogar „in froher Stimmung". Allerdings hatte sich nicht nur sein Äußeres in dieser Schlacht verändert. War er vorher „kriegerischen Dingen fremd", zeigte er nach der Schlacht laut Commynes eine besondere Neigung dazu. Diese Neigung blieb, wie auch die Narbe, ein Leben lang. Schließlich werden noch einige weitere Eigenschaften das Grafen betont, die mit dieser gemachten Kampf- und auch Verwundungserfahrung in engem Zusammenhang stehen:

> Zwei Dinge will ich noch von dem Grafen sagen: ich glaube, daß es niemanden gab, der in allen Fährnissen mehr Strapazen ertragen konnte als er, wenn es galt, seine eigene Person einzusetzen; das andere ist, daß ich meiner Meinung nach keinen gekannt habe, der kühner gewesen wäre als er. Ich habe ihn nie sagen hören, daß er müde sei, noch einen Anschein von Furcht an ihm beobachtet, und doch bin ich sieben Jahre ununterbrochen mit ihm im Kriege gewesen, wenigstens im Sommer; manchmal auch winters und sommers.[36]

Karl der Kühne trug seinen Namen nach dieser Einschätzung völlig zu Recht, diese Aussage versucht Commynes unmissverständlich klarzumachen. Die hier genannten Eigenschaften sollen durch die vorher geschilderte Erzählung illustriert werden; die Darstellung ist gänzlich auf diesen Zweck zugeschnitten. Seine Weigerung, aufzugeben trotz größter Gefahr und Verwundung, die sehr späte Wundversorgung unter schwierigen Bedingungen, die Wiederaufnahme des Kampfes – mit all diesen Schilderungen zeigt Commynes am konkreten Beispiel, wie er zu seiner Einschätzung gelangt, und vermittelt sie dadurch seinem Leser als besonders glaubwürdig. Mit den Attributen furchtlos, tapfer und robust wird Karl der Kühne als idealer Kämpfer dargestellt. Das Vermögen, den Beschwerlichkeiten und Mühen der Kriegsführung zu trotzen, zeigte sich auch in seiner Fähigkeit, eine

[34] Vgl. Commynes: *Memoiren* (Anm. 33), S. 16–20.
[35] Ebd., S. 20.
[36] Ebd.

Verwundung zu erdulden und zu überwinden – das Zeichen für den Erwerb dieser Fähigkeit blieb ihm ein Leben lang. Obwohl die Verwundung und die daraus resultierende Narbe die ideale Makellosigkeit des adligen Körpers grundsätzlich bedrohen konnte, konnte sie also ebenso ein Zeichen für Kampfgeist und Heldenmut sein. Um das herauszustellen, wird die Entstehung der Narbe von Commynes auf spezifische Weise in den Text eingebettet. Ihr Zustandekommen war unverschuldet, der Umgang mit ihr dem zeitgenössischen Kämpferideal entsprechend; dadurch wird der potenzielle Makel zu einem Ehrenmal.[37]

Die Narbe als Schandmal

Verwundungen und daraus resultierende Narben traten natürlich auch bei Personen auf, die nicht dem adligen Körper- und Kämpferideal unterworfen waren. In den schriftlichen Quellen ist das untere Ende der sozialen Stratigrafie kaum zu greifen. Commynes stellt fest, dass kein besonderes Interesse besteht, über die körperlichen Versehrungen solcher Menschen zu berichten: „Es findet sich aber niemand, der sich über das Unglück eines oder hundert armer Menschen aufregt, denn man schiebt alles seiner Armut oder seiner schlechten Pflege zu; hat er sich ertränkt oder den Hals gebrochen, will man kaum davon sprechen, weil er ohne Hilfe war."[38]

Mehr erfahren lässt sich über die durchaus nicht mittellose Bevölkerung größerer Städte, die über eine ärztliche Versorgung verfügten. Der Chirurg Hieronymus Brunschwig war in Straßburg auch gerichtsärztlich tätig. Er hatte einzuschätzen, wie schwer eine Körperverletzung zu bewerten war, damit das Gericht dementsprechend die Strafe und Kompensationszahlung festlegen konnte. Dieser *„Underscheid der wunden"*, also sein Bewertungssystem, wird in seinem Werk recht ausführlich erklärt. Für den hier dargelegten Zusammenhang sei nur kurz erläutert, dass er mit insgesamt vier Kategorien, nämlich in aufsteigender Reihenfolge *„kleine Blutrunß"*, *„große Blutrunß"*, *„kleine Wunde"*, *„große Wunde"* und dem Kriterium *„Gliedverlust"* operiert.[39] Durch diese Ausführungen und Bewertungen werden zeitgenössische Kriterien und Wahrnehmungsmuster von Verletzungen und ihren Folgen greifbar. Nach den oben zitierten Passagen dürfte es kaum überraschen, dass er Wunden im Gesicht als besonders schwerwiegend bewertet. Auch hier ist seine Begründung weniger medizinisch als vielmehr sozial konnotiert: *„dar um so des menschen angesicht zü dez ersten an dem lib beschowen würt."*[40] („weil das Gesicht des Menschen als erstes an seinem Körper wahrgenommen wird"). Und genau deshalb sind Wunden und die daraus resultierenden Narben dort als besonders beeinträchtigend und schwerwiegend einzuschätzen. Brunschwig weist aber noch auf eine ganz andere Problematik in Bezug auf Verletzungen und sich daraus ergebenden Narben hin.

[37] So auch Cabré: *Beautiful Bodies* (Anm. 32), S. 122 f.: „The embodiment of signs of male heroism could also be seen as alluring, and bleeding, wounded knights adorned with battle scars were found especially beautiful."

[38] Commynes: *Memoiren* (Anm. 33), S. 229.

[39] Brunschwig: *Dis ist das Buch der Cirurgia* (Anm. 27), f. 14v–f. 18v. Eine Blutrunß ist eine Verletzung, bei der zwar Blut fließt, die jedoch als minder schwer und auch leichter zu behandeln einzustufen ist.

[40] Ebd., f. 15r.

> *Item würt einer gestochen durch die backen mit einem dryeckechten oder runden degen. Das ist ein wund dar zü ein laster Er mag ver dacht werden durch dy backen gebrent sy. [...] Würt einem ein Or ab gehowen und in dz hobt nit gerürt das ist ein grose wund dar zuo ein glid verlorn und ein oewig laster wan er mag bedacht werden ym ab geschniten sy diepstals halber.*[41]
>
> Auch wenn einer mit einem dreieckigen oder runden Degen durch die Backen gestochen wird, ist das eine Wunde und dazu ein Laster. Er könnte verdächtigt werden, dass er durch die Backen gebrandmarkt sei. [...] Wird jemandem ein Ohr abgehauen, er aber am Kopf sonst nicht verletzt, dann ist das eine große Wunde und ein Gliedverlust und ein ewiges Laster, denn man könnte über ihn denken, dass ihm das Ohr wegen Diebstahls abgeschnitten worden sei.

Er verweist hier ganz deutlich auf die Möglichkeit, ein Wundmal und damit auch seinen Träger falsch einzuschätzen. Die Praxis der Körperstrafen führte zu Verwundungen und somit zu Narben. Sichtbarkeit war essenzieller Teil des Konzeptes: Die zugefügte Körperstrafe sollte zum einen auf die begangene Tat verweisen und spiegelte am bzw. durch den Körper des Delinquenten die Tat wider. Gleichzeitig hatte die Sichtbarkeit einer solchen ausgeführten und auch überlebten Körperstrafe einen Informationswert für die Mitmenschen. Sie konnten durch das Wundmal nicht nur ablesen, dass der Träger des Zeichens das Gesetz gebrochen hatte, sondern auch, welche Tat er begangen hatte. Die genaue Ausführung von Körperstrafen fiel regional unterschiedlich aus, es ist aber davon auszugehen, dass die Zeichen von Körperstrafen im eigenen Rechtsbezirk sowie aus angrenzenden und im sozialen Umgang relevanten Bezirken (z. B. durch Handelsbeziehungen) für die Zeitgenossen gut bekannt und somit lesbar waren. Man konnte leicht davon Abstand nehmen, mit einem ‚Schlitzohr' Geschäfte zu machen. Aber wie kam der Schlitz ins Ohr? Da, wie dargelegt, der Narbe selbst ihr Entstehungskontext nicht anzusehen ist, bestand hier die Möglichkeit für Missverständnisse mit fatalen sozialen Auswirkungen. In seinem Bewertungssystem nennt Brunschwig zwei solcher Beispiele. Ein Stich durch die Backen könnte als Brandmarkung fehlgedeutet werden, daher ist eine solche Verletzung als besonders schwerwiegend und auch als *„laster"*[42] zu bewerten. Sie ist in jedem Fall eine Wunde, also mit der dritthöchsten Kategorie anzusetzen. Mit welchem Vergehen die Brandmarkung im Gesicht in Straßburg in Zusammenhang gebracht wird, gibt Brunschwig hier nicht an. Anders verhält es sich bei einem abgeschnittenen Ohr. Selbst wenn der Schädel nicht betroffen ist, bewertet Brunschwig diese Verletzung als große Wunde plus Gliedverlust, also in der höchsten Kategorie. Der Gliedverlust ist in diesem Fall leicht nachzuvollziehen, die Bewertung als gravierende Verletzung liegt aber auch hier wieder im Sozialen, insofern ihr nämlich eine Fehlinterpretation entspringen kann: Der Träger einer solchen Versehrung könnte für einen nach Recht und Gesetz bestraften Dieb gehalten werden.

Damit wird in diesem Fall eine andere Möglichkeit der Deutung von Narben außerhalb des in der adligen Welt prominenten Bereichs Krieg und Kampf angeführt. Die Narbe als intendierte Sichtbarmachung von Verbrechen und darauffolgender Strafe ist eindeutig ein Schandmal und soll als solches gelesen werden. Bei unbekanntem Entstehungskontext

41 Ebd., f. 15r–15v.

42 Ebd. Gemeint ist damit eine bleibende Beeinträchtigung außerhalb des rein Körperlichen.

konnten Narben aber auch fehlgedeutet werden, und ein ehrenhafter Bürger lief Gefahr, nicht als ebensolcher erkannt zu werden. Diese Gefahr war Brunschwig bewusst, und er ließ sie in seine gerichtsärztlichen Bewertungen mit einfließen.

Die Narbe als Kapital

Eine andere Personengruppe, für die Verletzungen und daraus resultierende Narben zum Alltag gehörten, waren professionelle Kämpfer bzw. Söldner. Diese hatten gemein, dass sie ihren Lebensunterhalt durch Kämpfen finanzierten und somit auf eine reibungslose Funktion ihres Körpers angewiesen waren. Die Fähigkeit zu kämpfen musste angeeignet, erhalten, erweitert, ausgeführt, aber auch repräsentiert werden.

> Allerdings folgte für Söldner aus solcher Professionalität keine sozialständische Verortung. Sie wurden von ihren Auftraggebern nur für eine aktuelle Konfliktsituation eingeworben, verdienten mit ihrem Einsatz auf dem Schlachtfeld ihren Lebensunterhalt und traten dadurch nicht in ein Schutz- oder Zugehörigkeitsverhältnis ein. Entsprechend fielen sie nach Beendigung der Kampfhandlungen wieder aus dem Soldverhältnis heraus. Sie wurden, modern gesprochen, beschäftigungslos. Ganz ähnlich den Raubrittern, wie sie aus der Reichsgeschichte bekannt sind, aber ohne eine vergleichbare soziale Position, mussten sie sich bis zum nächsten Auftrag durchschlagen und konnten dafür lediglich auf ihre kampftechnischen Fertigkeiten zurückgreifen.[43]

Das Vermögen zu kämpfen half nicht viel, wenn sich niemand fand, der bereit war, dafür zu bezahlen. Im Unterschied zu Handwerkern in städtischen Aufgeboten hatten diese Kämpfer, die ihre Fähigkeiten auf diesem Gebiet über Jahre hinweg ausgebaut und ausgeübt hatten, kein Leben abseits des Krieges, in das sie ohne Probleme zurückkehren konnten. Sie lebten vom und dadurch auch für den Krieg. Gerade das ständige Ausführen ihrer Profession, also das Kämpfen, barg in sich die Gefahr der Beeinträchtigung eben dieser, also der Verwundung. Ein Kämpfer, der Invalide war, war demnach nicht vorübergehend, sondern dauerhaft beschäftigungslos und um seinen Lebensunterhalt gebracht. Bei einer Verletzung, die nicht zur dauerhaften Kampfunfähigkeit führte, blieb die daraus resultierende Narbe, die somit Zeugnis ablegte von der Ausführung der professionellen Fähigkeiten und der dem Träger eigenen Kampfpraxis. Eine Narbe demonstrierte somit zugleich Verletzungsfähigkeit wie Verletzungsoffenheit, beides essenzielle Inhalte einer Körpererziehung zum professionellen Gewalthandeln, wie Inhetveen feststellt:

> Inkorporiertes Gewaltwissen scheint insbesondere dann systematisch einsetzbar, wenn körperlich erfahrene Verletzungsoffenheit ebenso wie Verletzungsmächtigkeit in es eingehen.

[43] Martin Kintzinger: *Brigands. Gewaltformationen im französischen Spätmittelalter*, in: *Gewaltgemeinschaften. Von der Spätantike bis ins 20. Jahrhundert*, hg. von Winfried Speitkamp, Göttingen 2013, S. 75–102, hier S. 88.

> Professionalisiertes Gewaltwissen geht keineswegs in einer einseitigen Täterperspektive, die auf trainierter Tätererfahrung beruht, auf.[44]

Die Professionalität des Kämpfers ließ sich, nicht nur, aber auch, an seinen Narben ablesen. Sie zeigten an, dass Kampfpraxis vorhanden und der eigene Körper tatsächlich ohne große Rücksichten und Schonung eingesetzt worden war, sie zeigten auch an, dass ihr Träger einem Angriff zumindest so weit standhalten konnte, dass er mit dem Leben davonkam, und sie bewiesen außerdem die Leidensfähigkeit ihres Träger, da nicht nur die Verletzungen selbst, sondern auch die dazu gehörenden Behandlungen überstanden worden waren. Erst diese Kombination aus Erfahrung, Tapferkeit und der Fähigkeit, Strapazen und Leiden zu erdulden, machten einen guten, und somit für einen potenziellen Arbeitgeber begehrenswerten, Kämpfer aus. Vor diesem Hintergrund war eine Narbe kein Makel, sondern persönliches Kapital und wurde, wie Xenakis feststellt, nicht verborgen, sondern offen präsentiert:

> Der eigene Körper ließ sich also nicht nur mit seiner Aktionsmacht, sondern auch mit seiner Verletzungsoffenheit als Kapital in die Gruppe einbringen. Verletzungen wurden nicht versteckt, sondern ein gezeichneter Körper zeugte von besonderer Tapferkeit. Das Ausbleiben von Verletzungen konnte bei Kriegsniederlagen im Gegenzug als Feigheit gewertet werden. […] Bei Musterungen konnten Verletzungen und Narben, ungeminderte Kampfkraft vorausgesetzt, dann auch als Ausweis von Erfahrung und Mut dienen.[45]

Die in der eigenen Biografie erfahrene Fähigkeit, Gewalt auszuüben und auch zu erleiden, wurde mit einer sichtbaren Narbe nach außen kommuniziert – sozusagen als verkörperter Lebenslauf mit Empfehlungsschreiben. Je nach Betrachter konnte die Aussage eine andere Stoßrichtung entwickeln. So konnte eine Narbe in Bezug auf andere Söldner beispielsweise Gemeinschaft stiften. Die gemeinsame Lebensweise und das geteilte Lebensrisiko wurden in den Narben sichtbar, die die Botschaft transportierten: „Ich bin einer von euch!“ Bei Gegnern konnte eine Narbe, je nach Sichtbarkeit und Grad der Entstellung, aber auch der Abschreckung dienen. Idealerweise war das abschreckende Auftreten bereits Gewaltandrohung genug und bedeutete weniger Gewalt, die dann tatsächlich ausgeübt werden musste, also aus der Perspektive eines Söldners weniger Arbeit und Risiko. Potenzielle Kriegsherren sollten, wie dargelegt, aus den Narben auf die Qualitäten des Kämpfers schließen. Durch die gleichzeitig symbolisierte Verletzungsfähigkeit wie Verletzungsoffenheit legte sie dem Betrachter die Deutung nahe: „Der kann das (ab)!“

Fazit

Narben ist ihr Entstehungskontext meist nicht anzusehen, sie sind für sich genommen erst einmal ein natürlicher Vorgang als Bildung von biologischem Ersatzgewebe. Welche Be-

44 Katharina Inhetveen: *Gewalt*, in: *Handbuch Körpersoziologie. Band 2: Forschungsfelder und Methodische Zugänge*, hg. von Robert Gugutzer, Gabriele Klein, Michael Meuser, Online-Ausgabe, Berlin [u. a.] 2016, S. 101–115, hier S. 109.

45 Stefan Xenakis: *Gewalt und Gemeinschaft. Kriegsknechte um 1500*, Paderborn 2015, S. 116.

deutung und welcher Sinn ihnen zugeschrieben wird, ist je nach kulturellem Kontext unterschiedlich. Dass das Aussehen von Narben im späten Mittelalter, auch jenseits bloßer medizinischer Notwendigkeiten, von Belang war, zeigen die zeitgenössischen chirurgischen Traktate. Die Gestaltung der Narbe bei der Wundversorgung, Narbenvermeidung, nachträgliche Narbenmilderung oder Narbenkosmetik sind in diesen Schriften nachzuweisen. Das Bemühen um eine möglichst unscheinbare Narbe lässt sich mit dem adligen Körperideal in Einklang bringen, bei dem Makellosigkeit und Ebenmäßigkeit als schön galten und eine Narbe als Störung der Oberfläche dieses Ideal bedrohen konnte. Gleichzeitig konnte eine Narbe ein Zeichen von Kampfesmut und Ehre sein. Dazu bedurfte es jedoch zusätzlicher kommunikativer Arbeit und Deutungshilfen, der Entstehungskontext musste geklärt, die Schuldlosigkeit festgestellt, das Mal selbst narrativ mit idealem Verhalten gekoppelt werden. Die Gefahr einer Missdeutung bestand und lässt sich im städtischen Bereich in den Wundbewertungen des Hieronymus Brunschwig fassen. Durch die Praxis der Körperstrafen entstanden bewusst sichtbare Wundmale, was für Träger ähnlicher Zeichen aus einem anderen Entstehungskontext negative soziale Auswirkungen haben konnte. Positive Auswirkungen waren hingegen bei professionellen Kämpfern zu erwarten, die eine Narbe als Ausweis ihrer Fähigkeiten und somit mittelbar zur Sicherung ihres Lebensunterhaltes nutzen konnten. Hier war die Narbe keine Schande, sondern Kapital. Narben konnten folglich unterschiedlich gedeutet werden, wobei der gesellschaftlichen Verortung des Narbenträgers essenzielle Bedeutung zukam.

Wie Narben wahrgenommen werden, ist und war alles andere als eindeutig. Erst im Sinngewebe des jeweiligen kulturellen Kontextes wird das Ersatzgewebe lesbar. Körperliche wie seelische Narben oszillieren in ihrer Bewertung zwischen Makel und Trophäe, sie symbolisieren den Schmerz und die Verletzung, aber auch ihre Überwindung und die damit verbundene Heilung. Sie alle provozieren Fragen nach ihrer Entstehung, die Ausdruck des Wunsches sind, die Abweichungen von Normen und Normalitäten zu erklären und die Geschichten zu erzählen, die ihnen zugrunde liegen.[46]

[46] Ein rezentes Beispiel hierfür ist das Fotoprojekt *Behind the Scars* von Sophie Mayanne, das zu den Bildern von Narbenträgern die Entstehungsgeschichte des jeweiligen Wundmals liefert. Vgl. https://behindthescars.co.uk/ (letzter Zugriff 27.03.2019).

Oxana Polozhentseva

du hâst ain tœtlîch zaichen. Den nahenden Tod diagnostizieren: Die Lehre von den *signa mortis* in der mittelalterlichen Heilkunde und ihre Rezeption in der mittelhochdeutschen fiktionalen Literatur

Einführung

In seinem kontroversen, aber breit rezipierten Buch *Geschichte des Todes* spricht der französische Mediävist und Historiker Philippe Ariès vom Mittelalter als einer Periode des „gezähmten Todes".[1] Die Annahme, dass der Tod von mittelalterlichen Menschen einerseits als „nah und vertraut", andererseits aber als „abgeschwächt und kaum fühlbar" wahrgenommen wird,[2] ist heutzutage allerdings umstritten. In der Einleitung zum Sammelband *Tod im Mittelalter* schreibt der deutsche Historiker Alexander Patschovsky, „man hat den Tod nie gezähmt oder als gezähmt empfunden, und gerade die zahllosen Versuche, ihn und sein Wirken in Form zu fassen, verraten, wie beunruhigend man seine Allgegenwart empfand".[3]

Besonders beängstigend und unerwünscht wirkt im Mittelalter ein jäher Tod, auf den man sich nicht in Ruhe vorbereiten kann, indem man Abschied von den Verwandten und Freunden nimmt, betet, Buße leistet und die Sterbesakramente empfängt. *Mors certa, hora incerta*:[4] Diese lateinische Inschrift, die auf mittelalterlichen Grabdenkmälern oft zu lesen ist, bündelt eindrücklich die beschriebenen Ängste. Ein Ideal des ‚guten' Todes, das sich vor allem aufgrund des Berichtes von Marias Tod und Himmelfahrt herauskristallisiert hat, wird für den mittelalterlichen Diskurs über Sterben und Tod für lange Zeit maßgebend bleiben. Daher ist eine rechtzeitige ärztliche (oder manchmal auch nichtärztliche) Prognose des nahenden Todes für den Moribunden in der empirischen Wirklichkeit des Mittelalters mehr als erwünscht.

1 Philippe Ariès: *Geschichte des Todes*, hg. von Hans-Horst Henschen, München 1980, S. 42.

2 Ebd.

3 Alexander Patschovsky: *Tod im Mittelalter. Eine Einführung*, in: *Tod im Mittelalter*, hg. von Arno Borst/Gerhart von Graevenitz/Alexander Patschovsky/Karlheinz Stierle, Konstanz 1993, S. 9–24, hier S. 9.

4 Der Ursprung dieser Inschrift ist nicht nachgewiesen, aber sie könnte auf Seneca zurückgehen: *Incertum est, quo te loco mors expectet.* Vgl. Norbert Ohler: *Sterben und Tod im Mittelalter*, München 1997, S. 281.

Sehr hilfreich dabei scheint die Lehre von den *signa mortis*, den Zeichen des Todes, zu sein, die sich epistemologisch der Heilkunde des Mittelalters zuordnen lässt und deren Spuren man in den mittelalterlichen medizinischen Texten immer wieder begegnet. Beschrieben werden die konkreten audiovisuellen Erkennungszeichen des Sterbens, wie Hautfarbe, Veränderungen in der Stimme und im Gesicht usw. Der Tod scheint durch diese Art von Prognostik berechenbarer zu werden, was zur Popularität dieser Lehre im Mittelalter beiträgt. Der Sterbeprozess wird wie eine beliebige Krankheit in kleine Bestandteile (Symptome) zerlegt, sodass die Vorausdeutung des letalen Ausgangs jedem, der über diese Fachkenntnisse verfügt, zugänglich gemacht wird.

Die Lehre von den Zeichen des Todes hat auch in die deutsche Erzählliteratur des Mittelalters Eingang gefunden. So lassen sich zahlreiche Reminiszenzen im *Rolandslied* (um 1170), im *Nibelungenlied* (wohl um 1200) und in anderen epischen Texten der Zeit nachweisen. Aus dem vielschichtigen Zusammenspiel des heilkundlichen bzw. medizinischen Diskurses und der erzählenden Literatur kristallisiert sich eine neue ästhetische Dimension von Krankheits- bzw. Sterbedarstellungen heraus, die von den mittelalterlichen Autoren erzähltechnisch funktionalisiert wird. Diese neukreierte Darstellungsform zeigt sich besonders wirkungsmächtig in den prolongierten affektgeladenen Sterbeszenen, die intensive Empathie des Publikums evozieren. Der gestörte physische Zustand der literarischen Figur wird mit konkreten Krankheitssymptomen im Text signalisiert, sodass die Rezipienten eigene Prognosen erstellen könnten, indem sie die vorgegebenen Zeichen selbst dekodieren und dem heilkundlichen Diskurs der Zeit zuordnen. Die Untersuchung dieser komplexen Wechselbeziehung steht im Fokus des Artikels.

Die *Signa-mortis*-Lehre in den medizinisch-naturkundlichen Traktaten des Mittelalters

Im moral-didaktischen sowie satirischen *Narrenschiff* (1494)[5] problematisiert Sebastian Brant menschliches Fehlverhalten bzw. Lasterhaftigkeit. Den Rahmen für den Text gibt die Vorstellung des Narrenschiffs, auf dem die Narren versammelt sind, um nach *Narragonien*, ein fiktives Land, zu reisen. Unter einem Narren ist bei Brant ein Sünder zu verstehen, dessen Handlungen und Verhaltensweisen von den religiösen oder moralischen Normen der Zeit abweichen. Als Narren treten auch die Ärzte auf, deren fehlende Qualifikation in der heterogenen mittelalterlichen Medizinergemeinschaft oft zum letalen Ausgang der Patienten führte:

> *Der geht wohl heim mit andern Narrn,*
> *Wer dem Todkranken beschaut den Harn*
> *Und spricht: „Wart, bis ich dir verkünde,*
> *Was ich in meinen Büchern finde!“*
> *Dieweil er geht zu den Büchern heim,*
> *Fährt der Sieche hin gen Totenheim.*
> Kap. 55, 1–6

[5] Zit. wird nach der Ausgabe: Sebastian Brant: *Das Narrenschiff*, hg. von Hans-Joachim Mahl, Stuttgart 2005.

Tatsächlich versuchen die Ärzte des Mittelalters solche hoffnungslosen Fälle zu meiden, da diese für die eigene Karriere höchst schädlich sind.[6] Eine Prognose über den nahenden Tod möglichst früh zu bekommen, ist auch für den Patienten und seinen engsten familiären Kreis mehr als erwünscht. Genau hierfür ist die Lehre von den *signa mortis* für alle am Sterbeprozess Beteiligten (Sterbende, Arzt, Priester, Verwandte und Freunde) hilfreich. Die Prognostik dieser Art ist seit der Antike bekannt: Die Zeichen des Todes finden sich in verschiedenen Fassungen des *Corpus Hippocraticum* und bei den späteren Kompilatoren und Kommentatoren.[7] Die *facies hippocratica* (dt. für Hippokratisches Gesicht) fasst diese Zeichen wie folgt zusammen:[8]

> *Talis autem fuerit; nasus acutus, oculi concavi, collapsa tempora, aures frigidæ et contractæ, imisque suis partibus inversæ, cutis circa frontem dura, intent et reiccata, et totius faciei color ex viridi pallencens, aut etiam niger, aut lividus, aut plumbeus.*
> Lib. Sect. I. 7
>
> Es wird sich folgender Ausdruck ergeben: spitze Nase, hohle Augen, eingefallene Schläfen, kalte und zusammengeschrumpfte Ohren und die Ohrläppchen zur Seite gedreht und die Haut des Gesichtes hart, gespannt und trocken und die Farbe des ganzen Gesichtes bleich oder schwärzlich, oder bläulichnußfarben, oder bleigrau.[9]

Mit der *Signa-mortis*-Lehre befassen sich im Mittelalter die *medici* und *physici* aus ganz unterschiedlichen Milieus und mit ganz unterschiedlicher ärztlicher Qualifikation: So setzt sich die heilkundige Äbtissin Hildegard von Bingen, die am Ausgang der sogenannten Kloster-Medizin-Periode ihr medizinisch-naturkundliches Traktat *Causae et curae*[10] (dt. Ursachen und Heilung der Krankheiten, 1151–1158) auf Pergament bringen lässt, in ihrem auf Latein verfassten Text detailliert mit der *Signa-mortis*-Lehre auseinander. Große Popularität im Mittelalter genießt das erste systematische medizinische Werk in deutscher Spra-

6 Vgl. dazu bei Daniel Schäfer: „Die große praktische Bedeutung der prognostischen *signa mortis* für den Arzt im Spätmittelalter liegt einerseits in der traditionellen Distanz der Medizin zu Sterben und Tod begründet; gibt es Anzeichen dafür, dass sich ein Patient nicht mehr erholt, wird die Behandlung abgebrochen oder zumindest sorgfältig erwogen und die infauste Prognose in irgendeiner Weise mitgeteilt, damit der Tod des Patienten dem Arzt keinen Schaden zufügt." Daniel Schäfer: *Texte vom Tod. Zur Darstellung und Sinngebung des Todes im Spätmittelalter*, Göppingen 1995, S. 301.

7 Ebd., S. 299.

8 Zit. nach der Ausgabe: Hippocrates: *Aphorismi et praenotionum liber*, Paris 1784.

9 Alle Übersetzungen (wenn nicht anders angegeben) sind von der Verfasserin angefertigt.

10 Die *Causae et Curae* wird in vielen mittelalterlichen Handschriften als Hildegards Werk überliefert, ist aber als ihr genuines Werk nicht nachweisbar. Die originale Textgestalt lässt sich anhand der handschriftlichen Situation schwer rekonstruieren. Diese Schrift wird aber in der Forschung zum Œuvre Hildegards gezählt: In vielen Teilen des Werkes ist Hildegards Gedankengut nachzuweisen. Dementsprechend wird das Werk hier mit herangezogen. Vgl. dazu: *Die deutsche Literatur des Mittelalters. Verfasserlexikon*, Bd. 3, hg. von Kurt Ruh, Berlin/New York 1978, Sp. 1271; Irmgard Müller: *Gesundheit in der Deutung Hildegards von Bingen (1098–1179)*, in: *Gesundheit im Spiegel der Disziplinen, Epochen, Kulturen*, hg. von Dietrich Grönemeyer, Tübingen 2008, S. 369–386, hier S. 370.

che – das *Arzneibuch Ortolfs von Baierland*[11] –, in dem ein großer Teil der Prognostik über den Verlauf der Krankheiten bzw. der Lehre von den Zeichen des Todes gewidmet ist.[12]

Laut *Causae et curae*[13] ist es möglich, das erste Zeichen des Todes aus den Augen des kranken Menschen abzulesen:

> *Qui autem turbidos oculos habet, [...], ita quod oculi eius non sunt perlucidi, cuiuscumque coloris sint, signum mortis tenet.*
> H: Lib. V, 463: 10–14
>
> Wer dagegen trübe Augen hat, trotzdem er gesund ist, sodass seine Augen, gleich welche Farbe sie tragen, nicht mehr ganz klar sind, der trägt das Zeichen des Todes an sich.

Die argumentative Grundlage für Hildegards Prognostik bildet die seit der Antike bekannte und im Mittelalter viel diskutierte Leib-Seele-Dichotomie. In dieser Auseinandersetzung übernimmt die Seele eine führende Rolle und der Körper ist ihr untergeordnet. Die Seele neigt dazu, den Körper möglichst schnell zu verlassen, wenn er sich nicht mehr im gesunden Zustand befindet. Im Blick eines todkranken Menschen können die Heilkundigen also sehen, dass die Seele nicht mehr über viel Kraft verfügt und sich bald vom Körper entfernt. Der Text Ortolfs[14] zählt der *facies hippocratica* zufolge auch die tiefen Augen (*„de ougen depe“*, Kap. 69,2) zu den Zeichen des Todes, erweitert aber die Prognose durch andere ophthalmologische Zeichen, die sie in zweifelhaften Fällen zusätzlich stützen könnten (vgl. Kap. 69,5 f.).

Das nächste relevante Zeichen des Todes kommt auf der Haut des Sterbenden zur Erscheinung:

> *[S]i tunc rubeus seu moderate rubeus color in genis eius super cutem iacet, ita quod nulla cutis sub eadem rubedine in genis considerari potest: signum mortis habet.*
> H: Lib. V, 465: 1–7
>
> [L]iegt aber die rote oder hellrote Farbe auf seinen Wangen indes so auf der Haut, dass unter der Rötung die Wangenhaut nicht mehr wahrgenommen werden kann, dann trägt er das Zeichen des Todes.

Im *Arzneibuch Ortolfs* werden auch andere farbliche Veränderungen der Haut genannt (*„dat anczlitte grone oder swartz“*, Kap. 69,4, „das scharlachrote oder schwarze Ge-

[11] Ortolf von Baierland gilt als berühmter Würzburger Wundarzt des Mittelalters. Vgl. Bernhard Schnell: *Die deutsche Medizinliteratur im 13. Jahrhundert: Ein erster Überblick*, in: *Eine Epoche im Umbruch. Volkssprachliche Literarität 1200–1300*, hg. von Christa Bertelsmeier-Kierst/Christopher Young/Bettina Bildhauer, Tübingen 2003, S. 249–265, hier S. 260.

[12] Vgl. Ortrun Riha: *Die deutsche medizinische Fachsprache des Mittelalters am Beispiel des Arzneibuchs Ortolfs von Baierland (um 1300)*, in: *Sprachgeschichte und Medizingeschichte. Texte – Termini – Interpretation*, hg. von Jörg Riecke, Berlin 2017, S. 81–96, hier S. 81.

[13] Zit. nach der Ausgabe: *Beate Hildegardis Cause et cure*, hg. von Laurence Moulinier, Berlin 2003, im Folgenden unter der Sigle H.

[14] Zit. nach der Ausgabe: *Das Arzneibuch Ortolfs von Baierland*, hg. von James Follan, Stuttgart 1963, im Folgenden unter der Sigle B.

sicht"). Zusammen mit farblichen werden taktil spürbare Zeichen erwähnt, die auf der Haut zu sehen sind: Es sei tödlich, wenn das Gewebe des Patienten gedunsen *(„sufflata")* wie das Gewebe eines Schlafenden sei (vgl. H: Lib. V, 466: 33 f.).

Die Stimme des Patienten gilt in einigen Fällen auch als Indiz dafür, dass die Krankheit zum letalen Ausgang führen wird:

> *Uox quoque, que semper serena in aliquo homine fuit, et cum ille adhuc sanus atque in firmitate est, si tunc eadem uox in aliquam raucitatem mutatur, ita quod homo ille tunc raucus manet in consuetudine absque aliqua infirmitate, mortem significat.*
> Ebd.: 12–15
>
> Die Stimme, die bei einem Menschen stets einen reinen Klang hatte, weist auf den Tod hin, wenn die Stimme dieses Menschen, der bislang gesund und stark war, sich ins Raue verändert, und zwar so, dass er dann heiser bleibt wie aus Gewöhnung und ohne ein besonderes Leiden.

Aber auch der gegenteilige Fall (eine Veränderung vom Rauen zum Klaren) verheiße den Tod des Kranken (vgl. ebd.: 20–24). Jegliche Abweichung von der Norm im Klang der Stimme, egal in welche Richtung, weist demgemäß auf den nahenden Tod hin.

Die pathogenen Veränderungen in den mentalen Prozessen des Kranken werden in einigen Fällen auch mitberücksichtigt:

> *Homo etiam, qui semper in consuetudine sapiens et prudens fuit, cum sanus in corpore esset, si iste in infirmitate desipit ut homo, qui in mente sua exterritus est et in eadem insipientia permanserit, morietur et non uiuet.*
> Ebd.: 468: 20–23
>
> Wenn ein Mensch, der sich bisher durchweg klug und besonnen verhalten hat, solange er gesund war, nun während einer Krankheit den Verstand verliert, wie einer, der in seinem Denken durcheinander ist und in diesem Unverstand verbleibt, wird er sterben und nicht am Leben bleiben.

Die *facies hippocratica*, die sich üblicherweise auf der audiovisuellen Ebene abspielen, werden somit um einen wichtigen Punkt erweitert.

Zum unabdingbaren Teil der ärztlichen Prognostik im Mittelalter gehört die Uroskopie. Sowohl in *Causae et curae* als auch im Text Ortolfs werden der Harnschau mehrere Absätze gewidmet: Die Farbe und Konsistenz des Harnes lassen ein Urteil über den nahenden Tod zu. Der Stuhl des Kranken dagegen spielt keine beträchtliche Rolle bei der Diagnose, und in ihm lassen sich keine Zeichen nachweisen, die Leben oder Tod ankündigen, weil: *„quia egestio hominis ut terra inmobilis est"*, H: Lib. V, 484: 15 („der Stuhl des Menschen ist unbeweglich wie die Erde"). Dieses Zeichen des Todes kommt in der erzählenden Literatur aus evidenten Gründen selten vor.

Die *Signa-mortis*-Lehre lässt sich aus der Sicht des medizinisch-naturkundlichen Fachschrifttums des Mittelalters als eine Mischung diverser prognostischer Theorien, so wie die *facies hippocratica*, Harn- und Blutschau usw., eruieren. Zu den am häufigsten vorkommenden Zeichen des Todes gehören folgende Symptome: Bei den Augen ist auf die Klarheit, auf Trübungen und auf den Blick des Patienten zu achten; die Haut wird nach Farbe und Konsistenz des Gewebes beurteilt; auch die Störung der psychischen Funktionen, wie z. B. ein plötzlich wechselnder Bewusstseinszustand, signalisiert den letalen Ausgang der Krankheit. Ungewöhnlich ist die diagnostische Bedeutung, die dem Klang der Stimme zugeschrieben wird. Berücksichtigt werden vom Arzt auch der Puls und der Harn des Todkranken. Es stellt sich die Frage, inwieweit die medizinische Lehre von den *signa mortis* auf die Erzählliteratur des Mittelalters übertragbar ist.[15] Die meisten Beispiele, die einige Spuren der *Signa-mortis*-Lehre aufweisen, stammen nämlich aus dem kriegerisch-ritterlichen Kontext: Es ist dementsprechend schwer vorstellbar, dass die Beschreibung der Uroskopie eines sterbenden Ritters auf dem Schlachtfeld oder infolge eines erfolglosen Zweikampfes einen Weg in die am Hof vorgetragenen Texte findet.

Die *Signa-mortis*-Lehre in deutscher Erzählliteratur des Mittelalters

Der erste zu behandelnde kanonische Text, der einige Reminiszenzen der Lehre von den Zeichen des Todes aufweist,[16] ist das *Nibelungenlied.* In 39 Aventiuren (Kapiteln) berichtet uns ein anonymer Autor, der vielleicht im Auftrag des Passauer Bischofs Wolfger von Erla (um 1140–1218) gearbeitet hat, *„von helden lobebæren, / von grôzer arebeit, // von fröuden, hôchgeziten, / von weinen und von klagen, // von küener recken strîten“*,[17] also „von ruhmwürdigen Helden, von großer Mühsal, von Freuden und Festen, von Weinen und Klagen und von Kämpfen kühner Helden“.[18] Besonders viele Tränen und Klagen verursacht im *Nibelungenlied* Siegfried, der Königssohn aus Xanten und spätere Ehemann der burgundischen Königstochter Kriemhild. Seine hinterlistig geplante und erfolgreich durchgeführte Ermordung auf der Jagd wird in der 16. Aventiure ausführlich geschildert. Siegfried wird durch einen Speerstoß in den Rücken getroffen, bleibt aber noch eine Weile am Leben. Dass der Stoß des Hagens von Tronje, der in blinder Treue zu seinen Her-

[15] Ansatzweise wird diese Frage in einigen Forschungsarbeiten behandelt. Siehe dazu: Schäfer: *Texte vom Tod* (Anm. 6), S. 297–334 (Kap. IX. Signa mortis); Gerhard Eis: *Die Todeszeichen im Nibelungenlied*, in: ders.: *Kleine Schriften zur altdeutschen weltlichen Dichtung*, Amsterdam 1979, S. 125–134; Ernst Ulrich: *Haut-Diskurse. Semiotik der Körperoberfläche in der Erzählliteratur des hohen Mittelalters*, in: *Körperkonzepte im arthurischen Roman*, hg. von Friedrich Wolfzettel, Tübingen 2007, S. 149–200.

[16] Die früheren Versuche, die *tôdes zeichen* als „Todes Zeichen“ – als den metaphorisch gemeinten personifizierten Tod, der mittels diverser Zeichen als eine selbständige Macht in der relevanten Episode handelt – zu übersetzen und zu interpretieren, sind in der Forschung seit langem überholt. Vgl. dazu: Eis: *Todeszeichen im Nibelungenlied* (Anm. 15). In der Strophe 998, 2–3 fungiert aber der Tod doch als bewaffneter Gegner: *„dô rang er mit dem tôde. unlange tet er daz, want des tôdes wâfen ie ze sêre sneit.“* („Da rang er mit dem Tod. Nicht lange tat er das, denn die Waffe des Todes hat immer sehr tief geschnitten.“)

[17] Zit. nach der Ausgabe: *Das Nibelungenlied*, nach der Ausg. von Karl Bartsch und Helmut de Boor, übers. und komm. von Siegfried Grosse, Stuttgart 2007, im Folgenden unter der Sigle N, hier Str. 1, 2–4. Die Übersetzung der Verfasserin lehnt sich an an ebd. sowie *Das Nibelungenlied und die Klage*, hg. von Joachim Heinzle, Berlin 2013.

[18] Diese Strophe des *Nibelungenliedes* steht in vielen deutschen Ausgaben als Erste, obwohl sie nicht in allen Handschriften überliefert ist (fehlt in B, überliefert in A und C). Sie gilt als spätere Invention des *C-Bearbeiters (vgl. Kommentar von Heinzle in: ebd., S. 1036).

ren, König Gunther und Königin Brunhild, ein Komplott geschmiedet hat, fatal ist, verdeutlicht der Erzähler in den folgenden Strophen:

> *Erblichen was sîn varwe: er'n kunde niht gestên.*
> *sînes lîbes sterke muose gar zergên,*
> *wand' er des tôdes zeichen in liehter varwe truoc.*
> *sît wart er beweinet von schœnen vróuwén genuoc.*
> *Dô viel in die bluomen der Kriemhilde man.*
> *daz bluot von sîner wunden sach man vil vâste gân.*
> N: Str. 987, 1–4, 988, 1 f.

> Er war bleich geworden: Er konnte nicht mehr stehen. Die Stärke seines Körpers musste abnehmen, weil er das Zeichen des Todes in seinem strahlenden Antlitz trug. Später wurde er von schönen Frauen sehr beweint. Da stürzte Kriemhilds Gemahl in die Blumen. Blut sah man aus seiner Wunde heftig fließen.

Die tödliche Verwundung Siegfrieds wird im Text mit der Symptomatik der *Signa-mortis*-Lehre beschrieben. Genannt werden: das Erbleichen der Haut *(„erblichen was sin varwe"*, ebd.*)* und auch die allgemeine Schwäche *(„lîbes sterke muose gar zergên"*, ebd.*)*, die den sterbenden Siegfried überwältigt, sodass er nicht mehr zu stehen vermag *(„er'n kunde niht gestên"*, ebd.*)* und in die Wiese sinkt, die ganz mit Blumen bedeckt ist *(„viel in die bluomen"*, ebd.*)*. Die auffallende Blässe des Körpers kontrastiert mit dem aus der Wunde Siegfrieds herausfließenden Blut *(„daz bluot von sîner wunden sach man vil vâste gân"*, ebd.*)*: Durch diese spektakuläre Polarität sucht der Autor eine besonders starke Wirkung dieser Szene zu erreichen. Die gleiche Konstellation wird an einer späteren Stelle des Textes intensiviert, als Kriemhild den gleichzeitig blutbeschmierten und blutleeren Leichnam ihres Ehegatten vor der Tür ihrer Kemenate findet.[19]

Explizit wird darauf hingewiesen, dass in dieser Strophe von *„des tôdes zeichen"* (ebd.) die Rede ist, also Zeichen des Todes bzw. Todeszeichen als medizinischer Fachausdruck, der dem lesenden oder zuhörenden Publikum der Zeit – sowohl den Laien als auch den Fachexperten – allgemein bekannt zu sein scheint.[20] Signifikanter als die Beschreibung der konkreten, heilkundlich getreuen Symptome ist im Text die Darstellung des Gesamteindrucks von Siegfried (*„wand' er des tôdes zeichen in liehter varwe truoc"*, ebd.). Ortolf von Baierland beschreibt in seinem Arzneibuch die moribunden Patienten fast wortwörtlich: *„sein antlütz* […] *sere verstellet gen dem tod"* (B: Kap. 69, 2 f.).[21] Die-

[19] Zu der Blutsmetaphorik im *Nibelungenlied* vgl. Ute Schwab: *Hagens praktische Todesregie*, in: *triuwe. Studien zur Sprachgeschichte und Literaturwissenschaft*, hg. von Karl-Friedrich Kraft/Eva-Maria Lill/Ute Schwab, Heidelberg 1992, S. 187–241.

[20] Vgl. dazu Eis: *Todeszeichen im Nibelungenlied* (Anm. 15), S. 132 f.

[21] Im *Corpus Hippocraticum* findet sich: *„Conciderare autem sic decet in acutis morbis; primum quidem faciem ægroti, sitne benevolentium faciei, præcipueque sui ipsius similis. Ita enim optima fuerit: quæ vero ab hac similitudine plurimum recedit, gravissimum periculum portendir"* („Man muss aber bei den akuten Krankheiten auf folgende Symptome sein Augenmerk richten; zunächst auf das Gesicht der Kranken, ob es ebenso aussieht wie das gesunder Menschen, vor allem aber, ob er sich selber gleich bleibt. Denn das wäre am besten, das Gegenteil von dem unveränderten Ausdruck aber am schlimmsten"), *Hippocr. Praenotium* Lib. Sect. I. 7.

ser Identitätsverlust des Sterbenden zugunsten des stereotyp gedachten, personifizierten Todes bzw. der Toten (Totenschädel) kann als eine Art „Generalzeichen des Todes" metaphorisch ausgedeutet werden.[22]

Die *Signa-mortis*-Lehre gewinnt im Kontext der kriegschirurgischen Wundbehandlung an besonderer Bedeutung, denn auf dem Schlachtfeld muss oft rasch agiert werden. Der Autor des *Nibelungenliedes* zeigt sich als Experte, der zwischen leichten und schweren Verwundungen, also zwischen weniger komplizierten und aussichtslosen Fällen, zu differenzieren weiß[23] und demgemäß ganz bewusst in seinem Text das *Signa-mortis*-Wissen aufgreift.

Bei der näheren Analyse der ganzen Todesszene Siegfrieds fällt auf, dass auch er selbst nicht mehr glaubt, dem Tod zu entgehen:

> *Dô sprach der verchwunde: „jâ ir vil bœsen zagen,*
> *waz helfent mîniu dienste daz ir mich habet erslagen?"*
> N: Str. 989, 1–2
>
> Da sagte der Todwunde: „Ja, ihr elenden Feiglinge, was nützen mir meine Dienste, da ihr mich erschlagen habt?"

Oder auch an späterer Stelle des *Nibelungenliedes*:

> *„Ir muget iuch lîhte rüemen", sprach dô Sîvrit.*
> *„het ich an iu erkennet den mortlîchen sit,*
> *ich hete wol behalten vor iu mînen lîp."*
> Ebd.: Str. 994, 1–3
>
> „Ihr könnt euch leicht rühmen", sagte da Siegfried. „Hätte ich eure Mordabsicht erkannt, so hätte ich mein Leben leicht vor euch bewahrt."

Gerhart Eis deutet diese Worte von Siegfried als selbständiges, obwohl nicht explizit genanntes Zeichen des Todes – als „Selbstbeurteilung" des Helden.[24] Dass auch die Selbsteinschätzung der Kranken bei der ärztlichen Prognose eine Rolle spielen könnte, bestätigen einige deutsche Arzneibücher des Mittelalters.[25] Das Verhalten des Kranken soll dabei, oft auch (aber nicht ausschließlich)[26] mittels magischer Objekte (hier mit dem Zauberkraut Verbena) ausgelegt werden:

22 Schäfer: *Texte vom Tod* (Anm. 6), S. 334.

23 In der Strophe 2014, 1–3 lesen wir: *„Ez wâr ir etelîcher sô mœzlîchen wunt, der sîn sanfter pflœge, er würde noch gesunt, der von dem hôhen valle muose ligen tôt."* („Einige waren nicht so schwer verwundet, bei sanfterer Behandlung hätten sie überlebt. Aber nach dem tiefen Fall mussten sie tot liegen bleiben"). Siehe dazu auch Eis: *Todeszeichen im Nibelungenlied* (Anm. 15), S. 132.

24 Ebd., S. 133.

25 Vgl. Franz Pfeiffer: *Zwei deutsche Arzneibücher aus dem XII. und XIII. Jahrhundert*, Wien 1863.

26 Ein ähnliches Vorgehen wird in einigen heilkundlichen Handschriften auch ohne magische Objekte überliefert. Siehe dazu Gerhard Eis: *Handschriftenstudien zur medizinischen Literatur des*

swer si [verbena]neme mit wurz mitalle unde bedecke si in der cesewen hant unde gê zuo dem siechen, daz er der wurz niht inne werde, unde sprech zuo im: „wie versihestú dich ze leben unde wie gehabestû dich"; sprichet der siech danne: „ich gehabe mich wol", zwâr, sô geniset er wol; sprichet er: „ich gehab mich übel", sô enchümt er nimmer ouf.[27]

Wer sie [Verbena] ganz mit der Wurzel nimmt und sie in der rechten Hand verbirgt und zu dem Kranken geht, dass er dieses Kraut dabei auch nicht bemerkt, und zu ihm sagt: „Denkst du am Leben zu bleiben und wie fühlst du dich?"; antwortet der Kranke: „Ich fühle mich gut", dann ist jedem gewiss, dass er [der Kranke] genesen wird; sagt er: „ich fühle mich schlecht", so wird er nie [mit dem Leben] davonkommen.

Auf ähnliche Weise funktionieren auch die Proben mit Tieren und Vögeln, die aus den magisch-heilkundlichen Traktaten ihren Weg in die Literatur des Mittelalters finden und oft auch mit *Signa-mortis*-Wissen in Verbindung gebracht werden. Bei Jacob Grimm lesen wir, dass „leichenverkündend ist, […] wenn galadrot sein haupt vom kranken abwendet".[28] Mit *galadrot*, an anderer Stelle auch *galadrius* (mhd. *karadrîus*), ist ein weißer fabelhafter Vogel gemeint, der manchmal mit der Kalanderlerche in Verbindung gebracht wird.[29] Die heilkundlichen Kompetenzen werden dieser Vogelart auch in der erzählenden Literatur zugeschrieben. Im altfranzösischen, anonym überlieferten Versepos *Roman d'Eneas* (um 1160) wird der Vorgang ausführlich geschildert:

Icil oisel ont nom calade;
tel nature ont que malade
puet l'en par els espermenter,
s'il deit morir o respasser;
ki un l'en ameine devant,
se il deit vivrē en avant,
li calades le set et veit,
en mi le vis l'esguarde dreit;
et se morir deit cel mal,
il en mostre signe mortal:

Spätmittelalters, in: *Sudhoffs Archiv für Geschichte der Medizin und der Naturwissenschaften* 38 (1954), S. 245–248.

27 Aus Cod. germ. Mon. 92, zit. nach Pfeiffer: *Zwei deutsche Arzneibücher* (Anm. 25), S. 43, 6–11.

28 Jacob Grimm: *Deutsche Mythologie*, Bd. 2, Göttingen 1844, S. 813, 1089. Im *Milstätter Physiologus* (um 1200) – einer Sammlung der frühchristlichen Naturvorstellungen – wird dem *charadrius* die Fähigkeit zugeschrieben, eine Krankheit aus dem Patienten auszusaugen: *„Ist daz er genesen sol, so chert sich der vogil zuo dem manne unde tuot sinen snabil in des mannes munt unde nimet mannes unchraft an in, sa vert er uf zuo der sunne scin unde liuteret sich da, so ist der man genesen sa"* („Wenn er mit dem Leben davonkommen wird, dann wendet sich der Vogel zu dem Menschen und steckt seinen Schnabel in dessen Mund und nimmt seine Krankheit an sich. Dann fliegt er auf zum Glanz der Sonne und reinigt sich dort. Dann ist der Mann sogleich gesund"). *Der Millstätter Physiologus*, hg. von Christian Schröder, Würzburg 2005, S. 136 f.

29 Vgl. Ludwig Hopf: *Tierorakel und Orakeltiere in alter und neuer Zeit: Eine ethnologisch-zoologische Studie*, Bremen 2009 [1888], S. 169.

son chief tornē alter partie,
le malade n'esguarde mie.[30]

Diese Vögel heißen Kalanderlerchen; sie sind von einer solchen Wesensart, dass man einen Kranken durch sie auf die Probe stellen kann, ob er sterben muss oder gesund werden soll; man bringt einen davon vor ihn, wenn der Kranke weiterleben soll, weiß die Kalanderlerche es und sieht es, sie schaut ihm unmittelbar ins Gesicht; und wenn er an jenem Übel sterben soll, gibt sie ein tödliches Zeichen dafür: Sie wendet den Kopf ab, sie schaut den Kranken keineswegs an.

Die deutschen Autoren des Mittelalters greifen dieses Motiv auch oft auf: Im um 1260/1270 entstandenen *Jüngeren Titurel* des Dichters Albrecht, der an mehreren Stellen des Textes mit seinen unter anderem auch heilkundlichen Fachkenntnissen brilliert, werden die besonderen Kräfte dieser Vogelart wie folgt dargestellt:

Vil wunderlicher tuͤche der galander waltet:
swelch mensche hat di suͤche, da mit er doch daz leben wol behaltet,
den siht er an di volle mit beiden ougen.
sol aber er dar an sterben, er gesiht in nimmer offenbar noch tougen.[31]

Diese Vogelart [galander] hat eine besondere Fähigkeit: Wenn ein Mensch eine derartige Krankheit hat, von der er noch genesen wird, dann schaut sie ihn gänzlich mit beiden Augen an. Soll er aber daran sterben, schaut sie ihn weder offen noch heimlich an.

Noch einmal sei im Zuge der *Signa-mortis*-Lehre auf das *Nibelungenlied* verwiesen: Der tapfere Markgraf Iring von Dänemark kämpft allein mit vier besonders kampferfahrenen Gegnern (Volker, Gunther, Giselher und Hagen) und stirbt – in unglückseliger Analogie zu Siegfried – durch Hagens Speerschuss, der diesmal den Kopf des Feindes trifft. Auch in dieser Episode fühlt der tapfere Held seinen nahenden Tod:

„Was hilfet iuwer weinen? jâ muoz ich mînen lîp
verliesen von den wunden, die ich enpfangen hân.
der tôt wil mich niht langer iu und Etzeln dienen lân."
[...]
Sîn varwe was erblichen, des tôdes zeichen truoc
Îrinc der vil küene; ez was in leit genuoc.
genesen niht enkunde der Hâwartes man.
N: Str. 2067, 2–4, 2069, 1–3

„Was hilft Euer Weinen? Ja, ich muss mein Leben durch diese Wunden verlieren, die ich empfangen habe. Der Tod will mich nicht länger Euch und Etzel dienen lassen." [...] Er

30 *Le Roman d'Eneas*, hg. von Hans Robert Jauss/Erich Köhler, übers. von Monica Schöler-Beinhauer, München 1972, V. 7467–7478.

31 *Albrechts von Scharfenberg Jüngerer Titurel*, Bd. II/1, hg. von Werner Wolf, Berlin 1964, Str. 2424.

war blass geworden. Das Todeszeichen trug Iring, der Kühne. Das war ihnen ein großer Schmerz. Hawarts Gefolgsmann konnte nicht überleben.

Die Lehre von den Zeichen des Todes ist an dieser Stelle in stark verkürzter Form präsent: Betont wird nur eine rasch auftretende Blässe des verwundeten Körpers. Die Eindeutigkeit der Prognose *(„genesen niht enkunde“)* lässt aber keinen Zweifel an Irings nahendem Tod.

Das nächste Beispiel entstammt dem Kreis der Texte über Karl den Großen und seinen Lieblingsneffen Roland. Die tragischen Geschehnisse zu Roncesvalles waren dem deutschsprachigen Publikum des Mittelalters durch zwei Adaptionen des altfranzösischen *Chanson de Roland* (zw. 1075–1110) bekannt: Durch das um 1170 entstandene *Rolandslied* des Pfaffen Konrad[32] und durch die spätere Überarbeitung des Textes *Karl der Große* vom Stricker[33] (um 1220).

Im christlich-ritterlichen Kontext (unter Einfluss des Kreuzzugsgedankens) entsteht die literarische Gattung der *Chansons de geste*, die zum spektakulären dichterischen Schauplatz des Heiligen Krieges im Mittelalter wird. Der adlige Krieger stirbt diesem Genre gemäß auf dem Schlachtfeld traditionsbedingt nach dem christlichen Vorbild, also lang und rituell. Es ist ein Tod im klaren Bewusstsein, zwar oft ohne Beistand des Priesters und der Verwandten, aber im festen Glauben an ein ewiges Leben und in frommer Ergebung in den Willen Gottes. Als vorbildlich gilt der Tod des epischen Helden, wie der Tod Rolands und seiner zwölf Kampfgefährten. Dieses Muster wurde auch von den mittelalterlichen deutschen Autoren übernommen: Im *Rolandslied* und in *Karl dem Großen* sterben die Ritter als *milites christi*, als Märtyrer ihres Glaubens. Von Interesse sind im Zusammenhang mit der *Signa-mortis*-Lehre die Sterbenskonstellationen des Kampfgefährten und nahen Freundes von Roland, Olivier.

In einem Gefecht mit dem heidnischen König Algarich empfängt Olivier eine tödliche Wunde: *„[E]r stach Olivieren* […] *inalmitten durch den lîp“* (R: V. 6374 f., „Er stach Olivier […] in der Mitte durch den Leib“). Der Gegner prophezeit ihm den nahen Tod: *„[D]u hâst ain tœtlîch zaichen, dune berichtest dich sîn niemer mêre.*“ (Ebd.: V. 6379 f., „Du trägst das Zeichen des Todes, davon wirst du dich nie erholen!“)[34] Olivier vergilt aber seine Verwundung sofort, indem er den Kampfrivalen auf der Stelle tötet. In Strickers *Karl dem Großen* entgegnet er seinem schon toten Feind spöttisch: *„[D]ů maht ouch wol ein zeichen han“, [...] „daz dir bejagt den ungewin. dane si vil gůt gelucke bi: von dir sint alle chrone vri.“* (K: V. 7354–7358, „Du hast wohl auch ein Zeichen, […] dass dir ein Schaden zukommt, viel eher, als du Glück erlebst. Alle Kronen sind von dir frei.“). Der Stricker verschärft die Szene, indem er in Analogie zu den Zeichen des Todes die ‚Zeichen der Niederlage‘ entwickelt.

Die Prognose des heidnischen Königs ist aber zutreffend und geht im *Rolandslied* bald in Erfüllung:

32 Zit. wird nach der Ausgabe: *Das Rolandslied des Pfaffen Konrad. Mittelhochdeutsch/Neuhochdeutsch*, hg., übers. und komm. von Dieter Kartschoke, Stuttgart 1993, im Folgenden unter der Sigle R. Die Übersetzung ist in Anlehnung an ebd. von der Verfasserin angefertigt.

33 Zit. nach der Ausgabe: *Strickers Karl der Große*, hg. von Johannes Singer, Berlin/Boston 2016, im Folgenden unter der Sigle K.

34 *„[D]ů hast ein zeichen, daz den tot vil gewisliche diutet“*, K: V. 7340 f., „Du trägst ein Zeichen, das gewiss auf den Tod hindeutet“.

Er wart varlôs unt blaih.
diu ougen im vergiengen.
dôn erkant er laider niemen.
sîn tugent im dô erlasc,
ze dem gesihen im dô gebrast.
R: V. 6423–6427

Er [Olivier] verlor die Farbe, wurde bleich, die Augen erloschen ihm. Er erkannte zu seinem Schmerz keinen mehr. Seine Kraft schwand ihm dahin, er konnte nichts mehr sehen.

Genannt werden im *Rolandslied* die folgenden Zeichen im Sinne der *Signa-mortis*-Lehre: Farblosigkeit und Blässe der Haut *(„varlôs unt blaih“)*, Verlust der Sehkraft *(„diu ougen im vergiengen“)*, starke Schmerzen und allgemeine Schwäche des Körpers *(„sîn tugent im dô erlasc“)*. Der Stricker folgt Wort für Wort seiner Vorlage und fügt zu den *signa mortis* des Pfaffen Konrad nichts hinzu. Der nahende Tod wird in der Passage diagnostiziert, was aber nicht gleich zum Sterben des Helden führt: Im Vergleich zu der behandelten Siegfried-Episode des *Nibelungenliedes* ist die Feststellung des nahenden Lebensendes nicht der Endpunkt von Oliviers Geschichte, sondern sie gibt der Handlung eine neue Richtung. Sobald der Moribunde die Klänge des heftigen Kampfgetümmels hört, nimmt er erneut an der Schlacht teil. Die Tragikomik des weiteren Ablaufs ist durch ein Zeichen des nahenden Todes bedingt: Olivier sieht nichts mehr und greift unwissentlich seinen eigenen Freund an:

[N]ů hoeret welch jamer da geschach:
wand Olivier niht gesach,
des gap er Růlande einen slach
ůf den helm, daz er erschrach.
Als er daz wolde rechen,
do begunde Olivier sprechen:
wa bistů, herre Růlant?“
da mit wart er im erchant,
daz er den wider slach lie.
er sprach: „geselle, ich pin hie.
dů hast mich ůf den helm geslagen“
er sprach: „daz wil ich gote chlagen;
dane mag ich leider niht gesehen.“
K: V. 7449–7461

Nun hört, was für ein Unglück dort geschah: Da Olivier nicht mehr sehen konnte, schlug er Roland auf den Helm, sodass er erschrak. Als er [Roland] den Schlag vergelten wollte, begann Olivier zu fragen: „Wo bist du, Herr Roland?“ Auf diese Weise hat er [Roland] ihn [Olivier] erkannt, und verzichtete auf den Gegenschlag. Er [Roland] sagte: „Mein Freund, ich bin hier. Du hast mich auf den Helm geschlagen.“ Er [Olivier] antwortete: „Das werde ich vor Gott beklagen, ich kann leider nicht mehr sehen.“

Dieses Detail entnimmt der Pfaffe Konrad seiner altfranzösischen Vorlage *La Chanson de Roland* (zw. 1075 und 1110):

E Oliver ki est a mort naffret:
Tant ad seinet (ki) li oil li sunt trublet;
Ne loinz ne pres ne poet vedeir si cler
Que rec[on]oistre poisset nuls hom mortel.[35]

Und Olivier ist tödlich verwundet. Er hat so sehr geblutet, dass ihm die Augen getrübt sind; weder fern noch nah kann er so klar sehen, dass er irgendeinen Sterblichen erkennen könnte.

Schließlich stirbt Olivier: Im *Rolandslied* ist das ein ruhiger Tod außerhalb des Schlachtfeldes infolge der tödlichen Wunde, die er früher empfangen hatte; der Stricker verändert diesen Handlungsverlauf, sodass der Sterbende durch hundert Spieße der heidnischen Krieger erstochen wird.

Das nächste Beispiel stammt aus dem *Liet von Troye* Herborts von Fritzlar. Wahrscheinlich um 1195 verfasste der Kleriker Herbort im Auftrag des Landgrafen Herrmann I. von Thüringen seine im Vergleich zur altfranzösischen Vorlage stark gekürzte Version des bekannten antiken Stoffes. Herborts *Liet von Troye* ist gerade durch diese Kürze (die *abbreviatio* wird zu einem bestimmenden Kriterium) und auch durch eine besondere Drastik, vor allem bei den Schlachtschilderungen, gekennzeichnet. Dieser Text gilt als die erste deutsche Version des Trojastoffs, blieb jedoch im Mittelalter ohne große Resonanz.

In der allgemein bekannten Episode des Kampfes zwischen Achill und Hector stirbt der Letztere im Vokabular der *Signa-mortis*-Lehre:

Sin ougen wurden trube
Sin nase begunde bleichen
Daz was ein bitter zeichen
Im enphilen die hende
Hector nam sin ende[36]

Seine Augen wurden trübe, seine Nase begann zu erbleichen. Das war ein düsteres Zeichen. Ihm fielen die Hände nieder, Hektor nahm sein Ende.

Obwohl die pathologischen Veränderungen in Hektors Gesicht im Text nicht explizit als *signa mortis*, sondern als düsteres Zeichen *(„ein bitter zeichen“)* benannt werden, lassen sich die Trübheit der Augen *(„ougen wurden trube“)*, auch die Blässe der Haut *(„nase begunde bleichen“)* und die allgemeine Schwäche seines Körpers *(„im enphilen die hende“)* der Lehre über die Zeichen des Todes zuordnen und signalisieren dem lesenden bzw. zuhörenden Publikum den nahenden Tod des Helden.

Dass aber auch die *Signa-mortis*-Lehre nicht immer zuverlässig ist und dass die Zeichen des Todes nicht immer im Gesicht des Moribunden zu sehen sind, beweist das Bei-

35 *Das altfranzösische Rolandslied. Zweisprachig,* übers. und komm. von Wolf Steinsieck, Stuttgart 2015, V. 1989–1993.

36 *Herbort's von Fritslâr liet von Troye*, hg. von Karl Frommann, Leipzig 1837, V. 10404–10408.

spiel aus dem *Engelthaler Schwesternbuch* (um 1328–1346). Die in Prosa verfasste Kurzvitensammlung von Mitgliedern des Dominikanerinnenordens Engelthal fokussiert sich auf das Leben und Sterben der im Kloster ansässigen Nonnen. Im Todesbericht der Schwester namens Berth Makerin wird der Sterbevorgang wie folgt geschildert:

> *nach vesper sand sie balde nach der priolin, daz siez hiez olen. da waren die frawen gemeinclich da wider und sprachen: „du hast kein todzaichen an dir, du hast dich oft wirser gehabt." da wolt sie doch do von niht lazzen, man muest sie olen.*[37]
>
> Nach der Vesper sandte sie [Berth Makerin] nach der Priorin, damit sie die Krankensalbung an ihr vollzog. Alle Frauen waren dagegen und sagten: „Du trägst kein Zeichen des Todes, oft hast du dich schlechter befunden." Sie bestand aber darauf, dass man ihr die letzte Ölung geben muss.

Zusammenfassend lässt sich feststellen, dass die seit der Antike bekannte heilkundliche Lehre von den Zeichen des Todes häufig in die erzählende Literatur des Mittelalters übernommen wurde, obwohl sich der Transfer in verkürzter Form und in den meisten Fällen eher andeutend vollzog. Infolge dieser Wissensübertragung entstand eine neue ästhetische Dimension, der besondere Funktionen in den mittelalterlichen deutschen Texten zugeschrieben wurden: Einerseits wird damit der Tod der literarischen Figuren mit einem für das mittelalterliche Publikum verständlichen Krankheitsvokabular angekündigt, das auf das heilkundliche Allgemeinwissen der Zeit rekurriert, andererseits wird dabei der Sterbeprozess im Text prolongiert und die ästhetische Wirkung der Episode somit intensiviert. Derartige Darstellungen stehen auch im Einklang mit dem vorherrschenden Sterbeverfahren der Zeit bzw. mit ideellen Vorstellungen über den ‚guten' Tod und geben ihrerseits den Rezipienten eine Möglichkeit, sich innerlich auf die in der Handlung folgende Todesszene einzustellen.

[37] *Der Nonne von Engelthal Büchlein von der genaden uberlast*, hg. von Karl Schröder, Tübingen 1971, S. 23, Zeile 31–35.

Georg Mein

Literatur und Krankheit. Krankheitsdiskurse in Thomas Manns *Zauberberg* und *Doktor Faustus*

I.

Ohne Frage gehört das Thema Krankheit zu den großen Themenkomplexen der Literatur. Dabei sind es, einem Bonmot Marcel Reich-Ranicki zufolge, ja eigentlich nur zwei Themen, mit denen sich die Literatur auseinandersetzt: Liebe und Tod. Doch schon ein flüchtiger Blick in die Literaturgeschichte macht deutlich, dass auch Krankheit hier genannt werden müsste. Als man Reich-Ranicki einmal darauf hinwies, dass neben Liebe und Tod doch auch Geld zu den großen Themen der Literatur gehöre, antwortete er nur verschmitzt, dass Geld nichts anderes als eine besondere Form der Liebe sei. Analog würde er mit Blick auf das Thema Krankheit wohl antworten, dass Krankheit und Sterben zumeist ja eng miteinander einhergehen und dass insofern Krankheit zum Themenkomplex Tod hinzugerechnet werden müsse. Damit hätte Reich-Ranicki in seiner hypothetisch angenommenen Argumentation auch sicherlich Recht. Wer stirbt, war häufig vorher krank. Allerdings gilt auch der Satz von Seneca, demzufolge wir nicht sterben, weil wir krank sind, sondern weil wir gelebt haben. Welchem Bereich also wäre die Krankheit zuzurechnen? Dem des Todes oder dem des Lebens? Diese Frage ist weit weniger trivial, als man vielleicht annimmt – und als Beleg könnte man jene berühmte philosophische Schrift des dänischen Philosophen Sören Kierkegaard anführen, die den vermeintlich eindeutigen Titel trägt: *Die Krankheit zum Tode*. Dort geht es allerdings um eine sehr spezifische Krankheit, die man als Krankheit des Selbst bezeichnen könnte, eine Form der Verzweiflung, die sich, folgt man Kierkegaards Interpretation, aus der *conditio humana*, also aus dem Leben selbst, ergibt.

> Der Mensch ist Geist, aber was ist Geist? Es ist das Selbst, aber was ist das Selbst? Das Selbst ist ein Verhältnis, das sich zu sich selbst verhält oder ist das im Verhältnis, daß das Verhältnis sich zu sich selbst verhält; das Selbst ist nicht das Verhältnis, sondern daß das Verhältnis sich zu sich selbst verhält.[1]

Wenn man Krankheit so betrachtet, also als inhärenten Bestandteil der *conditio humana*, dann ist freilich alles irgendwie Krankheit, und die Frage stellt sich, wie man dann zu Unterscheidungen kommt, die man – mit Niklas Luhmann gesprochen – ‚beobachten kann', die also einen Erkenntnisgewinn versprechen.

1 Sören Kierkegaard: *Die Krankheit zum Tode*, München 1976, S. 31.

Joannes Fernelius, der große französische Systematiker der Medizin in der Renaissance, hat eine der grundlegenden Definitionen von Krankheit vorgelegt: *„Morbus est affectus corpori contra naturam insidens"* („Die Krankheit ist eine dem Körper innewohnende widernatürliche Veränderung").[2] Die große Frage, die sich aus dieser Definition ergibt, lautet: Was genau ist eine widernatürliche Veränderung? Oder anders formuliert, was gilt noch als natürliche, d. h. normale, Veränderung und wo genau beginnt das Widernatürliche? Und vor allem: Wer entscheidet das am Ende?

Seit Krankheit in der Moderne nicht mehr nur eine menschliche Situation und eine ärztliche Aufgabe ist, sondern mit Blick auf Krankenkassen, Versicherungen und Arbeitgeber auch juristische Relevanz besitzt, hat sich die Diskussion um den Krankheitsbegriff und insbesondere um die Frage, was genau den Gesunden vom Kranken unterscheidet, erheblich intensiviert. Pausenlos sind Gerichte damit beschäftigt, zu entscheiden, ob eine Person auch das Recht hat, sich krankzumelden, und ob sie auf die Privilegien und Ausnahmeregelungen Anspruch hat, die mit dem Krankenstand in modernen Gesellschaften verbunden sind. Ein wichtiger Punkt in dieser Diskussion ist, dass sich der Krankheitsbegriff heutzutage längst nicht mehr allein auf pathologisch-anatomische Veränderungen und Funktionsstörungen des Körpers reduzieren lässt. Schon seit geraumer Zeit hat sich die Einsicht durchgesetzt, dass auch seelische Leiden, hervorgerufen etwa durch traumatische Erlebnisse, innere Konflikte, Überforderungen in der sozialen Lebenswelt usw., als Krankheiten betrachtet und anerkannt werden können. Da die Objektivierung dieser seelischen Krankheitsbilder naturgemäß schwieriger ist als die von rein körperlichen Krankheiten und da es zudem zwischen psychischen und somatischen Krankheitsbildern mannigfache Übergänge und Überlappungen gibt, herrscht hier eine große rechtliche und medizinische Grauzone. Vor allem aber wird die Krankheitsursache von empirisch nachweisbaren Fakten wie Bakterien, Viren oder Krebszellen, die für die pathologisch-anatomischen Veränderungen und Funktionsstörungen des Körpers verantwortlich sind, in das soziale Umfeld der Erkrankten selbst verlagert. Mit anderen Worten: Das, was eine Erkrankung hervorruft, ist die Gesellschaft selbst. Zugespitzt formuliert: Der Erkrankte leidet am Leben, an den Herausforderungen, die das Leben bereitstellt, seien es familiäre Situationen, Mobbing oder beständige Überforderung im Beruf – die Liste ist unendlich. Hinzu kommen diverse psychische Probleme, die sich nicht eindeutig auf bestimmte Ursachen im sozialen Umfeld des Erkrankten zurückführen lassen.

Es ist unmittelbar einsichtig, dass es mit Blick auf psychische Leiden mitunter schwieriger ist, diese Beschwerden auch offiziell als Erkrankung anerkannt zu bekommen. Umgekehrt aber sind gerade die psychischen Erkrankungen ein zentraler Punkt, an dem die Regierungsmacht definitorische und klassifizierende Unterscheidungen vornimmt, durch die sie die Gesellschaft als Ganze zu regulieren sucht. Der französische Philosoph Michel Foucault hat dies in vielen seiner Werke umfassend untersucht. Zu nennen wäre vor allem sein Buch *Wahnsinn und Gesellschaft*, dessen Kernthese darin besteht, dass sich jedwede Kultur – und insbesondere die Kultur der Aufklärung – erst durch Ausschließungsmechanismen des Anderen dieser Kultur konstituieren kann. Eine Gesellschaft also, die sich im Sinne der Aufklärung Rationalität und Selbstbestimmung auf ihre Fahnen geschrieben hat, muss das Irrationale, Wahnsinnige und Schizophrene notwendig als das ihr Entgegengesetzte begreifen und von sich absondern. Foucault beschreibt, wie der Wahnsinnige sich

2 Joannes Fernelius: *Universa medicina*, 1542/1610: 2, S. 179.

von einem akzeptierten, integrierten Teil der gesellschaftlichen Ordnung zu einer Person entwickelt, die zugleich eingeschlossen und ausgeschlossen werden muss:

> Den Wahnsinn findet man nicht im Naturzustand. Der Wahnsinn existiert nur in einer Gesellschaft, er existiert nicht außerhalb der Formen der Empfindsamkeit, die ihn isolieren, und der Formen einer Zurückweisung, die ihn ausschließen oder gefangen nehmen. So lässt sich sagen, dass im Mittelalter und dann in der Renaissance der Wahnsinn im gesellschaftlichen Blickfeld als ästhetische oder alltägliche Gegebenheit gegenwärtig ist; im 17. Jahrhundert durchläuft der Wahnsinn dann – ausgehend von der Einschließung – eine Phase des Schweigens, der Ausschließung. Er hat diese Kundgabe- oder Offenbarungsfunktion verloren, die er in der Epoche Shakespeares oder Cervantes' [noch] hatte, er wird lächerlich und lügnerisch.[3]

Es dürfte unmittelbar einleuchten, dass es für jede Form der Regierungskunst ungemein attraktiv ist, entscheiden zu können, wer oder welches Verhalten als gesund und legitim gilt und wer oder welches Verhalten als krank, anormal, pervers oder gestört. Foucault spricht in seiner Spätphase dezidiert von Biopolitik, worunter er die Summe jener Techniken und Praktiken versteht, mittels derer die Regierungspraxis jene Herausforderungen in den Griff zu bekommen versucht, die aus der Tatsache erwachsen, dass sich die Gesamtheit einer Population aus biologischen Lebewesen konstituiert: also Probleme der Gesundheit, der Hygiene, der Lebensdauer, der Geburtenrate, der Rassen usw. Erst das 18. Jahrhundert, so Foucault, entdeckte, dass Macht nicht nur über Untertanen ausgeübt wird, sondern über die gesamte Bevölkerung. Dabei meint Bevölkerung mehr als bloß eine Gruppe von Menschen; Bevölkerung meint Menschen, „die von biologischen Prozessen und Gesetzen durchdrungen, beherrscht und gelenkt sind."[4] Eine erfolgreiche Regierung durfte es daher nicht bei der bloßen Unterwerfung des Einzelnen unter ihre Gesetze belassen, sondern musste sich auf das Individuum als biologisches Wesen beziehen. Es ist der biologische Körper, der in Betracht gezogen werden kann, „wenn man die Bevölkerung als Produktionsmaschine zur Erzeugung von Reichtum, Gütern und weiteren Individuen nutzen will. Die Entdeckung der Bevölkerung ist zugleich die Entdeckung des Einzelnen und des dressierbaren Körpers."[5]

Worum es hier geht, ist die Tatsache, dass Krankheit im politisch-gesellschaftlichen Kontext nicht länger nur eine individuelle Diagnose bedeutet, sondern ein äußerst wirkungsmächtiges Instrument ist, mit dem Macht ausgeübt wird. Wo immer im politischen Diskurs von Gesundheit die Rede ist, ist deshalb höchste Wachsamkeit geboten. Wenn es das biopolitische Ziel einer Regierung ist, dass die Menschen, die sie regiert, möglichst gesund sein sollten, so scheint dieses Anliegen zunächst wenig verdächtig. Man könnte über flächendeckende medizinische Versorgung nachdenken oder darüber, dass jeder Bürger eine Krankenversicherung hat, um im Falle von Krankheit auch Anspruch auf Behandlung zu haben. Man könnte weiterhin über steuerliche Förderung von Krankenhäusern und staatlich finanzierte Ausbildungsprogramme für Ärzte und Krankenschwestern ebenso nachdenken wie über Impfprogramme und andere Präventionsmaßnahmen, um

3 Michel Foucault: *Schriften in vier Bänden. Dits et Ecrits*, Bd. I 1954–1969, Frankfurt a. M. 2001, S. 236.

4 Ebd., Bd. IV 1980–1988, Frankfurt a. M. 2005, S. 235 f.

5 Ebd.

Menschen vor Krankheiten zu schützen. Freilich könnte man aber auch darüber nachdenken, durch gezielte Selektion und Züchtungsprogramme möglichst gesunde Menschen zu schaffen oder durch genetische Optimierung Erbkrankheiten zu verhindern und gewünschte Fähigkeiten zu steigern.

Die amerikanische Kulturphilosophin Susan Sontag hat sich in ihrem berühmten Essay *Krankheit als Metapher* sehr entschieden für eine ethisch bedingte Abkehr von metaphorischen Verwendungen des Krankheitsbegriffs ausgesprochen, da nur so der reale Kranke und sein individuelles Leiden nicht aus dem Blick geraten. Ihre Ausgangsfrage lautet: Was geschieht eigentlich mit dem Kranken und seinem Leid, wenn er und seine Krankheit in die Literatur und die ihr eigenen Strategien einbezogen werden? Ihre These besagt, dass durch die Ästhetisierung der Krankheit in der Literatur ein spezifisches Bild von Krankheit entsteht, das wiederum auf die Realität zurückwirkt und das mit Blick auf das reale Leiden der Erkrankten zumindest problematisch ist.

> Durch die Aufstellung zweier, sich in einem Konkurrenzverhältnis befindenden Formen der Krankheit, – einmal als Literatur, d. h. als Konstruktion, Phantasie, Projektion und zum anderen als erfahrene oder besser als erlittene Realität – begibt sich Sontag in eine dichotomische Struktur, die sich über die Werte von Lüge und Wahrheit, von falsch und richtig definieren lässt. Krankheit ist für Sontag in erster Linie keine Konstruktion und keine Metapher, sondern eine empirische Realität, die den Kranken als Leidenden tangiert. Die Medizin fungiert dabei als Möglichkeit, dieses Leiden zu mindern oder zu entfernen. Konstruktionen von Krankheit verdecken diese Erfahrung und machen aus der Pathologie ein zu komplexes Gefüge, welches die Erfahrung von Krankheit unnötigerweise belastet. Der Kranke wird nicht nur mit seinem konkreten Leiden konfrontiert, sondern wird noch dazu gesellschaftlich stigmatisiert.[6]

So gilt beispielsweise die Tuberkulose als die ästhetisierte Krankheit der Romantik. Sie ist die Krankheit des Überschusses an Leidenschaft und der ästhetischen Verfeinerung, wodurch eine Sublimierung des Erkrankten stattfindet. „Der Lungenkranke galt seit der Zeit der Romantik als attraktiv, sensibel und sinnlich.“[7] Bis ins 20. Jahrhundert hinein wird die Ikonografie der schönen, entstofflichten Schwindsüchtigen fortgeschrieben, „die das ästhetisch Außeralltägliche garantiert oder gar transzendente Erlösung verheißt.“[8] Freilich gibt es auch andere Formen der Metaphorisierung, man denke nur an die Krankheit der Liebe oder an die Verknüpfung von Krankheit und Künstlertum. Hier steht der Gedanke im Vordergrund, dass durch bestimmte Erkrankungen ein gesteigertes Bewusstsein bzw. eine gesteigerte Sensibilisierung ermöglicht wird, was wiederum eine Potenzierung der künstlerischen Schaffenskraft zur Folge haben kann. Häufig lässt sich die Frage nicht eindeutig beantworten, ob der geniale Künstler genial ist, weil er krank ist, oder ob er krank ist, weil er genial ist. Denn künstlerische Genialität nobilitiert gemeinhin die Distanz zum

6 Andrea Kottow: *Der kranke Mann. Medizin und Geschlecht in der Literatur um 1900*, Frankfurt a. M. 2006, S. 53.

7 Joachim Radkau: *Das Zeitalter der Nervosität. Deutschland zwischen Bismarck und Hitler*, München 1998, S. 170.

8 Martina King: *Inspiration und Infektion. Zur literarischen und medizinischen Wissensgeschichte von ›auszeichnender Krankheit‹ um 1900*, in: *Internationales Archiv für Sozialgeschichte der deutschen Literatur (IASL)* 35, 2 (2010), S. 61–97, hier S. 76.

Anderen der Gesellschaft, d. h. zur Normalität selbst. Der geniale Künstler ist – genau wie der Kranke – jemand, der eben nicht mehr normal ist und der vor allem auch nicht mehr normal sein will.

II.

Schon in der Antike wurde der Krankheitsbegriff relativ unspezifisch gebraucht und daran hat sich bis heute wenig geändert. Die Aussage: „Ich bin krank!", meint zunächst nur: „Ich bin nicht gesund!", und überlässt alles Weitere dem Auge des Betrachters. Krankheit definiert sich also vor allem durch ihre Abgrenzung von Gesundheit – ebenfalls ein äußerst relativer Begriff, der bestimmt, was wir als Normalzustand annehmen. Wer krank ist, ist nicht gesund, ist nicht *normal*. Diese Feststellung ist banal, aber sie beinhaltet einen definitorischen Akt – oder besser: einen Akt der Selbst- oder Fremdzuschreibung. Wer krank ist, steht außerhalb der Norm, steht außerhalb der normierten Erwartungshaltungen. Wer krank ist, darf zuhause bleiben, muss nicht zur Arbeit gehen, muss keine Klausuren schreiben, wird umsorgt und gepflegt, bekommt Medikamente und gutes Essen, darf liegen bleiben und ausschlafen. Wer krank ist, bekommt mehr Zuwendung als der Gesunde. Er wird besucht, man schreibt ihm Genesungskarten, schickt Blumen und Pralinen, deckt ihn gut zu, streichelt ihm über die Wange und schickt einen Arzt. Krankheit, so scheint es, ist ein äußerst privilegierter Zustand. Kein Wunder, dass es einer dritten Instanz bedarf, die entscheidet, wer krank und wer gesund ist.

Neben der grundsätzlichen Frage, *ob* jemand tatsächlich krank ist, steht für den Leidenden freilich viel mehr im Vordergrund, *woran* er denn nun konkret erkrankt ist. Diese Frage wird durch die Diagnostik beantwortet, deren Ergebnis die Diagnose, d. h. die Benennung eines bestimmten Krankheitsbildes, ist. Die Diagnose ist ein Selektionsmechanismus, der entscheidet, ob und zu welcher Kategorie der Erkrankten man künftig gehört. Für Hans Castorp, den Hauptprotagonisten von Thomas Manns Roman *Der Zauberberg*, ist die Diagnose einer feuchten Stelle im oberen Lungenlappen, die ihn als Tuberkulosekranken identifiziert, das *entrebillet* für die Aufnahme in das Luxussanatorium Berghof in Davos. Jetzt ist er einer von denen da oben, gehört zu der eingeschworenen Gesellschaft der Berghofbewohner und ihrer seltsamen Riten.

Die Thomas-Mann-Forschung hat schon seit langem die Wechselbeziehung zwischen Kunst und Krankheit, ergänzt um die Auszeichnung ihrer Repräsentanten als Außenseiter, als eine der stärksten Denkfiguren im Mann'schen Gesamtwerk identifiziert.[9] Die Romane und Erzählungen von Thomas Mann eröffnen ein einzigartiges Panorama an Krankheitsmotiven, das von entzündeten Zähnen, Diabetes, Impotenz und Rheuma bis hin zu Typhus, Cholera, Syphilis und Tuberkulose reicht – und diese Aufzählung ist keineswegs vollständig. Insbesondere in seinem Frühwerk erscheinen die von Krankheit gezeichneten bürgerlichen Mängelwesen dem gesunden Durchschnittsbürger durch ihre Verfeinerung in Kunstproduktion wie -rezeption überlegen – freilich ohne dabei dem Leben selbst

[9] Vgl. Anja Schonlau: *Körper, Gesundheit/Krankheit*, in: *Thomas Mann Handbuch. Leben – Werk – Wirkung*, hg. von Andreas Blödorn/Friedhelm Marx, Stuttgart 2015, S. 314 f., hier S. 314.

standhalten zu können.[10] Grundsätzlich lässt sich von den *Buddenbrooks* über den *Zauberberg* bis hin zum *Doktor Faustus* zeigen, wie im Werk Thomas Manns die Krankheit vom tabuisierten Stigma zum offen artikulierten Reflexionsobjekt über den Sinn und Wert des Lebens wird.[11]

Es sind vor allem die beiden großen Romane *Der Zauberberg* und *Doktor Faustus*, in denen sich Thomas Mann intensiv mit dem Thema Krankheit auseinandersetzt. Im *Zauberberg*, der 1924 erschien, geht es um die Tuberkulose, wohingegen im 1947 publizierten *Doktor Faustus* die Syphilis im Vordergrund steht. In beiden Romanen finden sich längere Passagen, in denen die Protagonisten über das Wesen von Krankheit, das Verhältnis von Krankheit und Künstlertum, Krankheit und Liebe usw. reflektieren.

Auslöser für den *Zauberberg*, ein Roman, der vielen als der Höhepunkt des Mann'schen Werkes gilt, war ein Sanatoriumsaufenthalt von Thomas Manns Frau Katia in Davos. Als Thomas Mann im Frühjahr 1912 für einen dreiwöchigen Besuch nach Davos reist, um seine Frau zu besuchen, zieht er sich selbst eine schwere Erkältung zu. Den Rat des Klinikdirektors, sich doch für einige Zeit dem Lebenslauf der Tuberkulosekranken – Liegekur im Freien, eiweißreiche Ernährung usw. – anzuschließen, schlägt Thomas Mann aus, denn er ahnt sofort, dass diese „Krankenwelt dort oben“, wie er sie später seinen Studenten in Princeton beschreibt, gerade „den jungen Menschen in relativ kurzer Zeit dem wirklichen, aktiven Leben vollkommen entfremdet. Luxuriös ist oder war alles dort oben, auch der Begriff der Zeit.“[12] Durchaus beeindruckt von den Erlebnissen in der Lungenheilstadt im Hochgebirge und den dort geltenden Therapiemaßnahmen, wollte Thomas Mann seine Erlebnisse zunächst in einer Novelle verarbeiten, „eine Art von humoristischem, auch groteskem Gegenstück“ zum 1912 erschienenen *Tod in Venedig*.[13] Nach mehrfachen Unterbrechungen und den Erfahrungen des Ersten Weltkriegs dehnte sich der Stoff aber zu einem tausendseitigen Roman aus, der auch als Allegorie auf die europäische Stimmungslage der Vorkriegsgesellschaft verstanden werden kann.

Hintergrund des Romans ist die damalige Standardtherapie gegen Tuberkulose, die aus einem mehrmonatigen Aufenthalt in einem Lungensanatorium – idealerweise im Hochgebirge – mit Liegekur bestand. Die Tuberkulose ist eine bakterielle Infektionskrankheit, die in verschiedenen Stadien verläuft. Durch Tröpfcheninfektion geraten Tuberkelbakterien (die 1882 von Robert Koch entdeckt wurden) über die Atemwege in die Lunge, wo sich ein entzündlicher Primärherd bildet. Dieser Primärherd entwickelt sich zunächst zurück – es bleiben jedoch überlebensfähige Erreger bestehen, die bei einem geschwächten Immunsystem wieder aktiv werden können. In einem zweiten Stadium verbreiten sich die Erreger durch Streuung in andere Organe. Im dritten Stadium werden alte Herde reaktiviert, was letztlich zur Zerstörung der Lunge und anderer Organe führen kann. Die Tuberkulose war eine der gefürchtetsten Infektionskrankheiten des 19. und beginnenden

10 Vgl. ebd.

11 Vgl. Miriam Albracht: *Über das Leid sprechen. Krankheit und Tod in ausgewählten Werken Thomas Manns*, in: *Sprache und Medizin. Interdisziplinäre Beiträge zur medizinischen Sprache und Kommunikation*, hg. von Sascha Bechmann, Berlin 2017, S. 351–371, hier S. 354.

12 Thomas Mann: *Einführung in den Zauberberg. Für Studenten der Universität Princeton. Als Vorwort*, in: ders.: *Der Zauberberg,* Lizenzausg. für den Deutschen Bücherbund, Stuttgart/Hamburg/München 1952, S. 7–20, hier S. 10.

13 Ebd., S. 11.

20. Jahrhunderts. Da Rinder ebenfalls an Tuberkulose erkranken können, war in Westeuropa auch Rohmilch eine verbreitete Infektionsquelle.[14]

Während heutzutage die Tuberkulose durch eine Antibiotikakombination wirksam bekämpft werden kann, stand man der Krankheit zu Beginn des 20. Jahrhunderts noch relativ hilflos gegenüber. Der deutsche Arzt Hermann Brehmer vertrat als Erster die These, dass die Tuberkulose unter bestimmten klimatischen Verhältnissen heilbar sei.[15] Insbesondere das Höhenklima sei für eine Genesung der Erkrankten förderlich. So entstand die Idee der Lungenheilanstalt, in der die Patienten täglich mehrstündige Liegekuren im Freien zu absolvieren hatten. Der aus Deutschland stammende Arzt Alexander Spengler begann 1853 als Landarzt in Davos zu praktizieren und gelangte zu der Überzeugung, dass die Bewohner dieser Hochgebirgsgegend grundsätzlich nicht an Tuberkulose erkrankten.[16] 1860 wurden die ersten Kurgäste in einer Davoser Pension aufgenommen, die sich hier der Liegekur im Freien unterzogen. In den folgenden Jahrzehnten wurden in Davos mehrere Lungensanatorien eröffnet, die Patienten aus ganz Europa anzogen.

Die Symptome der Tuberkulose sind zunächst relativ unspezifisch – Husten, Brustschmerzen, Müdigkeit –, weshalb vor der wissenschaftlichen Erforschung ihrer Ursachen unter dem Begriff Schwindsucht all jene Krankheitsbilder gefasst wurden, deren Charakteristikum ein allgemeiner Kräfteverlust ist. Aufgrund der weiten Verbreitung und der hohen Sterberate gehört die Tuberkulose spätestens seit dem 18. Jahrhundert zum festen Bestandteil der europäischen Literatur. Literarisch attraktiv erscheint vor allem die Tatsache, dass die Tuberkulose nicht mit einem plötzlichen Tod verbunden ist, sondern in der Regel den Auftakt einer jahrelangen Agonie markiert. „Dieser Umstand erlaubt es, Entwicklungen und existenzielle Krisen darzustellen, die vor dem Hintergrund des absehbaren Todes komprimiert und pointiert werden konnten, ohne dabei an Glaubwürdigkeit zu verlieren."[17]

Thomas Manns Roman *Der Zauberberg* schildert den Aufenthalt des 24-jährigen Hans Castorp im Lungenheilsanatorium Berghof in Davos. Castorp will seinen an Tuberkulose erkrankten Vetter Joachim Ziemßen für drei Wochen besuchen. In Davos angekommen, folgt er auf Rat des Klinikleiters Hofrat Behrens, der ihn bei ihrer ersten Begegnung sogleich als „total anämisch" erachtet,[18] dem Lebenswandel seines Vetters, einschließlich der täglichen Liegekuren. Als Hans Castorp sich kurz vor seiner Abreise eine fiebrige Erkältung zuzieht, nimmt ihn sein Vetter mit zu seiner monatlichen Untersuchung bei Hofrat Behrens, damit dieser ein Auge auf ihn werfe. Bei seiner Untersuchung diagnostiziert Behrens nicht nur eine sogenannte Dämpfung, die aus einer älteren und mittlerweile verkalkten Entzündung des Lungengewebes resultiert, sondern darüber hinaus auch einen frischen Entzündungsherd:

14 Vgl. Christina Hucklenbroich: *Die vergessene Krankheit. Tuberkulose der Rinder*, in: *Frankfurter Allgemeine Zeitung*, 02.12.2013.

15 Vgl. z. B. Hermann Brehmer: *Die chronische Lungenschwindsucht und Tuberkulose der Lunge. Ihre Ursache und ihre Heilung*, umgearb. Aufl., Berlin ²1869.

16 Vgl. Birte vom Bruck: *Davos/Schweiz: Alexander Spengler – Pionier der Klimatherapie*, in: *Deutsches Ärzteblatt* 101, 6 (2004), S. A 357.

17 *Literatur und Medizin. Ein Lexikon*, hg. von Bettina von Jagow/Florian Steger, Göttingen 2005, s. v. Tuberkulose, Sp. 806–810, hier Sp. 807.

18 Thomas Mann: *Der Zauberberg,* Frankfurt a. M. 2008, S. 69, im Folgenden unter der Sigle Z.

> „Denn außer der Dämpfung“, sagte der Hofrat, „haben Sie da links oben auch eine Rauhigkeit, die beinahe schon ein Geräusch ist und zweifellos von einer frischen Stelle kommt, – ich will noch nicht von einem Erweichungsherd reden, aber es ist bestimmt eine feuchte Stelle, und wenn Sie’s da unten [in Hamburg] so weiter treiben, mein Lieber, so geht Ihnen, was hast du was kannst du, der ganze Lungenlappen zum Teufel.“ (Z: S. 252)

Damit gehört Hans Castorp nun legitim zum Kreis der Sanatoriumsbesucher – und er bleibt nicht wie geplant nur für drei Wochen, sondern für ganze sieben Jahre im Hochgebirge; erst der Ausbruch des Ersten Weltkriegs bringt ihn wieder hinunter ins Flachland, wo er dem Erzähler auf dem Schlachtfeld rasch aus den Augen gerät. Sein Aufenthalt hat in vielerlei Hinsicht die Insignien einer Bildungsreise, denn er wird durch Erlebnisse mit und den Kontakt zu verschiedenen Personen mit Einsichten und Theorien konfrontiert, die ihn zu einer gereifteren Persönlichkeit werden lassen. Dazu gehört natürlich auch und vor allem die Konfrontation mit dem Tod, der im Sanatorium Berghof gleichsam zur Normalität gehört. Schon bei seiner Ankunft in Davos weiß ihn sein Vetter Joachim zu schockieren, als er ihm berichtet, dass das höher gelegene Sanatorium Schatzalp im Winter seine Leichen per Bobschlitten ins tiefer gelegene Davos herunterbefördern müsse, weil dann die Wege nicht fahrbar sind. Zum Thema Tod und Krankheit im *Zauberberg* kommentiert Thomas Mann:

> Was [Hans Castorp] begreifen lernt, ist, dass alle höhere Gesundheit durch die tiefen Erfahrungen von Krankheit und Tod hindurchgegangen sein muss [...]. Zum Leben, sagt einmal Hans Castorp zu Madame Chauchat, zum Leben gibt es zwei Wege: der eine ist der gewöhnliche, direkte und brave. Der andere ist schlimm, er führt über den Tod, und das ist der geniale Weg. Diese Auffassung von Krankheit und Tod, als eines notwendigen Durchganges zum Wissen, zur Gesundheit und zum Leben, macht den Zauberberg zu einem Initiationsroman.[19]

Der Assistenzarzt von Behrens, Dr. Krokowski, verfolgt psychoanalytische Ansätze und hält dem Berghofpublikum einen wöchentlich stattfindenden Vortragszyklus mit dem Titel: *Die Liebe als krankheitsbildende Macht*. Krokowskis zentrale These lautet, dass Krankheitssymptome „verkappte Liebesbetätigung und alle Krankheit verwandelte Liebe“ sei (Z: S. 179). Diese Interpretation der Tuberkulose als Symptom einer unglücklichen, weil unerwiderten Liebe, hat eine lange Tradition. Krokowskis Ausführungen können hier gleichsam als der letzte, psychoanalytisch motivierte Versuch verstanden werden, den romantischen Tuberkulosediskurs gegen alle medizinische Innovation, für die das Sanatorium Berghof mit Röntgenabteilung und chirurgischen Eingriffen steht, fortzuschreiben. In diesem Zusammenhang kann der *Zauberberg* als eines der zentralen literarischen Beispiele angesehen werden, in dem neues medizinisches Wissen um die Tuberkulose in den alten Metaphernzusammenhang von individueller Krankheit und pathologischer Inspiration eingearbeitet wird.[20]

Hinzu kommt, dass Thomas Mann im *Zauberberg* den romantischen Tuberkulosediskurs nach Kräften ironisiert. Von gesteigerter Sensibilität und Geistigkeit kann bei den Einwohnern des Sanatoriums Berghof keine Rede sein. Insbesondere die ungebildete

19 Ders.: *Einführung in den Zauberberg* (Anm. 12), S. 17.

20 Vgl. dazu insbes. King: *Inspiration und Infektion* (Anm. 8), S. 77 ff.

Tischnachbarin von Hans Castorp, Karoline Stöhr, erscheint geradezu als das Gegenmodell einer sensibilisierten Schwindsüchtigen. Ihre Bildungsschnitzer sind haarsträubend: Sie verwechselt mit Überzeugung Fremdwörter und Redensarten und Hans Castorp leidet schrecklich unter ihr. Als Joachim Ziemßen verstorben ist, insistierte sie, dass „an seinem Grabe die ‚Erotika' von Beethoven gespielt werden müsse." (Z: S. 738) Im Roman heißt es:

> Ihr Kranksein, der Fieberstand ihres Körpers, war mit großer Unbildung verbunden, gewiß. Noch kürzlich hatte sie bei Tische von der ‚Affektation' ihrer Lungenspitzen gesprochen und, als das Gespräch auf historische Dinge gekommen war, erklärt, Geschichtszahlen seien nun einmal ihr ‚Ring des Polykrates', was ebenfalls eine gewisse Erstarrung der Umsitzenden hervorgerufen hatte. (Ebd.: S. 566)

Hans Castorp, der noch ganz vom idealisierenden Tuberkulosediskurs des 19. Jahrhunderts geprägt ist, kann die Kombination von Dummheit und Krankheit, die in den Bildungsschnitzern von Frau Stöhr kulminiert, nicht begreifen. Gegenüber seinem Mitpatienten und humanistischen Erzieher, Ludovico Settembrini, äußert er:

> Das ist so sonderbar, – krank und dumm – ich weiß nicht, ob ich mich richtig ausdrücke, aber mich mutet es ganz eigentümlich an, wenn einer dumm ist und dann auch noch krank, wenn das so zusammenkommt, das ist wohl das Trübseligste auf der Welt. Man weiß absolut nicht, was man für ein Gesicht dazu machen soll, denn einem Kranken möchte man doch Ernst und Achtung entgegenbringen, nicht wahr, Krankheit ist doch gewissermaßen etwas Ehrwürdiges, wenn ich so sagen darf. […] Man denkt, ein dummer Mensch muß gesund und gewöhnlich sein, und Krankheit muß den Menschen fein und klug und besonders machen. (Ebd.: S. 136 f.)

Der Freimaurer Settembrini, der im *Zauberberg* den Part der intellektuellen Aufklärung vertritt, ist völlig anderer Ansicht und argumentiert aufs Schärfste gegen jedwede Form der intellektuellen Überhöhung von Krankheit.

> Nun denn, nein! Krankheit ist durchaus nicht vornehm, durchaus nicht ehrwürdig, – diese Auffassung ist selbst Krankheit oder sie führt dazu. Vielleicht rufe ich am sichersten Ihren Abscheu gegen sie wach, wenn ich Ihnen sage, daß sie betagt und häßlich ist. Sie rührt aus abergläubisch zerknirschten Zeiten her, in denen die Idee des Menschlichen zum Zerrbild entartet und entwürdigt war […]. Vernunft und Aufklärung jedoch haben diese Schatten vertrieben, welche auf der Seele der Menschheit lagerten, – noch nicht völlig, sie liegen noch heute im Kampfe mit ihnen; dieser Kampf aber heißt Arbeit, mein Herr, irdische Arbeit, Arbeit für die Erde, für die Ehre und die Interessen der Menschheit, und täglich aufs neue gestählt in solchem Kampfe, werden jene Mächte den Menschen vollends befreien und ihn auf den Wegen des Fortschrittes und der Zivilisation einem immer helleren, milderen und reineren Lichte entgegenleiten. (Ebd.: S. 138 f.)

Settembrinis Gegenspieler Leo Naphta, ein zum Katholizismus konvertierter Jude, vertritt genau die gegenteilige Position. Naphta repräsentiert im Roman die extremistischen, antidemokratischen und faschistoiden Kräfte. Ähnlich wie später im *Doktor Faustus* lässt

Thomas Mann antihumanes und präfaschistisches Gedankengut von einem Juden vertreten. Beide Figuren – Leo Naphta im *Zauberberg* und Dr. Chaim Breisacher im *Doktor Faustus* – zeichnen sich durch eine ätzende Rabulistik aus. Naphta sieht die Würde des Menschen in der Krankheit selbst, da diese den Geist aus den Banden seiner niederen Körperlichkeit löse und so zur Erkenntnis führe. Der Mensch sei, so Naphta, „mit einem Worte, in desto höherem Grade Mensch, je kränker er sei, und der Genius der Krankheit sei menschlicher, als der der Gesundheit." (Ebd.: S. 636) Der von Settembrini gepriesene Fortschritt, so Naphta, sei in Wahrheit ein Produkt des Genies, das eben nichts anderes sei als Krankheit.

> Als ob nicht die Gesunden allezeit von den Errungenschaften der Krankheit gelebt hätten! Es habe Menschen gegeben, die bewußt und willentlich in Krankheit und Wahnsinn gegangen seien, um der Menschheit Erkenntnisse zu gewinnen, die zur Gesundheit würden, nachdem sie durch Wahnsinn errungen worden. (Ebd.: S. 637)

Die Verbindung von Krankheit und Wahnsinn gehört normalerweise nicht zu den klassischen Topoi der Tuberkulose, die eher auf Sensibilisierung setzt, sondern ist Kennzeichen der Syphilis. Und die Syphilis ist die Krankheit des *Doktor Faustus*. Im Unterschied zur Tuberkulose, die man sich schuldlos zuzieht, haftet der Syphilis die Aura des Sündigen an, da sie durch sexuellen Kontakt übertragen wird. Doch auch die Tuberkulose hat ihre erotischen Konnotationen, die im *Zauberberg* insbesondere am Beispiel der Figur der Clawdia Chauchat vor Augen geführt werden. Man hat den Tuberkulosekranken trotz ihrer körperlichen Erschlaffung seit jeher eine gesteigerte Libido zugeschrieben, die man auf die Toxine zurückführte, die der Erreger im Körper des Erkrankten produziert und die einen stetigen leichten Rauschzustand bewirken. Hofrat Behrens spricht von der verfluchten Libido der Erkrankten und von der Tatsache, dass die Tuberkulose mit besonderer Konkupiszenz – also mit sündhaftem Verlangen – verbunden sei. Jenes sündhaften Verlangens wird Hans Castorp gleich bei seiner Ankunft gewärtig, als ihm aus seinem Nachbarzimmer eindeutige Geräusche das dortige Treiben zu Ohren bringen.

Clawdia Chauchat ist eine Mitpatientin von Hans Castorp, in die er sich unsterblich verliebt und deren „durch die Krankheit ungeheuer betonten und noch einmal zum Körper gemachten Körper" (ebd.: S. 319) er begehrt. Ihr kirgisischer Typ erinnert ihn an einen Mitschüler aus seiner Jugendzeit, zu dem er sich homoerotisch hingezogen fühlte. Chauchat ist die Inkarnation des Lustprinzips, dessen zweckfreie Zweckmäßigkeit durch die Krankheit besonders verdeutlicht wird. Das Begehren, das Hans Castorp für sie empfindet, „ist nicht auf die Funktion der Fortpflanzung ausgerichtet, es ist zweckfrei, also die reine Lust. Der durchschnittliche Held Hans Castorp – und durchschnittlich heißt nichts anderes als normal – wird hier mit der Nichtnormalität sexueller Wünsche konfrontiert, erfährt diese an sich selbst."[21]

In der Karnevalsnacht, als Castorp und sie das erste Mal miteinander sprechen, erklärt sie ihm, dass Moral nicht in Zucht, Vernunft und Sitten zu suchen sei, sondern in ihrem Gegenteil: in der Sünde, in der Hingabe an die Gefahr, an all das, was Schaden und Ver-

[21] Uwe Timm: *Den »Zauberberg« neu lesen (II)*, in: *Die Kiepe. Der Kiepenheuer & Witsch Blog*, 15.04.2015, https://www.kiwi-verlag.de/blog/2015/04/15/uwe-timm-den-zauberberg-neu-lesen-ii/ (letzter Zugriff 11.02.2018).

derben bringt, an all das, was uns vernichten, verschlingen will. Nach einem wüsten Liebesbekenntnis von Castorp verbringen sie eine Liebesnacht miteinander, bevor sie abreist. Bezeichnenderweise tauschen sie – als Erinnerung an die gemeinsame Liebesnacht – keine Fotografien, sondern die Röntgenaufnahmen ihrer erkrankten Lungen.

III.

Im *Doktor Faustus* ist die Versuchsanordnung eine gänzlich andere. Der geniale Musiker Adrian Leverkühn infiziert sich vorsätzlich bei einer Prostituierten mit der Syphilis, um durch die Krankheit den genialen Schub zu bekommen, der es ihm ermöglicht, die konventionellen ästhetischen Muster seiner Zeit zu überwinden. Die Infektion ist gleichsam die Blutsbande des Teufelspakts, den Leverkühn eingeht und den er in seiner Lebensbeichte kurz vor seiner geistigen Umnachtung eingesteht. Es bleibt im Roman offen, ob der Teufelspakt tatsächlich real oder nur imaginär ist, d. h. die Folge seines einsetzenden syphilitischen Wahnsinns.

Das Grundthema des *Doktor Faustus* ist die sogenannte deutsche Tragödie: Der Roman handelt von den kulturhistorischen und geistesgeschichtlichen Wurzeln des Nationalsozialismus. Zu diesem Zweck setzt Thomas Mann das Lebensschicksal des genialen Komponisten Adrian Leverkühn in Beziehung zu den verhängnisvollen Entwicklungen, die aus der Weimarer Republik in den Nationalsozialismus geführt haben. Leverkühns Pakt mit dem Teufel wird parallelisiert mit dem Bündnis des Bösen, das Deutschland eingegangen ist – wobei offenbleibt, was Thomas Mann mit diesem Bösen meint: Adolf Hitler persönlich, den Nationalsozialismus im Allgemeinen oder, noch umfassender, jegliches menschen- und zivilisationsfeindliche Denken überhaupt.

Thomas Mann hat die entscheidende Szene, in der Leverkühn die Prostituierte kennenlernt, nach einer Anekdote gestaltet, die über den Philosophen Friedrich Nietzsche kolportiert wird. Paul Deusse, ein Schulfreund Nietzsches, hat sie in seiner Nietzsche-Biografie überliefert.[22] Ihm zufolge habe sich Nietzsche während einer Stippvisite in Köln von einem Dienstmann fehlleiten lassen, der ihn, anstatt wie gewünscht in ein Restaurant, in ein einschlägiges Haus – also in ein Bordell – gebracht habe. Seitdem hält sich hartnäckig die Vermutung, Nietzsche habe sich bei dieser Gelegenheit syphilitisch infiziert. Thomas Mann hat die Szene von Köln nach Leipzig verlegt, und auch Leverkühn wird von dem Dienstmann, der ihm zunächst die gesamte Stadt zeigte, nicht in ein Restaurant, sondern in ein Bordell geführt. Dort trifft er auf jene Prostituierte, die ihm allerdings nur über die Wange streichelt, bevor Leverkühn das Etablissement fluchtartig verlässt.[23] Doch diese flüchtige Berührung reichte aus, um den jungen Studenten nachhaltig zu beeindrucken. Er kehrt später zu dem Ort zurück, wo sich allerdings die Prostituierte nicht mehr befindet. Er reist ihr bis nach Pressburg nach und lässt sich trotz ihrer Warnungen vor ihrem erkrankten Körper nicht davon abbringen, mit ihr Geschlechtsverkehr zu haben. Man kann also in der Tat von einer bewusst kalkulierten Infizierung sprechen. Damit hat das Paktieren mit dem Teufel begonnen, dessen Bedingungen später abgesprochen werden.

22 Vgl. Paul Deussen: *Erinnerungen an Friedrich Nietzsche,* Leipzig 1901, S. 24.

23 Vgl. Thomas Mann: *Doktor Faustus. Das Leben des deutschen Tonsetzers Adrian Leverkühn erzählt von einem Freunde*, Frankfurt a. M. 2003, S. 192, im Folgenden unter der Sigle F.

Die Syphilis war vor Entdeckung des Penicillins eine verbreitete Seuche. Die Krankheit kann schleichend verlaufen und dabei unterschiedliche Organe befallen. Am häufigsten erkranken Gehirn und Rückenmark. Diesen Verlauf nimmt die Krankheit auch bei Leverkühn. Nach langer Symptomarmut führt sie bei ihm zu einer „Vergiftungs-Inspiration", die ihm den genialen geistigen Durchbruch ermöglicht. Thomas Mann hatte auch dabei die Biografie Friedrich Nietzsches vor Augen, von dem er annahm, seine syphilitische Gehirnerkrankung habe seine Philosophie beflügelt und geprägt. Auf die Frage, warum er Leverkühn nicht an einer Schizophrenie, sondern an Gehirnsyphilis hat erkranken lassen, antwortet Thomas Mann in seiner Korrespondenz: „Aus gewichtigen Gründen war die [progressive] Paralyse der Schizophrenie vorzuziehen: Erstens ist sie die Folge geschlechtlicher Infektion, und zweitens kann sie unter bestimmten Umständen und Bedingungen vorübergehend enthemmende und geistig steigernde Wirkungen üben, worauf es ja ankam."[24]

Leverkühns Leben wird im Roman von seinem Jugendfreund Serenus Zeitblom wiedergegeben, einem Gymnasialprofessor für Latein. Zeitblom charakterisiert die willentliche Infizierung seines Freundes als ein „gottversuchende[s] Wagnis, als ein tief geheimstes Verlangen nach dämonischer Empfängnis, nach einer tödlich entfesselnden chymischen [sic] Veränderung seiner Natur." (F: S. 207)

Genau in der Mitte des Romans wird ein umfassendes Zwiegespräch zwischen Leverkühn und dem Teufel wiedergegeben, in dem die konkreten Bedingungen des Pakts festgehalten werden. Gleichzeitig erläutert der Teufel Leverkühn das Wesen seiner Erkrankung. Diese sei nämlich dergestalt, dass einige der Erreger sich geradezu nach der cerebralen Sphäre sehnten, um den Erkrankten auf diese Weise genialisch zu illuminieren:

> Wahre Leidenschaft gibt es nur im Ambiguosen und als Ironie. [...] Und ich will's meinen, daß schöpferische, Genie spendende Krankheit, Krankheit, die hoch zu Roß die Hindernisse nimmt, in kühnem Rausch von Fels zu Felsen sprengt, tausendmal dem Leben lieber ist, als die zu Fuße latschende Gesundheit. Nie hab ich etwas Dümmeres gehört, als daß von Krankem nur Krankes kommen könne. Das Leben ist nicht heikel und von Moral weiß es einen Dreck. Es ergreift das kühne Krankheitserzeugnis, verspeist, verdaut es, und wie es sich seiner nur annimmt, so ist's Gesundheit. (Ebd.: S. 325 f.)

Die eigentliche Pointe des *Doktor Faustus* ist nun aber nicht nur der Teufelspakt in Form der syphilitischen Illuminierung des Komponisten Adrian Leverkühn, sondern vielmehr die durch die synchronen Zeitebenen des Romans virtuos komponierte Parallelisierung dieser teuflischen Illuminierung mit dem aufkommenden Nationalsozialismus. Thomas Mann hat diese Parallelführung explizit als die eigentliche Werkidee für den Roman hervorgehoben. In der *Entstehung des Doktor Faustus* spricht Mann von der „Flucht aus den Schwierigkeiten der Kulturkrise in den Teufelspakt, der Durst eines stolzen und von Sterilität bedrohten Geistes nach Enthemmung um jeden Preis und die Parallelisierung verderblicher, in den Kollaps mündender Euphorie mit dem faschistischen Völkerrausch."[25]

[24] Ders. am 13.10.1949 an Erwin Loewy-Hattendorf.

[25] Thomas Mann: *Die Entstehung des Doktor Faustus. Roman eines Romans*, in: ders.: *Doktor Faustus. Das Leben des deutschen Tonsetzers Adrian Leverkühn erzählt von einem Freunde. /*

Thomas Mann verleiht in seinem Roman dem Fauststoff eine neue Façon und zeichnet den Deutschen als einen Künstlertypus, der erst *indem* er sich willentlich mit dem Bösen einlässt, für eine kurze Zeitspanne über sich hinauszuwachsen vermag. In dieser Sicht erscheint der Nationalsozialismus in der Tat als ein Teufelspakt, allerdings als einer, der eingegangen wurde, um ein höheres Ziel zu erreichen. Der Teufel erläutert dies im Zwiegespräch mit Leverkühn mit wünschenswerter Deutlichkeit:

> Hat nicht Bismarck sowas gesagt, wie daß der Deutsche eine halbe Flasche Champagner braucht, um auf seine natürliche Höhe zu kommen? Ist mir doch ganz, als ob er so was gesagt hätte. Und das zu Recht. Begabt aber lahm ist der Deutsche, – begabt genug, sich an seiner Lahmheit zu ärgern und sie auf Teufel komm raus durch Illumination zu überkommen. Du, mein Lieber, hast wohl gewußt, was dir fehlte, und bist recht in der Art geblieben, als du deine Reise tatest und dir, salva venia, die lieben Franzosen holtest. (F: S. 308)

Die Frage ist nun, ob durch die Analogie des syphilitischen Künstlers mit dem nationalsozialistisch infizierten deutschen Volk lediglich die Kunst kompromittiert wird oder der Nationalsozialismus als gleichsam notwendiger Irrtum eines nach Höherem strebenden Deutschtums begriffen wird – getreu dem Motto aus Goethes Faust: „Es irrt der Mensch so lang er strebt …“. In Thomas Manns *Doktor Faustus* wird der Nationalsozialismus nicht nur als Teufelspakt dargestellt, sondern durch die Syphilis als eine Krankheit metaphorisiert, die sich die Deutschen nicht nur selbstverschuldet, sondern gleichsam bewusst zugezogen haben, um den Durchbruch zu einem vermeintlich höheren Ziel zu erreichen. Indem Thomas Mann diese Frage im Kontext der Ästhetik und des Künstlertums situiert, wird umgekehrt auch die Frage nach der Schuld bzw. Unschuld der Kunst selbst aufgeworfen, die hier freilich nicht mehr beantwortet werden kann.[26]

Es ist eine eigentümliche Faszination, welche von der Welt der Kranken und Moribunden in Thomas Manns Werk ausgeht. Nicht nur im *Doktor Faustus* wird dieses jenseits der Norm Stehende, das mit der Idee von Krankheit untrennbar verbunden ist, mit der Außenseiterposition des Künstlers, ja, der Kunst selbst verschränkt. Der geniale Künstler nobilitiert die Außenseiterposition zur Gesellschaft, durch die es ihm überhaupt erst möglich wird, von dem, was jenseits liegt, zu zeugen. Was er dabei opfert, ist seine Gesundheit. Prophetie und Einsicht wollen sich nicht verstehen mit bodenständiger Vitalität, weil es die Erkenntnis selbst ist, die den Körper aufzehrt. *Der Zauberberg* kann in dieser Hinsicht als ein Testlauf mit Blick auf die Frage verstanden werden, was wäre, wenn man diese Außenseiterposition gleichsam institutionalisiert. Die tuberkulöse Gemeinschaft auf dem Berghof stellt ein provokantes Gegenmodell zu ‚jenen da unten‘ dar und kann sich vom Bakterienrausch beschwipst und mit heißen Bäckchen den Zwängen der Realität für eine gewisse Zeit entziehen. Sie erweist sich dabei als genauso profan und von denselben Sorgen und Nöten getrieben, wie jede andere Gemeinschaft von Gesunden im Flachland. Allerdings dient sie als Kulisse für einen bemerkenswerten Bildungsweg von Hans Castorp,

Die Entstehung des Doktor Faustus. Roman eines Romans, Frankfurt a. M. 1967, S. 679–837, hier S. 699 f.

26 Vgl. dazu weiterführend Dieter Borchmeyer: *Musik im Zeichen des Saturns: Melancholie und Heiterkeit in Thomas Manns* Doktor Faustus, in: *Thomas Mann Jahrbuch* 7 (1994), S. 123–167.

der so im Reich der Gesunden vermutlich nie hätte stattfinden können – und dies genau deshalb, weil Castorp selbst wahrscheinlich überhaupt nicht krank ist.

So scheint es vor allem jene intime Nähe zur Krankheit zu sein, die Thomas Mann faszinierte und die er in seinen Werken durchspielt. Es geht um die Beobachtung von Krankheit – pathetisch formuliert: um die *Autorschaft von Krankheit* –, durch die Teilhabe an den durch Krankheit überhaupt erst gewonnenen Einsichten möglich wird, ohne selbst krank sein zu müssen. Es ist jene liebende Beobachterposition, die der Erzähler Serenus Zeitblom im *Doktor Faustus* seinem syphilitisch erkrankten Jugendfreund Adrian Leverkühn gegenüber einnimmt. Und vielleicht ist es erst diese Distanz, die es ihm gestattet, in dem durch Teufelspakt und Krankheit zustande gekommenen Werk jenen Ton der Erlösung und der Gnade zu vernehmen, der über seine Entstehungsbedingungen hinausweist.[27]

[27] Vgl. dazu auch Georg Mein: *Melodisch getröstet. Die Musik und das Erhabene im* Doktor Faustus, in: *Thomas Mann. Neue kulturwissenschaftliche Lektüren*, hg. von Stefan Börnchen u. a., München 2012, S. 401–432.

Dieter Heimböckel

Metamorphosen der Epilepsie. Eine Krankheit als Hüterin der Verwandlungen

Mit Vitus Bering auf Entdeckungsreise

Zum *Who is who* der Anfallskranken gehört Vitus Bering nicht. Man findet ihn in der Regel in keiner der kursierenden Epilepsie-Übersichten besonders prominenter Persönlichkeiten.[1] Dabei hätte er das Zeug dazu: als Kolumbus von Zar Peter I. ebenso wie als Entdecker und Namensgeber für die Straße, die Asien von Amerika trennt. In früheren Zeiten soll es in der Beringstraße einmal eine Landbrücke gegeben haben, die die Kontinente verbunden habe und so für Menschen passierbar gewesen sei. Diese Verbindung fehlt nunmehr, nur im Winter wird sie durch das Eis gebildet, wobei es an Überlegungen und Entwürfen, die Beringstraße zu überbrücken oder zu untertunneln, bislang nicht gemangelt hat. Neueren Informationen zufolge plant die russische Regierung den Bau einer Autobahn zwischen Sibirien und Alaska, mit der das mehrfach aufgelegte, aber bislang nicht umgesetzte Projekt endlich realisiert werden soll. Dabei soll die Autobahnroute in ein größeres, transkontinentales Netz eingebunden werden, „insgesamt rund 12.400 Meilen umfassen und nicht nur Europa, Asien und Amerika verbinden, sondern auch den Atlantik und Pazifik." Die Verwirklichung der Route würde es mit Hilfe des Eurostars und des Panama-Kanals „sogar möglich machen, von Schottland bis nach Kap Horn zu fahren".[2]

Vitus Bering, 1680 in Horsens (Jütland) geboren und 1741 auf der Insel Awatscha gestorben, hatte seinerzeit vom russischen Zarenhaus den Auftrag erhalten, Sibirien zu erforschen, einen Seeweg nach Japan zu erkunden und der Frage nachzugehen, ob es einen Landweg nach Amerika geben würde. Im Verlaufe seiner zweiten sogenannten Kamtschatka-Expedition, auf der Rückreise von Alaska nach Russland, verstarb er aus Gründen, die im Dunkeln liegen. Als Todesursache wurde lange Zeit Skorbut angenommen; eine 1991 vorgenommene Untersuchung seiner sterblichen Überreste konnte diese Annahme jedoch nicht bestätigen. In diesem unklaren Befund spiegelt sich der eher spärliche Kenntnisstand über seine Lebensgeschichte wider. Das Manko der Überlieferung war es jedoch gerade, das den österreichischen Schriftsteller Konrad Bayer dazu bewog, sich mit Vitus Bering zu

[1] Vgl. Hansjörg Schneble: *Heillos, heilig, heilbar. Geschichte der Epilepsie*, Berlin/New York 2003, S. 139–156. Im Internet kursieren unterschiedliche Übersichten prominenter Anfallskranker, einschlägig hierfür ist etwa diejenige des „Deutschen Epilepsiemuseums Kork", vgl. http://www.epilepsiemuseum.de/deutsch/prominente.html (letzter Zugriff 05.01.2019).

[2] O.N.: *Russland plant Bau einer Autobahn von Sibirien in die USA*, in: *Deutsche Wirtschaftsnachrichten*, 26.03.2015, http://deutsche-wirtschafts-nachrichten.de/2015/03/26/russland-plant-bau-einer-autobahn-von-sibirien-in-die-usa/ (letzter Zugriff 05.01.2019).

befassen – oder besser: dessen Vita als Ausgangspunkt für ein literarisches Projekt zu wählen, dem er den Titel *der kopf des vitus bering* gab. Bayer zufolge starb Bering „nach wiederholt und schon früher aufgetretenen anfällen“.[3] Allerdings bewegte er sich mit seiner Einschätzung auf unsicherem Terrain, wie seinem Vorwort zu dem Text zu entnehmen ist:

> ich habe bering und mit ihm seine spärliche überlieferung gewählt, weil diese genügend offen lässt, weil sie unklar ist, weil sie widersprechend ist, weil man sie verfälschen (oder berichtigen) kann, ohne den historischen hintergrund zu verlieren, der noch genügend gewicht hat um das ganze nicht in das himmelblaue wolkenkuckucksheim der chemisch gereinigten ästhetik entschwinden zu lassen.
>
> berings epilepsie kann zur not aus details seiner biografien und den tagebuchnotizen seiner begleiter geschlossen werden; dass er gern trank und spielte ist historisch belegt.[4]

„zur not“. Ein dem Text sich anschließender Index, der aus unterschiedlichen historischen, wissenschaftlichen und lexikalischen Quellen zitiert, verleiht der Not Plausibilität: „mit verrenkten gliedern …“ und „… von krämpfen geschüttelt …“ heißt es dort „über den seefahrer bering“[5] aus Gerhard Friedrich Müllers *Voyages et Découvertes Faites par les Russes le long des côtes de la Mer Glaciale & sur l'Océan Oriental, tant vers le Japon que vers l'Amérique* (1766). Die Kunst arbeitet, indem sie Quellenforschung betreibt, mit dem Rüstzeug der Wissenschaft – ein Verfahren, das Tradition hat und das nach der im Zuge des Rationalismus angestrengten Trennung von Kunst und Wissenschaft spätestens mit den ethnografischen Surrealisten in der ersten Hälfte des 20. Jahrhunderts wieder aufgegriffen wird. Allerdings ging es ihnen nicht um die Mehrung des Wissens, sondern um dessen Verschiebung bzw. Unterwanderung. Schon Viktor Segalen, einer ihrer Vorläufer, hatte die Devise ausgegeben, dass ein Kampf „gegen die Mauer des Wissens“ geführt werden müsse: gegen „Raum und Zeit, Gesetz und Kausalität. Gegen die Grenzen des Wissens.“[6] Bayer, der anfänglich unter dem Einfluss der Surrealisten steht, knüpft hier an, stellt aber das Wissen, auf das er sich bezieht und das er zu überschreiten sucht, gleichzeitig aus. Wissen wird dadurch gleichsam gegen den Strich gelesen und einer Bewegung der Destabilisierung und Entgrenzung ausgesetzt, bei der es aus naheliegenden Gründen auf die Biografie Vitus Berings nicht mehr ankommt. Sie ist nur der Standort, „von dem aus beziehungen hergestellt werden, wie der fischer ein netzt wirft, in der hoffnung, etwas zu fangen.“[7]

Bei der transgressiven Bewegung des Textes kommt die Epilepsie ins Spiel.[8] Hierfür ist die Pathogenese zunächst zweitrangig. Bedeutsam für die Konstitution des Textes und

3 Konrad Bayer: *Vorwort* [zu *der kopf des vitus bering*], in: ders.: *Sämtliche Werke*, hg. von Gerhard Rühm, überarb. Neuausg., Wien 1996, S. 532–533, hier S. 532.

4 Ebd.

5 Konrad Bayer: *der kopf des vitus bering*, hg. und mit einem Nachwort von Günther Eisenhuber, Salzburg/Wien 2014, S. 60.

6 Victor Segalen: *Die Ästhetik des Diversen. Versuch über den Exotismus*, aus dem Franz. von Uli Wittmann, Frankfurt a. M. 1994, S. 106.

7 Bayer: *Vorwort* (Anm. 3), S. 532.

8 In dem vorliegenden Text werden im Weiteren Überlegungen und Ausführungen aus meinen folgenden Publikationen passagenweise aufgegriffen und variiert: (1) *Morbus sacer: Literatur und Epilepsie*, in: *Monströse Ordnungen. Zur Typologie und Ästhetik des Anormalen*, hg. von

die in ihm verfolgte Gedankenbewegung ist erst einmal ihre historische Imagination, die einst zum Bestand des Wissens gehörte und in manifesten und/oder abgewandelten Zuschreibungen fortlebt. So hatte Hildegard von Bingen, worauf noch einzugehen sein wird, zur Austreibung der Epilepsie Wolfsblut als Rezeptur empfohlen, während die katholische Kirche selbst noch in jüngerer Zeit den Exorzismus als Heilmittel zur Verbannung Luzifers erprobte. Der Pakt mit dem Teufel beschreibt jedoch nur eine Seite einer Pathografie, die sich wie keine zweite in der Menschheitsgeschichte zurückverfolgen lässt. Zu ihr gehört spätestens seit Hippokrates und der vermutlich zwischen 430 und 410 v. Chr. entstandenen Abhandlung *Peri hiëräs nousou (Über die heilige Krankheit)* auch der Nimbus des Heiligen, der sich epilepsiegeschichtlich in der Zeit der römischen Medizin fortschreibt, die das hippokratische *hiëra nosos* mit *morbus sacer* übersetzt und damit das semantische Spektrum der Ursprungsbezeichnung um (mindestens) eine Dimension erweitert. An sie erinnert etwa Thomas Mann[9] – mit ironischem Unterton – in der Epilepsie-Szene des *Zauberbergs* mit dem Hinweis auf jene voranalytischen Zeiten, als in dem Leiden des Lehrers Popów noch „abwechselnd eine heilige, ja prophetische Heimsuchung und eine Teufelsbesessenheit“ gesehen worden sei:

> Ein noch neuer Patient, der Lehrer Popów, ein magerer und stiller Mensch, der mit seiner ebenfalls mageren und stillen Braut am Guten Russentisch Platz gefunden hatte, erwies sich, da eben das Essen in vollem Gange war, als epileptisch, indem er einen krassen Anfall dieser Art erlitt, mit jenem Schrei, dessen dämonischer und außermenschlicher Charakter oft geschildert worden ist, zu Boden stürzte und neben seinem Stuhle unter den scheußlichsten Verrenkungen mit Armen und Beinen um sich schlug.[10]

Mit Leben und Werk Dostojewskis vertraut, mochte Thomas Mann ganz offensichtlich nicht so recht an die mythisch-mystizistische Herleitung des Krankheitsphänomens glauben und eher für eine Erklärung plädieren, die dessen Wurzeln „unverkennbar im Sexuellen“ verortet, wie es affirmativ in seinem Essay *Dostojewski – mit Maßen* heißt.[11] Damit machte er sich nachträglich in gewisser Weise die Auffassung Dr. Edhin Krokowskis, seines fiktiven Psychoanalytikers im *Zauberberg*, zu eigen, für den der epileptische Anfall, als eine Art transfigurierter Geschlechtsakt, einem „Orgasmus im Gehirn“ gleichkam,[12] wobei diese Vorstellung selbst wiederum antiken Ursprungs ist, insofern nämlich nach einer Überlieferung des griechischen Arztes Galen schon Demokrit den Koitus als „eine kleine Epilepsie“ begriffen haben soll.[13] Im Schwanken zwischen ihrer Verteufelung und

Achim Geisenhanslüke/Georg Mein, Bielefeld 2009, S. 415–437; (2) *Transitraum Text. Joseph Roths* Hiob, in: *Literatur als Interdiskurs. Realismus und Normalismus, Interkulturalität und Intermedialität von der Moderne bis zur Gegenwart. Eine Festschrift für Rolf Parr zum 60. Geburtstag*, hg. von Thomas Ernst/Georg Mein, München 2016, S. 415–429.

9 Vgl. den Beitrag von Georg Mein in diesem Band.

10 Thomas Mann: *Gesammelte Werke in dreizehn Bänden*, Frankfurt a. M. 1974, Bd. 3, S. 417 f.

11 Ebd., Bd. 9, S. 656–674, hier S. 661.

12 Ebd., Bd. 3, S. 418.

13 Die Formulierung geht auf Sigmund Freud zurück, der sie in seinem Werk an zwei Stellen aufgreift, und zwar bereits 1909 in seinem Aufsatz *Allgemeines über den hysterischen Anfall* (Sigmund Freud: *Studienausgabe*, hg. von Alexander Mitscherlich/Angela Richards/James Strachey, Frankfurt a. M. 2000, Bd. VI, S. 197–203, hier S. 203) und dann wieder in seinem Essay

Verklärung eröffnet sich so ein breites Spektrum unterschiedlichster Deutungsmuster, die allerdings mehr oder weniger konsequent diesem Bezugsrahmen verpflichtet bleiben. So ist auch *morbus sacer* kein Begriff, über den die Krankheit ausschließlich verhandelt wird; er übernimmt in römischer Zeit eher die Funktion einer übergeordneten Denkfigur, unter der sich zahllose Krankheitsnamen subsumieren lassen, in denen sich größtenteils ein spezifisches Verständnis ihrer Eigenart manifestiert: In *morbus divinus* und *morbus deificus* etwa wird ihr Göttlichkeitscharakter akzentuiert, während das besonders Schreckliche und Verabscheuungswürdige, das der Krankheit unterstellt wird, mit *morbus insputatus*, *morbus destabilis* oder *morbus sonticus* zum Ausdruck gebracht wird; man rekurriert dabei auf ihre Anfallssymptome, indem man sie als *morbus caducus* oder *morbus convulsivus* bezeichnet, oder hebt mit *morbus infantilis* ihren vergleichsweise häufig zu beobachtenden Ausbruch im Kindesalter hervor.[14] Darin gibt sich keine, wie man heute vielleicht sagen würde, Differentialdiagnostik zu erkennen, sondern einerseits der Versuch, der völlig außerhalb normaler Äußerungsformen liegenden Symptomatik zumindest begrifflich beizukommen. Auf der anderen Seite leistet jede zusätzliche Benennung ihrer Mythologisierung Vorschub, insofern jedem einzelnen Namen selbst schon eine magische Macht zugeschrieben wird.[15] Als *Krankheit der ungezählten Namen*[16] drückt sich in *morbus sacer* allerdings eine Deutungshoheit aus, die das Außerordentliche semantisch als liminales Phänomen profiliert. Auf diese Epilepsie-Erzählung nimmt Konrad Bayer in seinem *Vorwort* zu *der kopf des vitus bering* ausdrücklich Bezug: „der verwirrte geist des von der heiligen krankheit befallenen (morbus sacer = epilepsie) ist nach der legende fähig, in vergangenheit und zukunft zu reisen und alles in einem punkt zu verbinden, zu koordinieren.“[17]

Der Geist – zumal der verwirrte – steht jenseits historischer Faktizität und ihrer Überprüfbarkeit. Dass man über Bering so wenig weiß, fördert nur das Interesse an diesem Geist und lässt Spielraum für ein Vorgehen, das in seiner sprachlich-gedanklichen Entfaltung auf Störung ausgerichtet ist: Störung von Kausalität und Linearität, von Ordnung und Geschlossenheit. Dafür liefert die Epilepsie bzw. ein bestimmtes tradiertes Wissen über sie den Impuls. Dabei verhält sich die mit ihr assoziierte zeitliche Reise in die Vergangenheit und Zukunft zur räumlichen Figurenbewegung des Königs im Schach komplementär: Er kann „sich sowohl vorwärts als auch rückwärts bewegen“.[18] Entscheidend ist in diesem Zusammenhang daher nicht, ob das Wissen auch noch aktuell Bestand hat und ob Bering

Dostojewski und die Vatertötung (ebd., Bd. X, 267–290, hier S. 274) aus dem Jahre 1928. In *Allgemeines über den hysterischen Anfall* verweist Freud zwar (wie später auch) auf den antiken Ursprung dieser Analogie, ohne sie jedoch fortzuschreiben. „Wir dürfen abändern! Der hysterische Krampfanfall ist ein Koitus-Äquivalent.“ (Ebd., Bd. VI, S. 203). Zu diesem Komplex insgesamt vgl. Rolf Kruse: *Gesundheit und Krankheit – Anfälle im Werk Thomas Manns*, in: *„Das ist eine alte Krankheit“. Epilepsie in der Literatur*, hg. von Dietrich von Engelhardt/Hansjörg Schneble/Peter Wolf, Stuttgart/New York 2000, S. 169–187.

14 Vgl. Schneble: *Geschichte der Epilepsie* (Anm. 1), S. 49 f.

15 Vgl. Susan Sontag: *Krankheit als Metapher. Aids und seine Metaphern*, Frankfurt a. M. ²2005, S. 51.

16 Vgl. Hansjörg Schneble: *Krankheit der ungezählten Namen – ein Beitrag zur Sozial-, Kultur- und Medizingeschichte der Epilepsie anhand ihrer Benennung vom Altertum bis zur Gegenwart*, Bern u. a. 1987.

17 Bayer: *Vorwort* (Anm. 3), S. 533.

18 Bayer: *der kopf des vitus bering* (Anm. 5), S. 5.

tatsächlich an Epilepsie litt. Es reicht aus, dass es so gewesen sein könnte („zur not"), insofern nämlich die Vagheit dieses Wissens selbst schon der sprachlich-literarischen Entdeckungsreise innewohnt – einer Entdeckungsreise, „die dort anfängt, wo die Welt in ihrer scheinbaren Festigkeit endet".[19] Dabei sieht es so aus, als wäre es dieses Scheinbare, das die Literatur an der Epilepsie interessiert, als wären es gerade jene mit ihr einhergehenden Verwandlungen, mit denen sich die Schriftsteller, Elias Canetti zufolge, als deren „Hüter"[20] auf dem ihnen angestammten Terrain bewegen. Die nachfolgenden Ausführungen möchten diese Spur jedenfalls weiterverfolgen, indem sie den Aspekt der Metamorphose sowohl in Bezug auf die Krankheitssymptomatik als auch hinsichtlich ihrer ästhetischen Umsetzung ins Zentrum der Aufmerksamkeit rücken.

Eine außerordentliche Krankheit

Konrad Bayer hatte sich für Vitus Bering entschieden, weil seine Überlieferungsgeschichte genügend offenlasse. Gerade um Geschichten ging es ihm nicht, eher um ihre Zerstörung. Ein solches Ansinnen teilten er und die Wiener Gruppe, der er angehörte, mit ihrem Landsmann Thomas Bernhard, dem selbsternannten „Geschichtenzerstörer".[21] Bayers *der kopf des vitus bering* erschien postum 1965, ein Jahr nach *Amras*, der ersten großen Erzählung von Thomas Bernhard, in der Epilepsie auch *ein* – wenn nicht sogar *das* Thema ist. In ihr wächst sie sich – einmalig in der Literaturgeschichte – als „Tiroler Epilepsie"[22] sogar zu einer regionaltypischen Krankheit aus, von der Familien bis zur Selbstauslöschung befallen sind. Wer, wie Bayer oder Bernhard, Ende der 1950er bzw. Anfang der 1960er Jahre keine Geschichten im herkömmlichen Sinne mehr erzählen möchte und wer der Geschichte ebenso misstraut wie ihrer Fabulierung, weil die dahinter stehende Absicht, historisch wie auch literarisch Ordnung zu stiften, zumal im Österreich der Nachkriegszeit unter Ideologieverdacht steht, der ist auf Irritation dieser Ordnung aus und sucht sein (ästhetisches) Heil im Außerordentlichen (lies: Außer-ordentlichen), in einer Literatur, die gängige Grenzen verschiebt,[23] nachdem ihr lange genug vorgeschrieben wurde, in welchen Grenzen sie sich zu bewegen habe.

Ungeachtet der Unterschiede, wie sie ihre Prosa organisieren: Bayer und Bernhard eint der experimentelle Charakter ihres Schreibens, dass sie Sprachroutinen aufbrechen und so, als Ausdruck der Infragestellung einer geschlossenen Weltsicht, erzählerische Zusammenhänge erst gar nicht entstehen lassen. Von einer Zwangsläufigkeit, mit der die Autoren sich für eine Krankheit interessieren, die selbst in dem Ruf steht, eine „Entfesselung der im logischen Konzept stillgestellten Körperlichkeit" auszulösen,[24] soll hier freilich

19 Günther Eisenhuber: *Nachwort*, in: Bayer: *der kopf des vitus bering* (Anm. 5), S. 81–103, hier S. 98.

20 Elias Canetti: *Der Beruf des Dichters*, in: ders.: *Das Gewissen der Worte. Essays*, Frankfurt a. M. 1981, S. 272–283, hier S. 276.

21 Thomas Bernhard: *Drei Tage*, in: ders.: *Der Italiener*, München 1978, S. 93–107, hier S. 100.

22 Thomas Bernhard: *Amras*, Frankfurt a. M. 1988, S. 13.

23 Vgl. hierzu *Grenzverschiebung. Neue Tendenzen in der deutschen Literatur*, hg. von Renate Matthaie, Köln ²1972.

24 Hans-Joachim Görres: *Hinter einer Mauer des Schweigens. Epilepsie – die unheimliche Krankheit*, in: *Universitas* 6 (1988), S. 659–667, hier S. 666.

nicht die Rede sein. Denn dafür gäbe es genug Gegenbeispiele, die dieser Behauptung zuwiderliefen. Aber es spricht doch für eine gewisse zeitspezifische Neigung, den ästhetischen Extremismus dadurch zu stärken, dass eine Krankheit wie die Epilepsie als ein Alteritätsphänomen sui generis das Schreibverfahren der Transgression bzw. Überschreitung und Verschiebung thematisch wie mimetisch unterstützt. Anders lässt sich nicht erklären, warum fast zeitgleich Hubert Fichte mit seinem Roman *Das Waisenhaus* (1965) nicht nur einen ‚halluzinatorischen Veitstanz' inszeniert,[25] sondern dem Protagonisten Detlev mit Anna eine seine Außenseiterschaft flankierende Mädchenfigur zur Seite stellt, die epileptischen Anfällen ausgesetzt ist. Es scheint so, als würde das vielfach beschworene Grenzgängerische der Krankheit[26] genau jenen seinerzeitigen Aktivitäten in der deutschsprachigen Literatur (und nicht nur in dieser)[27] Vorschub leisten, denen es im Wesentlichen um eine literarische Grenzverschiebung ganz eigener Art gegangen ist.

Was aber genau ist das, was die Krankheit zu etwas Außerordentlichem werden lässt? Und: Ist sie überhaupt so außerordentlich, wie es ihr nachgesagt wird, oder wird sie nicht vielmehr dazu gemacht, wozu nicht zuletzt die Literatur einen nicht unerheblichen Beitrag geleistet hätte? Denn eines ist klar: Nichts Außerordentliches fällt einfach vom Himmel, es sei denn, es wäre derjenige, der über allem thront, wobei man auch in diesem Fall davon ausgehen darf, dass der Mensch darüber seine eigenen Gedanken anstellen würde. So ist, wenn von der Epilepsie als einer Krankheit im „Zwielicht"[28] gesprochen oder, wie im vorliegenden Zusammenhang, ihr liminaler Charakter (also ihr grenzgängerisches Wesen) betont wird, die Krankheit selbst noch gar nicht erfasst, sondern allenfalls, wie sie auf uns wirkt. Und wenn man noch einmal in die Antike zurückblickt, so wäre ihr vermeintliches Außerordentlichsein zunächst einmal nichts, was die Epilepsie so ohne weiteres von anderen Krankheiten unterscheiden würde. Befragt man dazu beispielsweise Homers *Ilias* und *Odyssee*, was man, wenn es um kulturelle Ursprungsgeschichte geht, gerne zu tun pflegt, so werden Krankheiten dort ganz allgemein und wie die Epilepsie auch als übernatürliche Strafe, als dämonische Besessenheit und als Ergebnis natürlicher Ursachen aufgefasst. Nicht einmal als Medium für hellseherische Fähigkeiten und prophetische Erkenntnis, die in dem französischen Epilepsie-Begriff *mal des prophètes* fortwirken,[29] könnte sie ein Alleinstellungsmerkmal für sich beanspruchen. Denn führt man sich beispielsweise die Geschichte der Wahnsinns-Vorstellungen vor Augen, so ist die Nähe von visionärem Sehen und Wahnsinn schon im Griechischen durch die etymologische Verwandtschaft von *man-*

25 Vgl. Bodo Heimann: *Experimentelle Prosa*, in: *Die deutsche Literatur der Gegenwart. Aspekte und Tendenzen*, hg. von Manfred Durzak, Stuttgart 1973, S. 230–256, hier S. 244.

26 Vgl. hierzu unter anderem Friederike Waller/Hans Dierck Waller: *Literarische Gesichter der „Heiligen Krankheit". Reisen im Grenzgebiet*, in: *Gesichter der „Heiligen Krankheit". Die Epilepsie in der Literatur*, hg. von dens./Georg Marckmann, Tübingen 2004, S. 15–29.

27 So steht beispielsweise in Thomas Pynchons 1966 veröffentlichtem Roman *The Crying of Lot 49* das Motiv der Epilepsie im Kontext aporetischer Erkenntnis und Narration. Vgl. hierzu: Ulrich Polednitschek-Veit: *Die epileptische Aura als zentrale Metapher in Thomas Pynchons* The Crying of Lot 49, in: *„Das ist eine alte Krankheit"*, hg. von Engelhardt/Schneble/Wolf (Anm. 13), S. 225–236; und zuletzt: Eleana Vaja: *Epilepsy Metaphors. Liminal Spaces of Individuation in American Literature 1990–2015*, Bielefeld 2017, S. 39 ff.

28 Steffi Ehlebracht: *Gelingendes Scheitern. Epilepsie als Metapher in der deutschsprachigen Literatur des 20. Jahrhunderts*, Würzburg 2008, S. 22.

29 Vgl. Schneble: *Geschichte der Epilepsie* (Anm. 1), S. 123.

tis und *mania* belegt. Was ist es also, woraus die Epilepsie ihre Einzigartigkeit und in Literatur und Kunst insgesamt eine geradezu mythische Faszination bezieht? Liegt sie vielleicht in der Verbindung des drastischen Anfallsgeschehens und der Kürze seiner Dauer, wenn man einmal vom *status epilepticus* absieht, bei dem es zu einer mindestens 30 Minuten dauernden und schlimmstenfalls tödlich ausgehenden Häufung von Anfällen ohne zwischenzeitliche Erholung kommt? Gerade die klonisch-tonische, ohne Vergleich im Feld der Medizin sich äußernde Symptomatik ist es ja, die den Beobachter, wenn er mit dem Geschehen nicht professionell befasst ist, regelmäßig fassungslos zurücklässt. Oder wäre dies am Ende, zumindest in ästhetischer Hinsicht, nicht schon ein wenig zu medizinisch bzw. symptomatisch gedacht? Müsste man nicht, wenn es um den mythischen Charakter der Epilepsie geht, woanders ansetzen und ihn aus der Eigenheit einer sich um- und rückbildenden Verwandlung bzw. Metamorphose herleiten und damit aus einem Umstand, dessen Tradierung auf Zeugenschaft beruht? Denn es ist schließlich der Beobachter, der zeugt, wovon der Betroffene selbst nichts oder nur Ungefähres weiß, er ist Zeuge eines Geschehens, das als eine Art Zwischen-Fall wahrgenommen wird und damit gleichzeitig, so könnte man es vielleicht sagen, als ein vorübergehendes Aus-der-Welt-Fallen begriffen werden kann.[30]

Doch wo bezeugt wird, was sich unmittelbarer Einsicht entzieht oder gerade deshalb als dämonische Machenschaft ausgelegt wird, sind, das belegt der Blick selbst noch in die jüngere Geschichte der Epilepsie, der Spekulation und dem Aberglauben Tür und Tor geöffnet. Man glaubt vielleicht nicht mehr an Werwölfe, auch wenn man sich bei der Hysterie, die zurzeit mit der Wiederkehr der Wölfe medial und politisch einhergeht, auch in dieser Hinsicht nicht ganz sicher sein kann. Aber es ist gerade einmal etwas mehr als 40 Jahre her, dass man an einer Studentin aus der deutschen Stadt Klingenberg, bei der eine Epilepsie diagnostiziert wurde, den Großen Exorzismus vollzogen hat.[31] Nur einen Tag, nachdem man ihr zum letzten Mal den Teufel auszutreiben versucht hatte, verstarb sie an den Folgen ihres schlechten Ernährungszustandes. Sie soll gerade mal 31 Kilogramm gewogen haben. Weit über die Landesgrenzen hinaus erregte der Fall der Anneliese Michel Aufsehen infolge des sogenannten Aschaffenburger Exorzismus-Prozesses und im Zuge seiner Verfilmung unter dem Titel *The Exorcism of Emily Rose* aus dem Jahre 2005. Die geradezu monströs anmutende Art dieses Vorgehens kann freilich auf eine lange Tradition zurückblicken. So galt volksmedizinischen Quellen zufolge neben Menschen- auch Tierblut als erfolgversprechendes Therapeutikum bei Anfallserkrankungen.[32] Dem Blut des Wolfes wurde dabei eine besondere Wirksamkeit zugesprochen. Die von der römisch-katholischen Kirche als Heilige und Kirchenlehrerin verehrte Hildegard von Bingen empfahl beispielsweise ein zu Pulver zerstoßenes Wolfsherz bei Epilepsie und Wolfsblut und Wolfskot bei Krampfleiden gleich welcher Art. Als Elixier einer heilenden Metamorphose

30 In David B.s zweibändigem und zu Recht viel gerühmtem Comic *Die heilige Krankheit* stirbt der dargestellte Bruder Jean Christoph mit jedem Anfall für die Dauer eines Augenblicks. Vgl. David B.: *Die heilige Krankheit. Geister*, Zürich 2006, sowie ders.: *Die heilige Krankheit. Schatten*, Zürich 2007.

31 Vgl. Uwe Wolff: *Das bricht dem Bischof das Kreuz. Die letzte Teufelsaustreibung in Deutschland 1975/76*, Reinbek bei Hamburg 1999.

32 Vgl. *Handwörterbuch des deutschen Aberglaubens*, hg. von Hanns Bächtold-Stäubli, unter Mitwirkung von Eduard Hoffmann-Krayer, unveränderter fotomechanischer Nachdruck, Berlin/New York 1987, Bd. 2, Sp. 1176.

sollte das Wolfsblut unter anderem den Wolf als Werwolf aus „der Ekstase nächtlich animalischer Extremstufe des Raubtierhaften, des Reißens, Beißens, Schäumens und Krampfens in seine menschliche Normalgestalt“ zurückholen.[33] Der Mensch mit Epilepsie rückt aufgrund seiner Symptomatik insofern in die Nähe eines Mischwesens, das als „Idealfall“ des Monstrums gilt,[34] eines Wesens also, das nach Michel Foucaults luzider Beschreibung zwei Bereichen angehört, dem menschlichen und dem animalischen.

> Der Mensch mit dem Stierkopf, der Mensch mit den Vogelfüßen – lauter Monster. Es ist ein Mischgebilde aus zwei Arten, ein Mixtum zweier Arten: das Schwein mit dem Schafskopf ist ein Monster. Es ist eine Mischung aus zwei Individuen: Wer zwei Köpfe und einen Leib, zwei Leiber und einen Kopf hat, ist ein Monster. Es ist die Mischung aus zwei Geschlechtern: Wer zugleich Mann und Weib ist, ist ein Monster. Es ist die Mischung aus Leben und Tod: Der Fötus, der mit einer Morphologie, die nicht lebensfähig ist, das Licht der Welt erblickt, aber dennoch ein paar Minuten oder einige Tage durchhält, ist ein Monster. Schließlich ist es eine Mischung aus verschiedenen Formen: Etwas, das weder Beine noch Arme hat, wie eine Schlange ist, ist ein Monster. Folglich überschreitet es die natürlichen Grenzen, die Klassifikationen, die Kategorientafeln und das Gesetz als Tafel: Genau darum geht es in der Monstrosität.[35]

Die auf den Werwolf im Besonderen und das Monstrum im Allgemeinen übertragene „Vermischungsangst“ ist solchermaßen „Erkennungszeichen eines Anderen“,[36] das Monstrosität und Epilepsie symptomatisch und historisch verschwistert. So verlaufen, bei aller notwendigen Differenzierung im Einzelnen, Monster- und Epilepsiegeschichte medizin- und kulturhistorisch annähernd komplementär. Galten Anfälle in der Antike als göttlich oder dämonisch motiviert, im Mittelalter als Zeichen der Besessenheit und – nach zwischenzeitlicher Aufwertung in der Renaissance – in der Neuzeit als Ausdruck einer abnormen Persönlichkeit, so stimmt dieser Verlauf ungefähr mit der Entwicklung überein, die für das Monster herausgearbeitet wurde. Zu einer bezeichnenden und auch für die Literatur folgenreichen Zusammenführung kommt es mit dem um 1800 einsetzenden massiven Versuch, das Monströse als eine „im Endeffekt kriminelle Veranlagung“ zu begründen.[37] Denn der „Verbrecher als Monster-Kranker“[38] veranlasste Forscher und Wissenschaftler wie beispielsweise den italienischen Gerichtsmediziner und Psychiater Cesare Lombroso dazu, die Impulsivität und Triebhaftigkeit, unter denen Kriminelle angeblich litten, auf Degenerationserscheinungen zu übertragen, von denen epileptische Anfälle ausgelöst würden. „Sie würden als Kriminelle geboren und seien unabhängig von den sozia-

[33] Rudolf Haas: *Epilepsie als Symbol und Metapher in der Literatur*, in: *„Das ist eine alte Krankheit“*, hg. von Engelhardt/Schneble/Wolf (Anm. 13), S. 37–49, hier S. 39.

[34] Hans Richard Brittnacher: *Ästhetik des Horrors*, Frankfurt a. M. 1994, S. 199.

[35] Michel Foucault: *Die Anormalen. Vorlesungen am Collège de France (1974–1975)*, aus dem Franz. von Michaela Ott/Konrad Honsel, Frankfurt a. M. 2007, S. 86 f.

[36] Urs Zürcher: *Monster oder Laune der Natur. Medizin und die Lehre von den Missbildungen 1780–1914*, Frankfurt a. M., S. 231 f.

[37] Foucault: *Die Anormalen* (Anm. 35), S. 106.

[38] Peter Becker: *Der Verbrecher als ‚monstruoser Typus‘. Zur kriminologischen Semiotik der Jahrhundertwende*, in: *Der falsche Körper. Beiträge zu einer Geschichte der Monstrositäten*, hg. von Michael Hagner, Göttingen ²2005, S. 147–173, hier S. 160.

len Bedingungen zu keiner Besserung fähig."[39] Dass die kriminelle Energie von ‚Epileptikern' oder solchen, die dafür gehalten wurden, ein großes Thema in der Literatur seit Mitte des 19. bis weit ins 20. Jahrhundert ist, spricht in diesem Zusammenhang für die Virulenz und Nachhaltigkeit dieses Epilepsiediskurses, der angesichts ihrer Gestaltung als Sittenmonster gleichzeitig am Monsterdiskurs partizipiert. Hierzu gehören der Vatermörder Smerdjakow in Fjodor Dostojewskis *Die Brüder Karamasow* und der skrupellose Gewalttäter Monk in Charles Dickens' *Oliver Twist* ebenso wie der Sexualverbrecher Christian Moosbrugger in Robert Musils *Der Mann ohne Eigenschaften* und Carmen Sternwood als Mörderin ihres Schwagers in Raymond Chandlers *Der große Schlaf*. Insofern Medizin, Kriminologie und Psychiatrie in dieser Zeit gleichermaßen nach der Identifizierung des Monsters forschen, „das in den kleinen Anomalien und den kleinen Abweichungen lauert",[40] erklärt sich auch die Nähe von Monster- und Epilepsiegeschichte als einer wissenschaftlichen Irrtumsgeschichte bzw. als einer Geschichte des Nichtwissens. Noch in Eugen Bleulers Maßstäbe setzendem *Lehrbuch der Psychiatrie* werden Epilepsie und Geisteskrankheit in einen unmittelbaren Zusammenhang gestellt. „Die Epileptiker sind in der Regel Psychopathen, schon bevor die Krankheit ihnen den eigenartigen Stempel aufgedrückt hat."[41]

Von der Seite der Symptomatik ist die außergewöhnliche Abweichung von der körperlichen Ordnung das Hauptkennzeichen, das historisch ‚Epileptiker' mit dem Extremismus des Monsters verbindet. Er ist, in der Wahrnehmung seines neurophysiologischen Anfallsbildes, wie das Monster ein „auffällige[s] Wesen par excellence".[42] In David B.s bereits erwähntem Comic *Die heilige Krankheit* erhält die Epilepsie unzählige Gesichter, wobei sie auffälligerweise mit jeder neuen Episode und Traumvision nach und nach ins Monströse verzerrt werden. In einer Vision verwandelt sich das Gesicht des Betroffenen sukzessive in eine Gestalt,[43] die in ihren Zwischenstadien an Ausdrucksformen erinnert, wie man sie vielleicht mit Thomas Manns Felix Krull in Zusammenhang bringen kann, als dieser in der Musterungsszene einen epileptischen Anfall simuliert und dabei einen „wahren Hexensabba[t] von Fratzenschneiderei" veranstaltet.[44]

Schwellenhüter. Der Fall Menuchims

Eine Verwandlungsgeschichte ganz anderer, weil umgekehrter Art liefert demgegenüber Joseph Roths Roman *Hiob*. Es ist der Roman über die jüdische Familie Singer, die die rus-

39 Georg Marckmann: *Medizinische und sozialpsychologische Gesichter der „Heiligen Krankheit". Realität und literarische Fiktion*, in: *Gesichter der „Heiligen Krankheit"*, hg. von Waller/Waller/Marckmann (Anm. 26), S. 30–54, hier S. 42.

40 Daniel Link: *Krankheit und Kultur. Politik des Monsters*, in: *Epochen – Krankheiten. Konstellationen von Literatur und Pathologien*, hg. von Frank Degler/Christian Kohlroß, St. Ingbert 2006, S. 45–55, hier S. 51.

41 Ernst Bleuler: *Lehrbuch der Psychiatrie*, Berlin ^{4}1923, S. 341.

42 Thomas H. Macho: *Vom Ursprung des Monströsen. Zur Wahrnehmung des verunstalteten Menschen*, in: *Wie werden aus Menschen Monstren?*, hg. von Adolf Holl, Graz 1990, S. 55–94, hier S. 64.

43 Vgl. David B.: *Die heilige Krankheit. Schatten* (Anm. 30), S. 185.

44 Mann: *Gesammelte Werke* (Anm. 10), Bd. 2, S. 366.

sische Diaspora verlässt und gegen die Diaspora in New York eintauscht. Der Ortswechsel ist jedoch teuer erkauft, denn die Familie muss ihren jüngsten Spross, Menuchim, zurücklassen. Menuchim war von seinen frühen Kindheitstagen an körperlich und geistig behindert und obendrein an Epilepsie erkrankt. Man plante oder redete sich ein, ihn später nachzuholen, wenn es die Gelegenheit erlauben würde, und trennte sich so schweren Herzens von dem Sohn, über den einst ein Rabbi wahre Wunderdinge vorausgesagt hatte, dessen nachfolgende Entwicklung jedoch wenig Anlass zu der Hoffnung gab, dass sich an seinem Zustand etwas ändern würde. Als sich in Amerika, nachdem ein Schimmer des Glücks die Familie Singer zu streifen schien, die Dinge für sie zum Schlechten wenden und Mendel erst seinen Sohn Schermajah, dann seine Frau Deborah verliert und schließlich seine an einer Psychose erkrankte Tochter in eine Psychiatrie eingeliefert wird, erweist sich die Krankheit Menuchims wie der Vorbote eines Fluchs, der über Mendel Singer und seiner Familie liegt. Sein solchermaßen erschüttertes Gottvertrauen wird erst in dem Moment wieder hergestellt, als Menuchim, von Grund auf gesundet und inzwischen ein gefeierter Musiker, sich im Verlaufe einer Konzertreise auf die Spuren seines Vaters begibt und ihn von seinem Schmerz und seinem Renegatentum erlöst.

Unschwer ist schon in dieser gerafften Zusammenfassung zu erkennen, dass wir es in Bezug auf die Narration der Epilepsie mit einer vom bisherigen Muster abweichenden Verwandlungsgeschichte zu tun haben. Denn Menuchim wird nicht nur einer Metamorphose vom „mächtige[n] Krüppel"[45] zu einem genial veranlagten Kapellmeister und Komponisten unterzogen, die in seinem Namenswechsel von Menuchim Singer zu Alexej Kossak sinnfällig wird. Sie ist bereits in seiner deformierten Körperlichkeit und in seiner Krankheit der Epilepsie als solche angelegt. Die in der Literatur- und Geistesgeschichte nachweisbare und bereits angesprochene Konvergenz von Monstrosität und Epilepsie weist in *Hiob* daher eine ebenso eigentümliche wie signifikante gegendiskursive bzw. gegenläufige Abweichung vorheriger Engführungen auf: Diese Konvergenz wird aus dem Begründungszusammenhang des Kriminellen herausgelöst und in die Sphäre liminaler Humanität überführt. Zu der bereits angesprochenen fatalen Analogie zwischen Kriminellen und Menschen mit Epilepsie verhält sich Menuchims Entwicklung und Werdegang geradezu invers. Die in gewisser Weise märchenhaft anmutende Überwindung seiner körperlichen Monstrosität bildet dazu auf physischer Ebene das Pendant, wobei mit dieser Parallele eine wiederum bezeichnende Verschränkung einhergeht, in der sich Menuchims Liminalität auf doppelte Weise spiegelt. So weist der kleine Menuchim in seiner Deformation an der Grenze zwischen Menschlichem und Nichtmenschlichem alle Züge eines Monsters auf: Sein „großer Schädel hing schwer wie ein Kürbis an seinem dünnen Hals",[46] er hatte „krumm[e] Schenkel" und einen „aufgedunsenen Bauch"[47] und „setzte nicht einen Fuß vor den andern wie ein Mensch", sondern wackelte „mit seinen Beinen wie mit zwei zerbrochenen Reifen",[48] wobei er, wie ein Tier stöhnend und ein Pferd wiehernd,[49] mit „Hundekot" spielte und alles „fraß", wonach er greifen konnte.[50] Eine solche einem

45 Joseph Roth: *Hiob. Roman eines einfachen Mannes*, vollständige Ausg., München [13]2013, S. 22.
46 Ebd., S. 11.
47 Ebd., S. 16.
48 Ebd., S. 21.
49 Vgl. ebd., S. 11, 56.
50 Ebd., S. 20 f.

Mischwesen ähnliche Körperlichkeit entspricht der Position des ‚Epileptikers', der sich unter seinem Anfall wie auf der Schwelle zwischen Jenseits und Realität bewegt. Mit guten Gründen hat man daher Menuchim als „Hüter der Schwelle" bezeichnet und eine solche Zuschreibung aus dem Text selbst herleiten können.[51] Denn dort heißt es unter anderem, dass er von seiner Mutter Deborah vor der Abreise nach Amerika „sachte auf die Schwelle" gelegt worden sei, „wie man eine Leiche in einen Sarg legt".[52] Aber dieser Ort – für die Mutter Sinnbild eines Abschieds, der sich wie ein Tod anfühlt – ist der Menuchim charakterisierende Ort seiner Existenz im Dazwischen und wie er selbst ein Symbol, „das keine Antwort gibt".[53]

Als „Todesübung zur Unzeit"[54] stellt die Epilepsie auf dem Gebiet der Krankheit dar, was dem Monster als „Mischung aus Leben und Tod" eignet.[55] Sie ist grenzgängerisch und schlägt dem Tod sogar noch ein Schnippchen, indem sie sich ihm anverwandelt, ohne seinen Spuren zu folgen. Nicht allein, dass sie gegen die stillgestellte Körperlichkeit revoltiert, sie setzt auch die Gesetzmäßigkeiten von Leben und Tod außer Kraft. Vermutlich hat ihr gerade das den seit jeher bestehenden Ruf eingebracht, nicht von dieser Welt zu sein. Mendel interpretiert daher Menuchims Krankheit noch ganz folgerichtig als „Strafe Gottes",[56] während Deborah ihren unfreiwilligen Gang in eine Kirche zur Zeit ihrer Schwangerschaft als Omen dafür deutet, „daß ein Unglück im Anzug ist."[57]

Seinen Geschwistern ist er jedoch, als würde er ihren Ausbruch aus den Zwängen ihrer Welt in der Diaspora noch zusätzlich erschweren, nichts als eine „Plage",[58] die sie am liebsten aus der Welt geschafft hätten. Vor allem seine Schwester Mirjam litt unter seiner Anwesenheit, sodass ihre „Zärtlichkeit, mit der sie sein aschgraues verknittertes Angesicht streichelte, […] etwas Mörderisches" hatte.[59] Dass sie Menuchim für einen Idioten hält, überrascht daher wenig; umso mehr dagegen die scheinbare Übernahme dieser Einschätzung durch den Erzähler, wenn es in Bezug auf die merklich ansteigende Unruhe Menuchims angesichts der bevorstehenden Abreise seiner Eltern heißt:

> Er war ein Idiot, dieser Menuchim! Ein Idiot! Wie leicht sagt man das! Aber wer kann sagen, was für ein Sturm von Ängsten und Sorgen die Seele Menuchims in diesen Tagen auszuhalten hatte, die Seele Menuchims, die Gott verborgen hatte in dem undurchdringlichen Gewande der Blödheit! Ja, er ängstigte sich, der Krüppel Menuchim.[60]

„Wie leicht sagt man das!" Es scheint, als müsste der Erzähler Menuchim vor dessen Schwester in Schutz nehmen. Und was wäre die Bezeichnung ‚Idiot' anderes als ein Ausdruck für die Unmöglichkeit, den so Bezeichneten in eine Ordnung einzufügen? Aus Mirjams Reaktion spricht freilich der seit 1800 geläufige abwertende Sprachgebrauch, mit

[51] Ehlebracht: *Epilepsie als Metapher* (Anm. 28), S. 262.
[52] Roth: *Hiob* (Anm. 45), S. 94, vgl. auch S. 42, 91.
[53] Ebd., S. 48.
[54] Ehlebracht: *Epilepsie als Metapher* (Anm. 28), S. 119.
[55] Foucault: *Die Anormalen* (Anm. 35), S. 268.
[56] Roth: *Hiob* (Anm. 45), S. 11.
[57] Ebd., S. 27.
[58] Ebd., S. 20.
[59] Ebd., S. 21.
[60] Ebd., S. 91.

dem unter einem Idioten ein geistig beschränkter bzw. schwachsinniger Mensch verstanden wird. Zu dieser Zuschreibung geht der Erzähler ganz offensichtlich auf Distanz, ohne allerdings die ursprünglich in ‚Idiot' vermittelte Bedeutung von „abweichendem Verhalten, Eigentümlichkeit und Eigenart" explizit abzurufen.[61] Aber etwas davon schwingt in seiner Äußerung mit – so der Vorbehalt, dass man nicht recht ergründen könne, was in Menuchim wirklich vorgehe. Damit rückt er in die Nähe jenes großen ‚Idioten' der Weltliteratur, über den bereits im Zusammenhang mit Thomas Manns *Zauberberg* gesprochen wurde und mit dem er das Schicksal nicht nur der Epilepsieerkrankung teilt. Als „Feind der Ordnung"[62] gehört Dostojewskis Fürst Myschkin weder dieser noch jener Welt an und liefert damit seinem sozialen Umfeld Anlässe genug, ihn umstandslos, wenn auch aus für Myschkin selbst unverständlichen Gründen, einen Idioten zu nennen: „Es halten mich auch alle, ich weiß nicht warum, für einen Idioten, und ich war tatsächlich einmal so krank, daß ich damals mit einem Idioten Ähnlichkeit hatte; aber wie kann ich jetzt ein Idiot sein, da ich doch selbst begreife, daß man mich für einen Idioten hält?"[63] Das, was ihn zu einem Idioten hätte machen können, liegt aus Myschkins Sicht in der Vergangenheit, in der Zeit seines Schweizer Asyls, als seine häufigen Anfälle dazu beigetragen haben, dass er regelmäßig in „vollständigen Stumpfsinn"[64] verfallen sei. Nun aber werden dafür seine charakterliche Disposition, seine eher einem Kind gleichkommende Einfalt und Offenheit zum Anlass genommen, ihn für einen ebenso bedauernswerten wie „klägliche[n] Idiot[en]" zu halten.[65] Anders als im Falle Menuchims steht am Ende des Romans daher fast folgerichtig nicht die vollständige Heilung des Protagonisten, sondern seine vollständige Zerrüttung,[66] sodass Myschkin schließlich wieder der ‚Idiot' ist, „den die anderen von Anfang an in ihm sehen wollten."[67] Mehr noch: Seine Krankheit wird zum manifesten Ausdruck jenes Außerhalb, das aus Menuchim einen Schwellenhüter macht.

Statt eines Fazits: Battus oder: Von der Um-Schreibung einer Metamorphose

Die literarische Epilepsiegeschichte ist reich an Metamorphosen. Man könnte darüber ein ganzes Buch schreiben. Wenn ich es schreiben würde, würde ich es mit dem spätmittelalterlichen Versepos *La Commedia* von Dante Alighieri beginnen und mit Christoph Ransmayrs Roman *Die letzte Welt* aus dem Jahre 1988 enden lassen. Im 24. Gesang von Dantes *Inferno* tritt ein Sünder auf, der, zur Strafe von Schlangen gebissen und sich in Asche verwandelnd, von neuem Gestalt gewinnt und dann wieder das nämliche, bis in alle Ewig-

61 Dunja Brötz: *Dostojewskis „Der Idiot" im Spielfilm. Analogien bei Akira, Kurosawa, Saša Gedeon und Wim Wenders*, Bielefeld 2008, S. 23.

62 Hermann Hesse: *Gedanken zu Dostojewskis „Idiot" [1919]*, in: ders.: *Eine Literaturgeschichte in Rezensionen und Aufsätzen*, hg. von Volker Michels, Frankfurt a. M. [3]1980, S. 307–315, hier S. 313.

63 Fjodor Michailowitsch Dostojewski: *Der Idiot*, aus dem Russ. von Hermann Röhl, Frankfurt a. M. 1983, S. 118.

64 Ebd., S. 87.

65 Ebd., S. 80.

66 Vgl. ebd., S. 948.

67 Achim Geisenhanslüke: *Dummheit und Witz. Poetologie des Nichtwissens*, München 2011, S. 292.

keit währende Schicksal erleidet, wobei die Höllenreise Vanni Fuccis, so der Name des Kirchenräubers, mit der eines Fallsüchtigen verglichen wird.[68] Bei Christoph Ransmayr, der sich ähnlich wie Dante, aber mit seinem Buch ganz ausdrücklich in die Tradition von Ovids *Metamorphosen* stellt, begegnen wir einer Figur namens Battus, einem zur Blödigkeit neigenden und missratenen Wesen,[69] das sich seine Mutter, Fama, wie Menuchims Geschwister ihren Bruder, am liebsten aus der Welt gewünscht hätte. Und wie Menuchim leidet er an Epilepsie.

Von bescheidener Herkunft, konnte Battus in seiner Ursprungsgeschichte einfach seinen Mund nicht halten,[70] oder sagen wir, dass bei ihm Schwatz- und Habsucht eine fatale Allianz eingegangen sind, wenn man so weit gehen will, bei einem Hirten, der sich eigentlich auf bescheidenem Fuße bewegt, überhaupt von Habsucht zu sprechen. Dabei führt Ovid uns (womöglich wider Willen) vor, wie ungerecht die Welt beschaffen sein kann. Denn während der eine am eigenen Leib zu spüren bekommt, welchen Vergehens er sich schuldig gemacht hat, geht der andere, der die ganze Affäre ausgelöst hat, strafrechtlich gesprochen leer aus. Mercurius steht nicht an, eine Rinderherde beiseitezuschaffen, und sieht sich, noblesse oblige, nicht einmal der Notwendigkeit ausgesetzt, Rechenschaft darüber abzulegen, während Battus, nur weil er die Gunst der Stunde zu nutzen sucht, unmittelbar zu spüren bekommt, was es heißt, sich auf unbedachte Weise mit den Göttern anzulegen. Mag es auch diese Unbedachtheit sein, die ihm zum Verhängnis wird, so rechtfertigt sie doch noch lange nicht die Ungleichheit, mit der ein begangenes Unrecht über ein – allenfalls moralisch zu sanktionierendes – Vergehen die Oberhand behält. Solchermaßen gestraft genug, weil ihm, alt wie er einmal ist, erstens am Ende seines Lebens noch einmal die sozialen und geistigen Grenzen auf eine ihn geradezu beschämende Art und Weise aufgezeigt werden, weil ihm zweitens angesichts des Umstandes, dass sein vermeintlich meineidiges Herz in einen harten Stein verwandelt wird, gerade diese Möglichkeit, sich zu schämen, benommen ist, und weil er drittens, solchermaßen bei Ovid verewigt, sich wiederum mit der Rolle eines Statisten arrangieren muss, während das Dasein und Handeln anderer wie dasjenige von Apollo und Daphne oder Orpheus und Eurydike, in unzählige Wiederaufnahmen und Umschreibungen eingetaucht, im Lichte eines nicht enden wollenden Glanzes erstrahlen, hätte man sich für Battus eine Wiederkehr unter erfreulicheren Umständen gewünscht, als ihm dies in der letzten Welt Tomis, dieser verlorenen Stadt am Schwarzen Meer, in Ransmayrs Roman widerfährt.

[68] Bei der angesprochenen Stelle handelt es sich um die Verse 112–120 des 24. Gesangs. In der Übersetzung von Hartmut Köhler lauten sie: „Und wie einem ist, der stürzt und nicht weiß, wie, durch / Dämonenkraft, die ihn zu Boden reißt, oder aber durch Ge- / fäßverschluss, der den Leib abschnürt, // wenn er sich wieder erhebt und um sich schaut, ganz ver- / stört von der großen Angst, die er durchlitten hat, und im / Schauen aufseufzt, // so war es auch bei diesem Sünder, als er wieder stand. / Oh, wie streng ist doch Gottes Gewalt, die solche Sühne- / schläge prasseln lässt." Dante Alighieri: *La Commedia. Die Göttliche Komödie I. Inferno / Hölle. Italienisch / Deutsch*, in Prosa übersetzt u. kommentiert von Hartmut Köhler, durchges. und verb. Aufl., Stuttgart 2011, S. 363, 365.

[69] Vgl. Christoph Ransmayr: *Die letzte Welt. Roman. Mit einem Ovidischen Repertoire*, Nördlingen 1988, S. 124.

[70] Vgl. Publius Ovidius Naso: *Metamorphosen. Lateinisch-deutsch*, hg. und übers. von Niklas Holzberg, Berlin/Boston 2017, Buch 2, V. 676–707.

Sein Battus ist keine Figur, mit der so etwas wie eine poetische Gerechtigkeit ausgetragen werden würde. Anders zwar als der Alte der *Metamorphosen* ein noch jüngerer Mensch im pubertierenden, vielleicht im frühen Erwachsenenalter, ist er, Menuchim ähnlich, mit solchen Unbilden des Lebens geschlagen, wovon jede Einzelne schon imstande wäre, einem das Dasein zu vergällen. Und wie der Hirte bei Ovid, der schwatzt, dass man sich seiner fremdschämen möchte, macht Battus in der letzten Welt auch seinem Namen alle Ehre,[71] indem er lallt und quiekt und haspelt, bis kein Ton mehr seinem Leib entweicht. Für jemanden wie den Seiler indes

> war die Versteinerung des Krämersohnes nicht mehr als der seltene Fall irgendeiner eingeschleppten Krankheit, ein unheilbarer Starrkrampf vielleicht, den sich der Fallsüchtige vom Gesindel auf der *Argo* oder beim Wühlen im Strandgut geholt hatte, kaum der Rede wert und für den Narren sogar das bessere Schicksal, weil er nun endlich vom Reißen der Epilepsie befreit war.[72]

Hätte man Battus gefragt, so hätte es einer solchen Schicksalsfügung allerdings nicht bedurft, gerade hatte er sich mit dem Episkop vertraut gemacht, so vertraut, dass man sich „zum erstenmal" an ihn herandrängte, an ihn, den Narren und Dorfidioten, dem förmlich das Herz überging, als er verspürte, „was es bedeutet, ein Mensch unter Menschen zu sein [...]. Battus nahm die Hände, die Arme, die Geschenke und schrie und lallte vor Begeisterung."[73] Und nun sollte dieses Glücksgefühl, nachdem er es wie eine Wohltat kosten durfte, ebenso schnell und unvermittelt an ein Ende gekommen sein? Battus hat eine doppelte Last zu tragen: Er ist zur falschen Zeit am falschen Ort, und ihm eilt eine Vorgeschichte voraus, deren Ausgang für die Geschichte der letzten Welt unausweichlich ist. An Battus' Verwandlung muss sich nämlich erweisen, dass Cotta, die sich auf die Suche nach Ovid begebende Hauptfigur des Romans, „in eine Zwischenwelt geraten war, in der die Gesetze der Logik keine Gültigkeit mehr zu haben schienen, in der aber auch kein anderes Gesetz erkennbar wurde, das ihn hielt und vor dem Verrücktwerden schützen konnte."[74] Wenn es in der Logik des Romans liegt, auf eine Nicht-Logik hinauszulaufen, dann wird man einem solchen Lauf der Dinge erfahrungsgemäß schwerlich etwas entgegensetzen können. Trösten mag sich Battus allenfalls damit, dass es ihm nicht anders als jedem anderen auch ergangen sei, weil aufs Ganze gesehen keinem *„seine Gestalt"* mehr bleibe.[75]

Dass Battus sich am Ende in Stein verwandelt, hat Gründe, die im Unterschied zu *Hiob* in der ganz und gar anders gelagerten Ausrichtung des Buches begründet liegen. Was aber diese Metaphorisierungen anbelangt, so eint sie der Umstand, dass die Literatur als „Hüterin der Verwandlungen"[76] die in dem Anfallsgeschehen sinnfällig werdende Metamorphose gewissermaßen aus Profession beim Wort nimmt und sie, angeregt durch das hybride Wesen der Krankheit und ihr Uneindeutiges, ästhetisch produktiv werden lässt. Literatur ist kein Waschzettel, wie man sie in Medikamentenschachteln als Packungsbeilage vor-

[71] Der Name „Battus" ist abgeleitet aus dem gr. βαττολογεῖν, was unter anderem ‚schwatzen' heißt.

[72] Ransmayr: *Die letzte Welt* (Anm. 69), S. 221.

[73] Ebd., S. 211.

[74] Ebd., S. 220.

[75] Ebd., S. 15, Hervorhebung im Original.

[76] Canetti: *Der Beruf des Dichters* (Anm. 20), S. 276.

findet, noch enthält sie medizinische Handlungsanweisungen. Aber mit Blick auf die Epilepsie lernen wir etwas darüber, wie man mit ihr in unterschiedlichen Zeiten umgegangen ist und aus welchen Gründen bzw. inwieweit Literatur sich für sie interessiert hat. Dabei erweist sie sich in der Regel durchaus nicht als klüger als jenes Wissen, auf das sie sich in ihrer Zeit bezieht, wobei die vorliegenden Ausführungen diesen Nachweis auch gerade nicht erbringen wollten. Es ging vielmehr um die auf die Krankheit projizierte Verwandlungsenergie und wie diese immer wieder dem Schreiben und seinen Gegenständen anverwandelt worden ist.

Sébastian Thiltges

Trans-corporeality und *material memoirs*: vergleichende Lektüre zweier Krebsblogs

Nachtrag:
Am Montag, dem 13. August 2018, ist Georges Hausemer im Aachener Universitätsklinikum an seiner Tumorerkrankung gestorben.[1]

Einleitung: Körper zwischen Natur und Kultur

„'[N]ature' is always as close as one's own skin – perhaps even closer", warnt Stacy Alaimo in *Bodily Natures*[2] und weist damit nicht nur auf die fatalen Konsequenzen von Umweltveränderung und -zerstörung hin, die jeden Menschen (be)treffen: Sie plädiert dafür, Natur und Umwelt nicht als dem Menschen äußerliche, ihn umgebende Entitäten zu betrachten, sondern die gegenseitige Abhängigkeit von Mensch und Natur, von Individuum und Umwelt anzuerkennen.

An diese Gedanken anschließend stehen im Zentrum des folgenden Vergleichs zweier Krebsblogs nicht etwa Gesundheit und ihr vermeintliches Gegenteil, die Krankheit, sondern der Naturbegriff und sein vermeintliches Gegenteil: die Kultur. Unter dem Überbegriff *ecocriticism* (oder Ökokritik) und im Rahmen der transdisziplinär ausgerichteten *environmental humanities* stößt die Erforschung des Natur/Kultur-Gegensatzes und seiner Darstellung in literarischen Texten nun seit ein paar Jahrzehnten auf großes Interesse in der Forschungsgemeinschaft, das im Kontext des Klimawandels und insbesondere durch den Bezug auf Ökofeminismus, Umweltgeschichte und -gerechtigkeit sowie durch die Anthropozändebatte weiter begünstigt wird.

Zunächst soll also erläutert werden, welche Stelle der kranke Körper in der Debatte um Natur und Kultur einnimmt. In einer zweiten Etappe zeigt der Vergleich der beiden Blogtexte zwei Aspekte der Figurationen von Krankheit: Zum einen berufen sich die Autorinnen und Autoren auf Metaphern, um von ihrer Krankheit zu berichten. Zum anderen zeugt die Rolle der Krankheit in der Erzählstruktur vom Versuch, den Krebs nicht nur als stofflichen Inhalt, sondern als Teil des ästhetischen Prozesses zu betrachten. Dass

1 Georges Hausemer: *Nachtrag*, in: *Ich und mein Tumor*, 20. August 2018, http://ghausemer.blogspot.com/2018/08/nachtrag-20.html?m=1 (letzter Zugriff 11.01.2019).

2 Stacy Alaimo: *Bodily Natures. Science, Environment, and the Material Self*, Bloomington/Indianapolis 2012, S. 2.

der kranke Körper nicht ausschließlich geschildert, sondern selbst zum Subjekt der Erzählung wird, stellt die existenzielle und ästhetische Auseinandersetzung der schreibenden Person mit ihrer Krankheit dar.

Der Natur/Kultur-Dualismus

Für den Anthropologen Philippe Descola ist der Dualismus zwischen Natur und Kultur das zentrale Problem des 21. Jahrhunderts.[3] Insofern liegt es nahe, ihn nicht nur auf umweltspezifische Fragen anzuwenden, sondern seinen heuristischen Wert für andere Diskurse und Objekte zu prüfen. In *Wir sind nie modern gewesen*[4] beschreibt Bruno Latour die Moderne als die paradoxe Gegenüberstellung des „Hybriden" (z. B. genmodifizierte Nahrungsmittel, Klimawandel usw.) und der Schaffung von ontologisch getrennten Kategorien (Mensch vs. Nichtmensch), die das individuelle und kollektive Denken und Handeln des *anthropos* bestimmt.

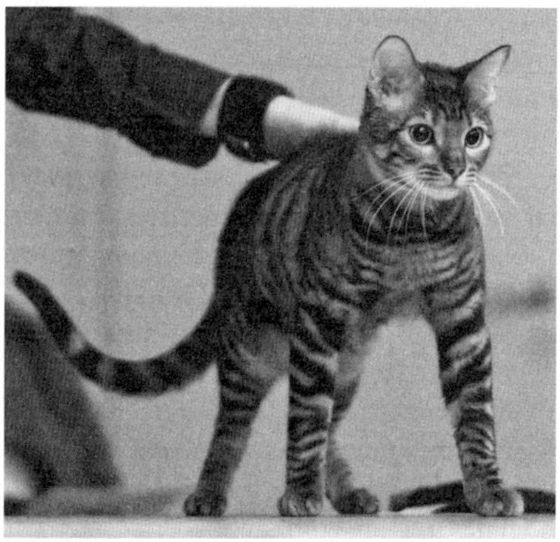

Abbildung 1: Toyger, Wikimedia Commons, 2008.

Anhand eines simplen Beispiels kann gezeigt werden, wie der Natur/Kultur-Dualismus für eine kulturwissenschaftliche und -kritische Analyse fruchtbar gemacht werden kann. Als *Toyger* wird eine neue, aus Kalifornien stammende Katzenart bezeichnet, die dank mehrerer Kreuzungsprozesse eine größtmögliche Ähnlichkeit mit einem Tiger aufweisen soll: getigertes Fell, breite Schädelform, starke Pranken usw. Bei diesem wortgetreuen ‚Stubentiger' handelt es sich also um einen Hybrid im Sinne von Latour: Ein lebendes, nichtmenschliches Wesen, das aber ein *Produkt* menschlicher Intervention ist. Zudem beinhaltet dieser Eingriff zahlreiche kulturelle Elemente, im geisteswissenschaftlichen Sinn: Ihm zugrunde liegen die Faszination für eine wilde, ungebändigte Natur – als das fundamental Andere der Kultur – sowie zugleich der Drang, jene Natur zu zähmen und von ihr Besitz zu ergreifen. Dieser Kontrast ist bereits dem Namen des Tieres inhärent, einer Kombination aus *toy* und *tiger*. Der *Toyger* wird so zum Inbild, ja buchstäblich zur Inkarnation (Ver*körper*ung als körperliches Werden) des Einflusses von Imaginationen, Werten, Affekten, Repräsentationen und Sprachen – Elemente, die üblicherweise als Diskurse und Darstellungen der Welt bezeichnet werden und somit bevorzugtes Forschungsobjekt der *humanities* sind – auf Organismen, welche sie grundlegend prägen. Sie revidieren somit die ontologische und epistemologische Trennung zwischen immaterieller Subjektivi-

[3] Vgl. Philippe Descola: *L'Anthropologie des autres: l'anthropologie et la question de la nature*, Versailles 2011, S. 77.

[4] Bruno Latour: *Nous n'avons jamais été modernes*, Paris 1997 [1991].

tät, Kommunikation und Sinnstiftung einerseits und der objektiven, von Dingen, der Umwelt und Körpern getragenen materiellen Wirklichkeit andererseits.

Körper als Natur?

Die Verschmelzung von Natur und Kultur, von Materiellem und Immateriellem, erfordert folglich eine neue Betrachtung von dem, was als Körper oder als das Körperliche bezeichnet wird. Der Einfluss von natürlichen, aber vor allem von anthropischen Umweltveränderungen auf den Zustand eines (nicht-)menschlichen Körpers gewinnt im Bereich der Umweltgesundheit kontinuierlich an Relevanz. Deswegen – und zugleich *trotzdem* – bezeichnet jedes Individuum ihren bzw. seinen Körper üblicherweise als das Natürlichste an sich selbst, als engste Verbindung mit der Natur. Durch diese Identifikation erscheint der Körper als das zentrale Umweltproblem, wie Gernot Böhme betont:

> The human body [...] is at the core of the so-called environmental problem. In this impact on the body, external nature has become an issue in quite another manner in the past centuries. What is more, our relationship to the body as our nearest nature, the nature that we ourselves are, determines our relationship to external nature.[5]

Dichterisch erforscht der kanadische Poet Adam Dickinson diese enge Verknüpfung in seinen Bänden *The Polymers* (Toronto 2013) und *Anatomic* (Toronto 2018); er widerspricht aber dem Argument, Veränderungen von Umwelt und Körper als ein *natürliches* Problem zu betrachten. *The Polymers* ist der sowohl poetische als auch wissenschaftliche Versuch, die kulturelle Dimension von Plastikstoffen, die sich in der Umwelt, der Nahrung und demzufolge auch in den Organismen befinden, zu ergründen: „Our body wears medical, technological, social, political changes inside of it. [...] We've written a world of oil and plastic that in return has written us."[6] Die gleiche Erkenntnis wird auch in *Anatomic* formuliert: Hier geht der Dichter u. a. von seinen eigenen Blut- und Urinproben aus, die eine erschreckend hohe Kontamination mit Chemikalien, Nanopartikeln und Plastikteilchen aufweisen. Der Autor will seine Leserinnen und Leser nicht nur darauf hinweisen, welchen Gefahren sie sich durch ihren alltäglichen Konsum (un)freiwillig aussetzen;[7] seiner militanten Überzeugung liegt eine tiefergreifende Überlegung über die Lesbarkeit und Interpretierbarkeit einer neuen Form von ‚Texten' zugrunde: Blutbilder und andere medizinische Aufzeichnungen ‚erzählen' vom Alltagskonsum, von ökonomischen Entwicklungen und politischen Maßnahmen – oder eben von deren Ausbleiben. Sind Körper kulturell lesbar, so spielen sie ebenfalls eine substanzielle Rolle in der narrativen und ästhetischen Darstellung von Krankheit.

5 Gernot Böhme: *Aesthetics of Nature: A Philosophical Perspective*, in: *Handbook of Ecocriticism and Cultural Ecology*, hg. von Hubert Zapf, Berlin/Boston 2016, S. 133.

6 Adam Dickinson: *Poiesis of the Body: Chemicals and Microbes as Metabolic Poetics in the Anthropocene?*, Vortrag zur 7. Biennal Conference EASLCE: *„Wildness without Wilderness": The Poiesis of Energy and Instability*, 29. Oktober 2016.

7 Ein ähnliches Beispiel zitiert Stacy Alaimo mit einer Greenpeacekampagne aus den Jahren 2004 und 2005: Ein Aufruf für das Zusenden von Haarproben sollte die Bevölkerung über Quecksilbervorkommnisse aufklären. Vgl. Alaimo: *Bodily Natures* (Anm. 2), S. 19 f.

Die Krebsblogs von Georges Hausemer und Élodie Malanda

Der Vergleich zweier Krebsblogs verknüpft zwei Ansätze, die in der Forschung erstaunlich selten kombiniert werden, vor allem hinsichtlich der Betrachtung neuer Medien und Schreibformen. Zum einen soll der Blick auf die Poetik und Ästhetik der beiden Blogs gerichtet werden; zum anderen helfen kulturwissenschaftliche und -kritische Konzepte, vor allem aus dem Bereich der *environmental humanities*, den Status und die Wirkung dieser Texte im aktuellen, soziokulturellen Kontext zu diskutieren. Der Blog von Georges Hausemer[8] bietet sich für eine literaturtheoretische Textanalyse an, die zeigt, wie Krankheit in diesem Medium dargestellt werden kann, während Élodie Malandas Blog[9] es zudem ermöglicht, einen intermedialen Dialog zwischen einer primär schriftlichen und anderen künstlerischen Ausdrucksformen zu eröffnen.

Beide Blogs erschienen 2016 und wurden bis 2018 aktualisiert: *Ich und mein Tumor* endet mit dem Tod des Autors Georges Hausemer, wohingegen *Les cellules créatives* von Élodie Malanda zumindest nicht schriftlich abgeschlossen ist. Formale Gemeinsamkeiten sind die Nutzung freier Weblog-Software zur Erstellung der Seiten (*WordPress* und *Blogspot*) sowie die Verlinkung der jeweiligen Einträge im sozialen Netzwerk *Facebook*.[10] Die Struktur von Hausemers Blog ist linear und greift ausschließlich auf die Ausdrucksmöglichkeiten zurück, welche diese Schreibform bietet. *Les cellules créatives* erlaubt hingegen eine multiple Navigation auf der Seite, weil die umgekehrte chronologische Struktur (siehe unten) durch einen thematischen Aufbau ergänzt wird.

Über den Bericht der Krebserkrankung hinaus gibt es weitere inhaltliche Überschneidungen, wie z. B. die in beiden Blogs thematisierte Reaktion auf den Tod der luxemburgischen Cellistin Lisa Berg im Dezember 2017. Élodie Malanda widmet der Musikerin einen ergreifenden Beitrag unter dem Titel *On how you can die and still win the fight against cancer* (M: 23.12.2017), während dieses Ereignis Georges Hausemer dazu veranlasst, über den Tod zu schreiben – ein Thema, das er, im Gegensatz zu Angst und Unwissen, überwiegend vermeidet: „Vor wenigen Tagen ist Lisa Berg, die seit 2015 an Leukämie erkrankte Cellistin, verstorben. Drei Jahre. Da beginnt man auch selbst zu rechnen, falls man es nicht sowieso schon tat, nach Erhalt der eigenen Diagnose, und es immer noch tut, fast täglich, wenn nicht noch häufiger." (H: Nr. 64, 30.12.2017) Der explizite Bezug auf andere Betroffene (meistens Kunstschaffende) sowie der literatur-, kunst- oder filmkritische Kommentar ermöglichen es dem Erzähler von *Ich und mein Tumor*, sich persönlich, sowohl intim als auch reflexiv, auszudrücken (siehe die Hinweise auf Wolfgang Herrndorf, Péter Esterházy und Harold Brodkey im Eintrag H: Nr. 31, 07.03.2017).

Es gibt aber auch grundlegende Unterschiede in der Gestaltung beider Blogs. Eine eindeutige literarische Sensibilität durchdringt *Les cellules créatives*, die eine Auseinandersetzung mit Sprache und Bildern darstellt, von einer Autorin, die zum Zeitpunkt ihrer Krankheit anfängt zu schreiben. Hausemers Blog hingegen ist unmissverständlich das Werk eines Schriftstellers und kann erzählerisch und sprachlich mit anderen Veröffentli-

[8] Vgl. Hausemer: *Ich und mein Tumor* (Anm. 1), im Folgenden unter der Sigle H.

[9] Vgl. Élodie Malanda: *Les cellules créatives*, http://lescellulescreatives.net/about-english/ (letzter Zugriff 11.01.2019), im Folgenden unter der Sigle M.

[10] Auf den Facebookseiten von Malanda und Hausemer werden die Einträge ebenfalls kommentiert. Da die Profile nichtöffentlich sind, werden diese Texte jedoch nicht in Betracht gezogen.

chungen des Autors verglichen werden. Geht der eine also seiner literarischen Tätigkeit nach, entdeckt die andere durch die Krankheit eine neue Ausdrucksform. Obwohl auch Hausemer häufig auf andere Kunstformen hinweist, sind diese Referenzen lediglich durch das Schreiben vermittelte; im Gegensatz dazu ist Malandas Blog intermedial geprägt und verweist auf verschiedene Formen des kreativen Umgangs mit Bildern, Videos und Links zu anderen Webseiten.

Anders als Georges Hausemer, der einen distanzierten Schreibstil pflegt und Intimität vermeidet, lehnt Élodie Malanda jegliche Form von Selbstzensur ab und spricht ohne Tabus über ihren Körper, über Narben, den Verlust ihrer Mutter und ihrer Brust. Diese Darstellung geht insofern über den schriftlichen Ausdruck hinaus, als die Autorin und Künstlerin nicht davor zurückschreckt, den eigenen Körper anhand von Fotos und Videos zu zeigen.

Ich und mein Tumor

2016 erschien der erste Beitrag des Blogs *Ich und mein Tumor,*[11] in dem Georges Hausemer[12] von seiner Krebserkrankung berichtet. Die Krankheit erforderte im Jahr 2010 einen ersten Eingriff an der Lunge, bevor sich im Frühjahr 2015 ein Rückfall ankündigte (H: Nr. 2, 22.04.2016). Anfänglich *Mein Tumor und ich* genannt, änderte der Autor den Titel des Blogs:

> irgendwann unterwegs hat mein tumorblog nicht nur provider [und] adresse [siehe unten], sondern auch seinen titel geändert […]: aus dem ursprünglichen „Mein Tumor und ich" wurde, so nach einem jahr laufzeit muss das wohl gewesen sein – sorry, aber ich kann das im moment gar nicht mehr überprüfen –, „Ich und mein Tumor", weil mir irgendwann klar wurde, dass nicht die krankheit selbst im mittelpunkt stehen soll, sondern der betroffene mensch, auch wenn der sich in dieser rolle nicht hauptsächlich als patient oder als kranker sehen ([und] gesehen werden) möchte, sondern als jemand, der mit seinem leben [und] schreiben weitermacht, trotz der krankheit, so gut wie das eben geht.[13]

Die Konjunktion ‚und' suggeriert das Zusammenkommen von Tumor und ‚Ich', die Gegenüberstellung zweier getrennter Entitäten, die sich begegnen, aber genauso wieder getrennte Wege einschlagen können. Nicht nur wird der Tumor also grammatikalisch auf Distanz gehalten, die Krankheit wird ebenso fiktionalisiert und als eigenständiger Prota-

[11] 2019 erscheint der Blog in Buchform: Georges Hausemer/Susanne Jaspers: *Wir sehen uns in Venedig*, Mersch/Monschau-Mützenich 2019.

[12] Georges Hausemer war ein Luxemburger Schriftsteller, Journalist, Übersetzer und Verleger, der 2017 mit dem Batty-Weber-Preis für sein Gesamtwerk ausgezeichnet wurde. Er schrieb hauptsächlich deutschsprachige Prosa: Der Roman *Der Suppenfisch* (2014) und die Kurzgeschichten des Bandes *Fuchs im Aufzug* (2017) erzählen unter anderem von Krankheit und Tod. Seine Reiseeindrücke aus der ganzen Welt verarbeitete er zudem in zahlreichen Reiseberichten und -erzählungen. Von 2009 bis 2013 betreute er einen Blog, in dem er literarische und kulturelle Neuigkeiten kommentierte: *The Capybara Gazette*, http://hausemer.blogspot.com (letzter Zugriff: 03.05.2018).

[13] Persönliche Korrespondenz des Verfassers mit Georges Hausemer, 03.06.2018.

gonist in eine narrative Struktur eingebunden. Diese literarische und erzählerische Auseinandersetzung mit dem Krebs wird mehrfach im Text hervorgehoben: „Wäre es nicht langsam an der Zeit, meinem inneren Mitbewohner, meinem neuen Gefährten, dem Tumor, einen Namen zu geben? Nun, nachdem wir seit gut einem Jahr miteinander bekannt sind. Nun, ich weiß von ihm. Ob er auch von mir, das hat er, der Scheißkrebs, mir bislang nicht verraten, der Feigling“ (H: Nr. 39, 28.04.2017). Dass die Krankheit eine Form von „Alterität darstellt, mit der es nun zu leben gilt“,[14] wird durch die Referenz auf das Tier, als das Nichtmenschliche, symbolisiert: „Und irgendwann muss ich, nach mehrwöchiger Unterbrechung, ja auch mal wieder ausführlicher über den Anderen, den ungebetenen Gast, das Tier in mir berichten ...“ (H: Nr. 53, 07.10.2017).

Den Blog kann man zum Großteil als eine „Hostobiografie“[15] lesen, sowohl hinsichtlich der Beschreibung der Krankenhausaufenthalte als auch der regelmäßigen Aufzeichnung der Geschehnisse im räumlichen und zeitlichen Kontext des Hospitals selbst, z. B. im Wartesaal zwischen zwei Analysen (H: Nr. 23, 19.10.2016). Das Schreiben ermöglicht somit einen „literarischen und kreativen *Durchbruch*“[16] als Alternative einer zum Schweigen und zur Passivität verurteilenden medizinischen Fachsprache.

Da keine Statistiken über die Anzahl der Leser vorliegen, lässt sich hinsichtlich der Rezeption des Blogs nur feststellen, dass er kaum kommentiert wird. Es gibt lediglich zwei Kommentare, einen anekdotisch scheinenden vom 17. April 2017 und einen vom 18. August 2018 (nach dem Tod des Autors also), in dem ein unbekannter User vorschlägt: „Vielleicht sollte jemand ein Schlusswort reinschreiben und daran denken, den Blog zu speichern.“ Die Seltenheit der Kommentare hängt allerdings mit dem Blogtypus zusammen und ist kein Zeichen dafür, dass der Blog wenig gelesen wird. Im Gegenteil erfährt Hausemers Onlineschreiben durchaus eine gewisse Resonanz. Ein Luxemburger Radio- und Fernsehsender lädt den Autor ein, über seinen Blog zu sprechen: „Heute die Anfrage von RTL, ob mein Tumor und ich nicht demnächst im Fernsehen sowie im Radio auftreten möchten. Wir haben abgelehnt.“ (H: Nr. 7, 23.05.2016). Hausemer, der diese Veranstaltungs- und Publikationsangebote im Blog kommentiert, nimmt aber doch im Rahmen einer Tagung zum Verhältnis von Literatur und Gesundheit[17] an einer öffentlichen Lesung und Diskussion teil. Zudem wird ein Artikel über den Blog in der Wochenzeitung *D'Lëtzeburger Land* veröffentlicht.[18]

Exklusive des Nachtrags zählt der Blog insgesamt 75 Einträge, die alle mit dem Titel *Eine Chronik* versehen sind. Der erste Eintrag datiert vom 20. April 2016 und der letz-

14 „[L]'altérité avec laquelle il s'agit de vivre“, Nathalie Blanc: *Quand la maladie emporte le corps*, in: *Multitudes* 60, 3 (2015), S. 12. Wenn nicht anders zitiert, sind alle Übersetzungen vom Verfasser.

15 Vgl. Alphonse Boudard: *L'Hôpital. Une hostobiographie*, Paris 1972.

16 „*Percée* littéraire et créative“, Nicolas Bendrihen: *Écritures du réel et cancer*, Lormont/Brüssel 2015, S. 141, Hervorhebung im Original.

17 Die Tagung der Société luxembourgeoise de littérature générale et comparée „Literatur und Gesundheit“ wurde von Fabienne Gilbertz, Julien Jeusette und Sébastian Thiltges organisiert und fand am 9. September 2016 im Literaturarchiv Mersch statt.

18 Vgl. Charlotte Wirth: *„Muss weiterschreiben, weitermachen“*, in: *D'Lëtzebuerger Land*, 06.10.2017, auch online unter http://www.land.lu/page/article/450/333450/FRE/index.html (letzter Zugriff 11.01.2019).

te vom 9. Juni 2018, zwei Monate vor Hausemers Tod. Ein Auszug (ungefähr ein Drittel) des ersten Eintrags erlaubt es, verschiedene Merkmale des Schreibstils zu kommentieren:

> Später Vormittag, bekomme die erste Spritze: Somatuline Autogel. Autogel? Seltsame Bezeichnung. Vorher kurzes Gespräch mit der Onkologin, Dr. K. Eine zusätzliche Analyse des Rippenfells sei im Moment nicht erforderlich. Gut zu hören, wenigstens das.
>
> Und endlich geschieht etwas, nach vier Monaten Analysen, ersten, vorläufigen, fast definitiven Diagnosen und vielen Ungewissheiten, noch mehr Ängsten.
>
> Ein Raum, aquariumähnlich, mit verstellbaren Ledersesseln. Eine kleine Sitzecke mit Kaffeemaschine und Trinkwasserspender. Die übliche Wartezimmerlektüre, regenbogenfarben, ein Stapel Werbebroschüren von Friseuren und Unternehmen, die „Zweithaar" anpreisen. Viel Betrieb. Bin seit langem einmal wieder einer der Jüngsten. Die Arzthelferin drückt mir eine Spritze in die Hand. 60 g Lanreotid. Kommt aus dem Kühlschrank, ist eiskalt, soll ich 15 Minuten lang mit den Fingern fest umschließen und gut aufwärmen. Wie das krampfhafte Festhalten an einem Rettungsring.
>
> Danach die Aufforderung, in einem Nebenzimmer zu warten. Alles geht zügig voran. (H: Nr. 1, 20.04.2016)

Der Blog beginnt in medias res, ohne Einführung oder Erklärung. Vergleichende und relationale Ausdrücke wie „wenigstens das" oder „noch mehr" verweisen auf eine Diagnose außerhalb der Diegese.[19] Kurze, bruchstückhafte Sätze, Einschübe mit unflektierten Adjektiven („regenbogenfarben"), drücken Angst und Anspannung aus, aber auch eine – zum poetischen Prinzip werdende – Unfassbarkeit, als ob sich die Sprache einer Beschreibung der Eindrücke und Bilder widersetzen wollte.

Der Name des Ich-Erzählers wird an keiner Stelle preisgegeben. Generell fällt auf, dass in Krankheitsblogs nur selten vollständige Namen genannt und damit konkrete Referenzen auf außerliterarische Personen (o. Ä.) erzeugt werden. Dem liegt bei Hausemer aber weder Zurückhaltung noch der Wunsch nach Anonymität zugrunde (der Name des Autors erscheint im Titel, wobei der Blog anfänglich nicht unter der Adresse *ghausemer*, sondern *meintumorundich.blogspot* aufrufbar war); vielmehr wird auf diese Weise der Individualitätsverlust im Kontext von Gebrechen und Krankenhausaufenthalt ausgedrückt: „Ich" ist zugleich ein Anderer und kann jede mögliche, erkrankte oder nichterkrankte, Person repräsentieren. Bis auf Hinweise auf Autorinnen, Autoren und Künstlerinnen, Künstler, sind die Namen der Figuren, die im Blog vorkommen, gewöhnlich abgekürzt: „Dr. K.", „Frau Dr. I.", „S." (die Partnerin) oder „Schwester G." Scheinbar *vergisst* der Autor manchmal diese anonymisierenden Abbreviaturen wie bei „Schwester Gabi" (ebd.: Nr. 29, 05.03.2017) oder dem Zimmernachbarn „Carlo" (siehe unten).

Am Ende des ersten Eintrags wird die Injektion der Spritze beschrieben:

> Und nun tief Luft holen!
>
> Gehorche, atme tief ein, bin auf alles gefasst, schließe die Augen. Kühlendes Spray, Desinfektionsmittel, dann ein Pikser.
>
> Und nun bitte normal weiteratmen.

[19] Dreimal liefert der Autor Hinweise auf die initiale Diagnose (vgl. H: Nr. 1, 20.04.2016, Nr. 3, 23.04.2016, Nr. 63, 29.12.2017); jener Moment wird aber nie explizit beschrieben.

> War's das schon? Also, mein Zahnarzt verursacht mir schlimmere Schmerzen, wenn er mich bloß anschaut. […]
>
> Warte ungeduldig, während wir herumspazieren, dass sich etwas regt, die Spritze irgendwelche Wirkungen zeigt. Horche in den Körper hinein, wie seit Wochen. Aber nein. Alles wie immer.
>
> Wir entscheiden uns für ein kleines Mittagsmenü. Anschließend einige Besorgungen, ein Stündchen draußen auf einer Caféterrasse sitzen, in der prallen Sonne, richtige Zeitung lesen. Danach Kino, ein neuer schwedischer Film: „Ein Mann namens Ove". Eine Geschichte über Krebs, Trauer, Sterben und Tod, aber auch Mut, Zuneigung, Liebe. Viel geweint. Kräftig geschluckt. Etwa bei Sonjas Satz: „Denken wir an den Tod oder wollen wir leben?" (Ebd.: Nr. 1, 20.04.2016)

In der Linguistik lässt sich die Beziehung zwischen Nominal- und Verbalphrasen als die anthropologische Darstellung der Handlung, die ein Subjekt auf seine Umwelt ausübt, beschreiben.[20] Stilistisch gesehen suggerieren hier die fehlenden Personalpronomen und Verbformen in den Nominalsätzen („Kühlendes Spray, Desinfektionsmittel, dann ein Pikser." „Viel geweint. Kräftig geschluckt"), dass gerade dieses Handlungspotenzial dem Erzähler vorenthalten bleibt und er das Geschehen körperlich und emotional über sich ergehen lassen muss. Dieser Schreibstil ist charakteristisch für Hausemers eher nüchterne Prosa, die auf Pathos verzichtet, als sei sie auf der Suche nach der nötigen Distanz, um Krankheit erzählen zu können. Lediglich in späteren Einträgen weichen die distanzierten Beschreibungen gelegentlich dem Ausdruck von intimeren Betrachtungen. Neben der Beschreibung des Krankenhausaufenthaltes und den Hinweisen auf Reisen zeichnen zahlreiche literarische, künstlerische oder, wie hier, filmische Kommentare den Blog aus. Letztere bieten keine eskapistischen Abschweifungen, sondern ermöglichen es dem Erzähler, seine Emotionen auszudrücken – ein Bedürfnis, das im Rahmen der ärztlichen Kommunikation scheinbar nicht erfüllt werden kann.

Generell ist der Blog durch ständige Wiederholungen und Aufzählungen charakterisiert (siehe z. B. den langen Eintrag ebd.: Nr. 4, 28.04.2016): So finden sich zahlreiche Auflistungen von Medikamenten, wiederkehrenden ärztlichen Interventionen, repetitiven Mahlzeiten und die Wiedergabe unendlich scheinenden Ausharrens in Warteräumen in Erwartung einer Diagnose oder eines Eingriffs:

> Fünf Tage im Krankenhaus, ohne das Gefühl, krank zu sein. Umso aufreibender das ständige Zur-Verfügung-stehen, das stundenlange Warten. Aber es musste sein: erhöhte Entzündungswerte nach FDG-PET-CT festgestellt; DOTATOC-PET-Untersuchung; sonografische Kontrolle.
>
> Ungewissheit, Hoffnung, Angst. (Ebd.: Nr. 8, 06.06.2016)

Die Parallelisierung der medizinischen Verfahren mit den antagonistischen Gefühlen des Erzählers drückt die Suche nach einem subjektiven Gegennarrativ zu der hermetischen Terminologie aus. Der Bezug bleibt aber brüchig und flüchtig: Die fehlende textuelle Struktur bedeutet das Versagen einer persönlichen und vertrauten Beziehung zur „Ma-

20 Siehe Martin Riegel/Jean-Christophe Pellat/René Rioul: *Grammaire méthodique du français*, Paris 2007 [1994], S. 127.

schinerie“ der Klinik (ebd.: Nr. 4, 28.04.2016). Dem Patientenalltag gegenübergestellt wird jedoch auch eine präzise Aufzeichnung der Orte, die der Reisende im Laufe seiner Krankheit besichtigt: „Tag für Tag, Station für Station: Taschkent, Schiwa, Buchara, Samarkand, Bischkek, Karakol“ (ebd.: Nr. 2, 22.04.2016). Die Knappheit und Episodenhaftigkeit dieser Erwähnungen lassen diese leider nur als allzu kurze Auszeiten vom Alltag mit der Krankheit aufleuchten.

Nur scheinbar schaffen Aufzählungen also Ordnung und Kohärenz; vielmehr inszenieren sie hier ein Scheitern der Erzählung. Einem unbekannten und beängstigenden Milieu ausgesetzt, schafft es der Erzähler nicht, Eindrücke und Stimmungen synthetisch und strukturiert zu überliefern. Das regelmäßige Schreiben des Blogs stellt so den permanent misslingenden Versuch dar, die Realität als vertrautes und bedeutungsvolles Umfeld zurückzuerobern.

Les cellules créatives

Élodie Malanda[21] begann im Januar 2016 nach dem krankheitsbedingten Tod ihrer Mutter und der eigenen Brustkrebsdiagnose mit dem Schreiben des Blogs *Les cellules créatives (Die kreativen Zellen)*. Der Blog ist zweisprachig: Die meisten Einträge sind auf Französisch, manche auf Englisch und viele in beiden Sprachen. Er ist als Raum für Debatten und Dialoge konzipiert, indem er die eigene Erzählperspektive sowie die persönlichen Erfahrungen mit der Dokumentation von artistischen Projekten rund um den Krebs verbindet. Auf diese Weise thematisiert Malanda soziale Missstände, verweigert aber jegliche Opferrolle: Die Autorin erscheint zugleich als Patientin und als engagierte Künstlerin. In der Einleitung des Blogs wird ein klarer Aufruf zum Austausch formuliert:

> We’re many (patients, friends or family) fighting cancer with creativity. Composing, drawing, painting, writing, body art-ing etc. to prevent it from taking our souls. So let’s share ideas and creations in order to inspire people, who will inspire others in their turn.
>
> (Ex)-cancer patients, friends, family, care takers; please share your creative ways of dealing with cancer! (M: About)

Altruismus und Empathie sind Grundsteine dieses Blogs, in dem das ‚Ich‘ gerne im Hintergrund verschwindet, um andere Stimmen[22] erklingen zu lassen. In diesem Sinne erscheint der erste Eintrag als programmatisch:

[21] Malanda ist promovierte Komparatistin und Autorin einer Dissertation zum Thema Wertevermittlung über Afrika in der deutschen und französischen Kinder- und Jugendliteratur (*La transmission des valeurs dans les romans pour la jeunesse sur l’Afrique subsaharienne [France, Allemagne, 1991–2010]. Les pièges de la bonne intention*, Université Sorbonne Nouvelle – Paris 3, 2017). Élodie Malanda ist ebenfalls ausgebildete und professionelle (Jazz-)Tänzerin sowie Drehbuchautorin und Choreografin.

[22] „Die Blogs stellen in direkter Weise die Frage des Anderen in einem selbst. Wenn Leserinnen und Leser einen Krankheitsblog regelmäßig lesen, dann tauschen sich diese Zeuginnen und Zeugen über ‚meinen‘ Krebs aus. […] Miteinander reden wird so zu einer überlebenswichtigen Angelegenheit.“ („Les blogs posent directement cette question de l’autre en soi. Dans le cas du suivi des blogs de malades du cancer, d’autres témoins viennent échanger sur ‚mon‘ cancer. […]

Échappé aux simples statistiques pour se nicher au cœur de ma vie quotidienne, le cancer m'a fait prendre conscience que « ça n'arrive pas qu'aux autres ». Prise de conscience dégrisante qui ouvre une brèche à la possibilité d'autres malheurs. [...] Mais également prise de conscience que *ça arrive aussi aux autres*. D'autres, qui comme moi, veulent sortir de cette paralysie, se dégager de cette avalanche de cellules hostiles, ou à défaut, veulent apprendre à vivre dessous.[23]

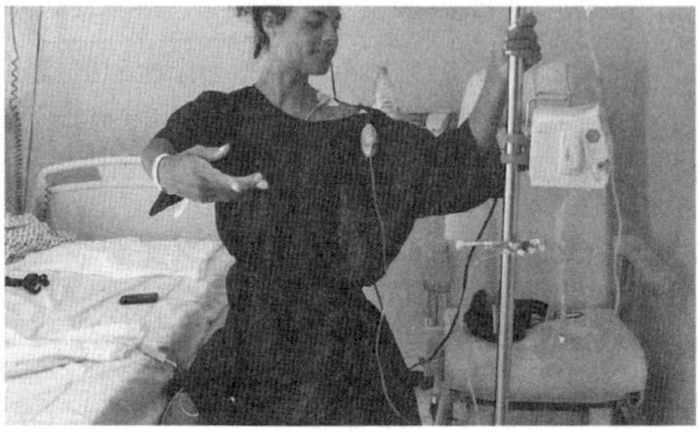

Abbildung 2: Cancer Dancer, *Les cellules créatives*, 2016, © Élodie Malanda.

Ist Hausemers Blog eine Hostobiografie, so wird die Klinik für Élodie Malanda zur Tanzfläche. Ein Youtubevideo von Januar 2016 zeigt ihre Tanzimprovisation in einem Krankenhausbett des Pariser Hôpital Lariboisière (Abb. 2).[24] Ein Jahr später erscheint ein Kurzfilm mit dem Titel *Iridescence.*[25] Der mehrfach ausgezeichnete, von Eileen Byrne produzierte und von Élodie Malanda choreografierte Film ist „der Versuch, den Krebs produktiv zu nutzen, statt ihn zu erleiden".[26] Die tänzerische

Se parler est donc un enjeu vital pour chacun.") Gilbert Gsell-Herold/Marie-Frédérique Bacqué: *Le blog ou les vertus thérapeutiques de l'écriture électronique*, in: *Récits de soi face à la maladie grave*, éd. par Valéria Milewski/Fanny Rinck, Limoges 2014, S. 21–32, hier S. 25.

23 M: 31.01.2016, Hervorhebung des Verfassers. „Als der Krebs aus den Statistiken herausbrach, um sich in mein tägliches Leben zu schmiegen, erkannte ich, dass ‚es nicht nur anderen Menschen passiert'. Ernüchterndes Bewusstwerden, dass dieser Einbruch den Weg für andere Unglücke öffnet. [...] Aber auch das Bewusstsein, dass *es auch anderen passiert*. Andere, die, wie ich, aus dieser Lähmung herauskommen wollen, dieser Lawine feindlicher Zellen entkommen wollen oder, wenn sie das nicht schaffen, lernen wollen, unter ihr zu leben".

24 Dies.: *Hospital Improvisation @ Hôpital Lariboisière*, in: *Youtube*, 28.01.2016, http://www.youtube.com/watch?v=im07HPlt1x8 (letzter Zugriff 11.01.2019). Siehe auch: Sebastian Horn: *Wie eine Krebskranke Tausende mit einem Tanzvideo inspiriert*, in: Zeit Online, 01.02.2016, http://ze.tt/wie-eine-krebskranke-tausende-mit-einem-tanzvideo-inspiriert/ (letzter Zugriff 11.01.2019).

25 Eileen Byrne/Élodie Malanda: *Iridescence*, in: *Youtube*, 18.02.2017, http://www.youtube.com/watch?v=N-fw-4WAZTs (letzter Zugriff 11.01.2019). Siehe auch Marie-Laure Rolland: *Du corps souffrant au corps glorieux*, in: *La Glaneuse*, 12.04.2018, http://laglaneuse.lu/du-corps-souffrant-au-corps-glorieux/ (letzter Zugriff 11.01.2019).

26 „C'est la tentative d'utiliser le cancer au lieu de le subir." Élodie Malanda: *Iridescence I QnA at the PAMA 2017*, in: *Youtube*, 26.07.2017, http://www.youtube.com/watch?time_continue=3&v=x-NVsXC8muA (letzter Zugriff 11.01.2019).

Ausdrucksform stellt den Körper und seine Narben offen dar und thematisiert somit den Krebs als multiple Erfahrung des Verlustes:[27] als das Verschwinden einer Person (Abb. 3) und die Entfernung eines Körperteils, aber auch als Sprachverlust vor dem Hintergrund der traumatischen Erfahrungen und des exponierten Körpers. Letzterer soll nun die verbale Kommunikation ablösen: Durch den Tanz ist der Körper nicht nur Erzählstoff (wie beim Schreiben über den oder vom kranken Körper), sondern er wird selbst zum Kunstträger und Protagonisten der ästhetischen Figuration. Im Film symbolisiert so die Farbe, welche die Tänzerin auf ihren Körper aufträgt, Kreativität, subjektive und künstlerische Expression (Abb. 4). Dieser grafische Gestus sprengt die Grenze zwischen verbaler und nonverbaler Kommunikation: Élodie Malanda schreibt nicht *über* ihren Körper; sie ‚schreibt' *auf* ihren Körper; sie ‚schreibt' *mit* ihrem Körper.

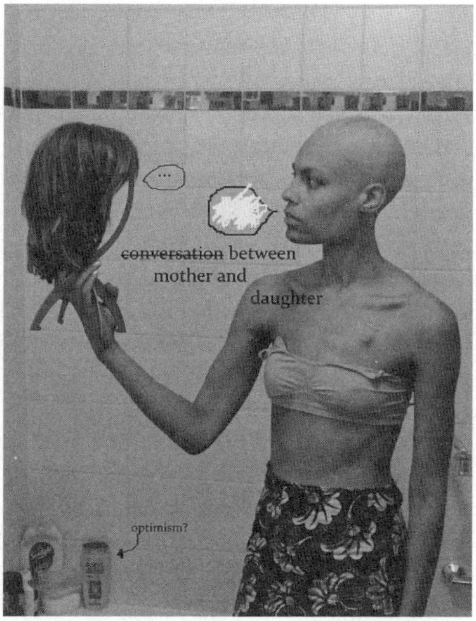

Abbildung 3: Conversation posthume, *Les cellules créatives*, 2016, © Élodie Malanda.

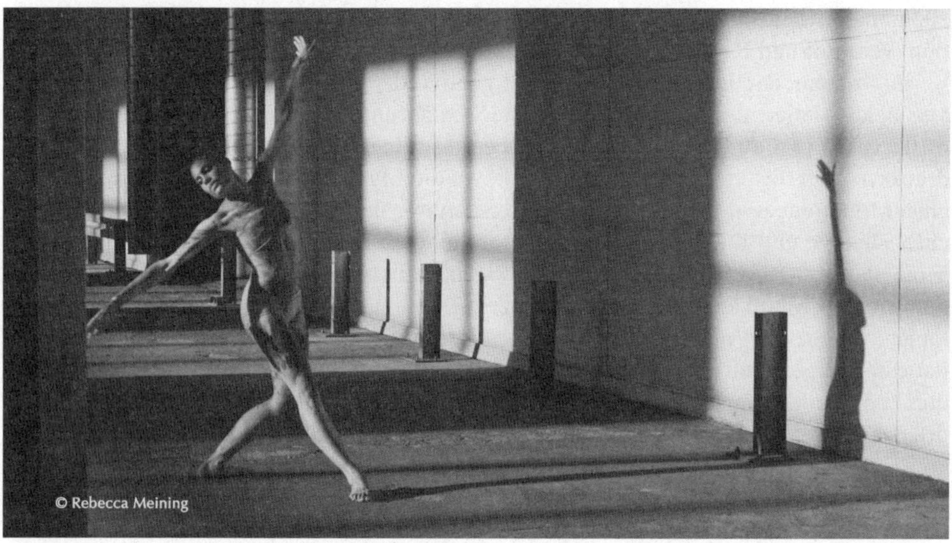

Abbildung 4: Iridescence, © Rebecca Meining.

[27] Vgl. Bendrihen: *Écritures du réel et cancer* (Anm. 16), S. 34.

Trans-corporeality

Das *Trans-corporeality*-Konzept entstammt dem Versuch, den Körper eines Lebewesens – in erster Linie den des eigenen Ichs – als einen ökologischen Körper zu denken, d.h. als einen Körper, der im ständigen Austausch mit seiner Umwelt ist. Jeder Organismus ist physiologisch an seine Umwelt gebunden, und sei es nur durch den Austausch von lebenswichtigen Stoffen über Atmung, Ernährung und Ausscheidung. Paradoxerweise fungiert der Körper aber als Abgrenzungs- und Individuationsmerkmal eines Subjekts gegenüber seiner Umwelt und anderen Organismen. Der Anthropologe Tim Ingold kritisiert die kulturell bedingte und durch die Modernität verschärfte Trennung zwischen dem Inneren des Körpers und der äußeren Umwelt. Ausgehend von dem Uexküll'schen Umweltprinzip konzipiert er den Lebensraum aller Organismen als einen „fluid space", in dem es keine definierten Entitäten gibt, sondern nur Substanzen, die kontinuierlich fließen und sich vermischen. Ihre äußere Hülle stellt keine undurchdringliche Grenze dar, und wenngleich sich solide Formen herausbilden, so sind diese lediglich vergänglich.[28] Diese Permeabilität zwischen Körper und Umwelt sowie die ständige Interaktion zwischen Mensch und nichtmenschlichen Faktoren (unter anderem die physische Umwelt, Tiere, Bakterien, chemische Substanzen, aber auch digitale Daten und Netze) liegen ebenfalls Stacy Alaimos Begriff der *trans-corporeality* zugrunde, wobei das Präfix ‚trans-' auf den grenzüberschreitenden Austausch zwischen materiellen, kulturellen und disziplinären Barrieren hinweist. Alaimos Konzept entstammt der Konvergenz der feministischen und materialistischen Theorie: Zum einen beinhaltet es die Kritik an der körperlichen, gesellschaftlichen und sprachlichen Gewalt, die zugleich gegen Frauen sowie die Natur gerichtet ist. Zum anderen ist es der kulturkritische Versuch, die Gegensätze männlich/weiblich und materiell/immateriell zusammen mit anderen Dualismen wie Natur/Kultur, Körper/Geist, Emotion/Vernunft und Realität/Sprache zu dekonstruieren.

In Hausemers Blog entsprechen zwei Motive dem *Trans-corporeality*-Prinzip. Erstens dokumentiert der Autor akribisch seine Ernährung, sei es im Alltag (vgl. H: Nr. 13, 09.08.2016) und auf Reisen, wo die Farben- und Geschmacksvielfalt der Speisen eindrucksvoll hervortreten, oder in der Klinik, wo die Mahlzeiten im Gegenzug mit dergleichen Monotonie und Kälte beschrieben werden wie das Krankenhausumfeld, die fachlichen Dialoge und die medizinischen Behandlungen. Letztere stellen das zweite (Leit-) Motiv dar: Der Blog ist geprägt von unzähligen Auflistungen und ausführlichen Beschreibungen aller Medikamente, Hormonspritzen, Impfungen, Blutentnahmen und Radiotherapien, welche der Autor über sich ergehen lassen muss. Somit werden die Grenzen des Patientenkörpers infrage gestellt: Indem er den Behandlungen ausgeliefert ist, ständig durchbohrt und durchleuchtet, durch den „Maschinenschlauch" (ebd.: Nr. 19, 16.11.2016) des Scanners gepresst und zum Training im Fitnessstudio namens „Body Factory" (ebd.: Nr. 20, 17.11.2016) aufgefordert wird, werden seine Grenzen in Zweifel gezogen. Diese Permeabilität führt zur zentralen Frage, inwiefern sich das Individuum mit einem Körper identifizieren kann, der ihm gewissermaßen nicht mehr gehört, der durch Krankheit un-

[28] Vgl. Tim Ingold: *Point, Line and Counterpoint: From Environment to Fluid Space*, in: *Neurobiology of 'Umwelt'. How Lining Beings Perceive the World*, ed. by Alain Berthoz/Yves Christen, Berlin/Heidelberg 2009, S. 141–155. Zitat nach der französischen Übersetzung, Tim Ingold: *Marcher avec les dragons*, Brüssel 2013, S. 196.

kenntlich geworden und seiner Umwelt preisgegeben ist. Folglich ermöglicht das Schreiben dem Autor, diese entfremdenden Elemente und Ereignisse in eine möglichst kohärente textuelle Einheit und Sinnstruktur einzuordnen. Der Text beweist somit (unabhängig von seiner digitalen Blogform, wobei das entmaterialisierte und globale Schreibmedium in diesem Kontext eine besondere Rolle spielt), dass die Subjektivität des Autors/Patienten, seine Ängste und Hoffnungen, in einem komplexen Netzwerk mit den Dingen interagieren, die sich seinem Zugriff entziehen – das gilt gleichermaßen für die Krebszellen wie auch für die medizinische Technologie und ihre Fachsprache.

Mehrere Beschreibungen Georges Hausemers erinnern sogar an die von Donna J. Haraway theoretisierte Figur des Cyborgs, eine nicht nur zentrale Figur der Science-Fiction-Literatur, sondern auch eine aktuelle biotechnologische Realität.[29] Für Haraway ist der Cyborg eine neue Realität hybrider Wesen (wie bei Latour), die unsere traditionellen Denk- und Handlungsweisen herausfordern. Teils Mensch, teils Maschine, teils Tier und teils göttliches Wesen, stellt er die Trennlinien zwischen Maschine und Organismus, zwischen Fiktion und Realität, zwischen Materie und Diskurs, infrage.

Dementsprechend ist auch die Natur des menschlichen Körpers, der schweren Behandlungen ausgesetzt ist, ein zentrales Problem im Blog *Ich und mein Tumor*:

> Kaum habe ich den Koffer ausgepackt, kommt Herr K., der Pfleger, mit dem Infusionsgestell und den langen Schläuchen hereingefahren. Ihm folgt Dr. H., der die Tüten mit den Flüssigkeiten bringt: die Lysin-Arginin-Lösung zwecks Nierenschutz, Cortison, Ondansetron als Prophylaxe gegen Übelkeit sowie die eigentliche Therapiesubstanz 177Lu-DOTATOC. Zunächst wird in die rechte Armbeuge ein Zugang mit zwei Öffnungen gelegt. Mal gleichzeitig, mal abwechselnd gelangen die Tropfen aus den diversen Behältern in mein Blut. Als erstes eine Kochsalzlösung, um die Adern einmal kräftig durchzuspülen. (H: Nr. 24, 04.01.2017)

Die Vorbereitungen des Körpers auf die Untersuchung erinnern an eine Aus-, ja beinahe an eine Aufrüstung, die mit der eines Roboters oder Cyborgs vergleichbar ist. Hinzu kommt, dass der Autor diese körperlichen und emotionalen Erfahrungen in die Form eines Blogs überträgt und im Internet verbreitet: Der Körper steht so inmitten eines Knotens komplexer Verwicklungen, wie ihn Roberto Esposito beschreibt:

> Not only are objects intermingled with human elements, solidified and made interchangeable for others, people are in their turn traversed by information, codes, and flows arising from the continuous use of technical objects. […] [This creates] a new alliance that goes beyond the great division between persons and things. Intelligent machines, works of art, computers, and all other types of artifacts usher us into a dimension that cuts across their supposed division.[30]

[29] Vgl. Donna J. Haraway: *A Cyborg Manifesto: Science, Technology, and Socialist-Feminism in the Late Twentieth Century*, in: dies.: *Simians, Cyborgs and Women: The Reinvention of Nature*, New York 1991, S. 149–181.

[30] Roberto Esposito: *Persons and Things from the Body's Point of View*, Cambridge/Malden 2015, S. 136–137.

Durch das Schreiben werden also nicht nur physische Grenzen zwischen einem internen und einem externen Raum überschritten; die Trennung von Materiellem und Immateriellem wird selbst hinterfragt. Wie schon das *Toyger*-Beispiel zeigte, gibt es nicht nur den ‚flüssigen' Austausch zwischen Körper und physischer Umwelt, sondern ebenfalls eine Interaktion des Körpers mit der kulturellen Umwelt, mit sozialen, ökonomischen und politischen Praktiken, mit Imaginationen und Sprachen. Diese zweite Form von Permeabilität ist der zentrale Untersuchungsgegenstand des *material ecocriticism* und des *new materialism.*[31]

Zwei Jahre nach *Material Feminisms* ergänzt Stacy Alaimo in den *Bodily Natures* den *Trans-corporeality*-Begriff um diese trans-ontologischen Beziehungen. Neben Umweltgesundheit wird auch Umweltgerechtigkeit thematisiert. Obwohl alle Körper untrennbar mit ihrer Umwelt verbunden sind, sehen sich manche den Umweltbedingungen stärker ausgeliefert. Dies betont die Kulturwissenschaftlerin im Kapitel „Body, Class and 'Environmental Justice'":

> The proletarian lung illustrates my conception of trans-corporeality, in that the human body is never a rigidly enclosed, protected entity, but is vulnerable to the substances and flows of its environments, which may include industrial environments and their social/economic forces. Coming to grips with the biological/social condition of this lung may provoke new modes of literary production and analysis, which may be more jagged, or more hesitant, but also more permeable. It may be useful to consider the proletarian lung within the networks of nature/culture, which are "simultaneously real, like nature, narrated, like discourse, and collective, like society".[32]

Umweltkatastrophen bringen gesellschaftliche Verhältnisse ans Licht: Die ärmeren, afroamerikanischen Bevölkerungsschichten litten am stärksten unter Hurrikan Katrina; Erdbeben in Italien offenbarten politische Unordnung, ökonomische Instabilität und soziale Brüche.[33]

Das Erkennen dieser Zusammenhänge ist auch ein wichtiges Anliegen in *Les cellules créatives*: Für Malanda ist der kranke Körper nie ohne Bezug auf kulturelle Identität zu betrachten. In diesem Sinne berichtet sie explizit von ihrer Krankheit als Frau, von ihren kongolesischen Ursprüngen und Verwandten (vgl. M: 01.08.2016), wie anhand der folgenden Beispiele gezeigt werden kann. So thematisiert sie in mehreren Einträgen den durch Chemotherapie verursachten Haarverlust und zeigt, wie Krankheit und Behandlungen nicht nur den Körper modifizieren, sondern auch den Selbstdarstellungen des Individuums ein Ende setzen können:

> I didn't care that I had never jogged in my life, the simple fact of wearing a ponytail in the morning made me feel more energetic and gave me the illusion that I potentially could be the next marathon winner. But chemo suddenly ended this "autosuggestion-by-hairstyles"-

[31] „Permeability of matter and imagination", Serenella Iovino: *Ecocriticism and Italy. Ecology, Resistance, and Liberation*, London/Oxford 2016, S. 4 f.

[32] Alaimo: *Bodily Natures* (Anm. 2), S. 28. Für den zitierten Titel vgl. Bruno Latour: *We Have Never Been Modern*, Harvard 1993, S. 6.

[33] Vgl. Iovino: *Ecocriticism and Italy* (Anm. 31), S. 1.

method. Being bold, I can only play one single role: the one of the cancer patient: sick and weak. (well, and the one of the neo-nazi, but I don't think my skin tone would fit…). (Ebd.: 29.04.2016)

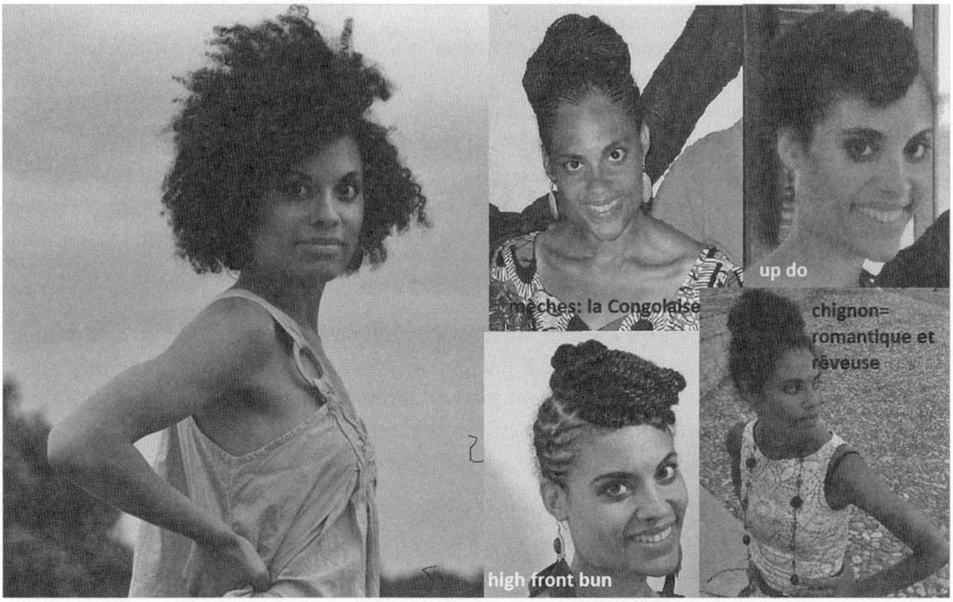

Abbildung 5: Sémiologie capillaire, *Les cellules créatives*, 2016, © Élodie Malanda.

Élodie Malanda beschreibt die „Haarsemiologie" (ebd.), durch die sie jede Frisur spezifischen Alltagsgegebenheiten anpassen konnte (Abb. 5). Kulturanthropologisch gesehen stellen Körper und Haare ebenfalls „Texte" dar: Sie sind sinnbildend und partizipieren an der Individuation der jungen Frau. Wie gewohnt reagiert sie mit Kreativität auf ihre neue Situation:

> But that was before I discovered that eyeliners work pretty well on bald heads. Now, every time I go out in the evening, I draw flowers or abstract figures on my head. Not only are they beautiful, they also hide the fact that my hair-loss is due to chemo! Thanks to the questions and comments of people, I got to understand that in softly lit bars, these make-up drawings look like tattoos. And everyone knows that getting a tattoo on your head hurts like hell… So my hair semiology won a new sign: Bald head with (make-up) tattoo = the warrior – stylish, original and tough. (Ebd.: 29.04.2016)

Die Autorin bemerkt, wie sich der gesellschaftliche Blick verändert, sobald der Haarverlust absichtlich erscheint: Durch die schriftliche Erzählung und fotografische Darstellung des Haarausfalls entlarvt die künstlerische Auseinandersetzung das Problem also nicht als ein kosmetisches oder ästhetisches, sondern behandelt es als ein kulturelles, ja politisches Thema.[34]

Ein zweites Beispiel widmet sich den Diskriminierungen, die der Brustprothesenmarkt produziert:

> A year after my mastectomy, I finally replaced my transitional prosthesis with a removable silicone one. Its size and shape fit perfectly, it takes the body temperature and it could nearly look like real if there weren't two major fails: a) it has no nipple – the (very expensive) nipple has to be bought apart and isn't covered by social security b) it's flesh-coloured … for white women. There are prostheses in a darker color, but they don't exist in every size! It's not that there weren't any "dark" prostheses available in my size; they just don't produce them! Furthermore, the darker color is a light brown, that could fit for biracial women, but would look ridiculous on my Congolese aunts. Yes, that's discriminatory. (M: 01.08.2016)

Dass Krebs eine „demokratisch[e]"[35], weil jeden Menschen betreffende Krankheit sei, wird als Mythos enttarnt: Nicht alle Menschen sind den gleichen Umweltbedingungen ausgesetzt und haben den gleichen Zugang zu Diagnose und medizinischer Versorgung; außerdem sind viele, aufgrund individueller oder gesellschaftlicher Identitäten, unterschiedlichen Formen der Diskriminierungen ausgeliefert.

Krankheit erzählen ...

Das Schreiben über Krankheit reflektiert also zum einen die Konsequenzen für individuelle, gesellschaftliche und (durch Schrift und Bild konstruierte) narrative Identität(en) und lädt zum anderen dazu ein, philosophische und konzeptuelle Grenzen sowie Denk- und Fachgrenzen zu überwinden. Die enge „Verknüpfung von Körper, Subjekt und Schrift"[36] zeigt, dass Narrationen von Krankheit(en) nicht bloß auf einer inhaltlichen und thematischen Darstellungsebene stattfinden; sie erschüttern die poetische und ästhetische Aktivität des schreibenden Subjektes vielmehr grundlegend.

Stacy Alaimos Kapitel „Material Memoirs: Science, Autobiography and the Substantial Self" beruht auf einem Textkorpus, dessen Autorinnen von Krebs betroffen sind: Es setzt sich zusammen aus Audre Lordes *The Cancer Journals* (San Francisco 1980), Candida Lawrences *Vanishing* (Lakewood 2009) oder Susanne Antonettas *Body Toxic. An Environmental Memoir* (Washington 2001). Diese Bücher weisen zwei Gemeinsamkeiten auf. Erstens steht nicht nur der Körper, sondern ebenfalls die Umwelt im Fokus: Krankheit ist kein Schicksalsschlag, sondern die Konsequenz von Umweltveränderungen, die von sozioökonomischen Faktoren bedingt sind. Weder der Blog von Élodie Malanda noch der von Georges Hausemer knüpft hier an, da beide nie über mögliche Ursachen ihrer Erkran-

[34] Vgl. Alaimo: *Bodily Natures* (Anm. 2), S. 86. Ein weiteres Beispiel stellt ein fotografisches Travestieprojekt mit dem Partner der Autorin dar: Beide erscheinen jeweils halb-männlich, halbweiblich und hinterfragen somit sexuelle und geschlechtliche Identität (08.09.2016).

[35] „Smog ist demokratisch", schreibt Ulrich Beck: *Risikogesellschaft. Auf dem Weg in eine andere Moderne*, Frankfurt a. M. 2015 [1986], S. 48.

[36] „Nouage corps, sujet, écrit", Bendrihen: *Écritures du réel et cancer* (Anm. 16), S. 9.

kung schreiben. Im Folgenden kann jedoch gezeigt werden, dass Alaimos Konzepte dennoch für die Analyse der Blogs genutzt werden können. Die zweite Gemeinsamkeit, die sich auch in den Blogs von Hausemer und Malanda wiederfindet, ist die Offenlegung der Krankheit als politisches und soziales Produkt: Was wir vom Krebs wissen, wie wir ihn behandeln und wie wir von ihm sprechen, wird zum Großteil von Wissenschaft, Sprache und Politik bestimmt.

Das Konzept des *material memoir* ist hierbei zentral: Memoiren sind die subjektiven Aufzeichnungen des Werdegangs einer Person, in denen vorwiegend die Erfüllung eines Lebensprojektes beschrieben wird. Im Falle von Krebserzählungen erscheint die Krankheit jedoch als Gefährdung, als „Hindernis auf dem geplanten Weg";[37] sie stellt somit einen „biografischen Einbruch" dar.[38] *Material memoir* beinhaltet also die Idee, dass der Körper und die Krankheit als leitende Kräfte im Schreibprozess agieren und auf diese Weise zur Konstitution einer „narrativen Identität"[39] beitragen.

So beobachtet Georges Hausemer mehrmals, dass der Körper selbst im Zentrum der Entstehung neuer Erzählungen steht: „Hätte nie gedacht, mich jemals in einer solchen Einrichtung [Fitnessstudio] wiederzufinden. Und dass das Keuchen und Schwitzen zudem noch Spaß macht. Aber so ist es: Die Krankheit, der Tumor schenkt einem, bei aller Unerfreulichkeit, eben auch neue Erfahrungen, neue Geschichten, die erzählt werden wollen." (H: Nr. 20, 17.11.2017). Er erwähnt ebenfalls den Traktoren sammelnden und tierlieben Zimmernachbarn Carlo, dessen Hobbys dem Autor völlig fremd sind, durch die sich dem leidenschaftlichen Reisenden aber auch, von seinem Krankenbett aus, „ganz neue Welten auf[tun]" (ebd.: Nr. 30, 06.03.2017).

Im Angesicht des Krebses werden Schreiben und Erzählen zu wichtigen Elementen der Selbstdarstellung, die eine Kontinuität im Leben der erkrankten Person wieder herstellt.[40] Dies tut Georges Hausemer, indem er weiterreist und weiterschreibt; dies tut Élodie Malanda, indem sie weitertanzt und mit dem Schreiben anfängt. Wie jedoch wird der kranke Körper zur schreibenden, handelnden Kraft? „The ill body is certainly not mute – it speaks eloquently in pain and symptoms – but it is inarticulate",[41] schreibt Arthur Frank im Buch *The Wounded Storyteller*. Das Schreiben über Krankheit muss unvollständig erscheinen, da die Sprache das Unsagbare, das der Krankheit zugrunde liegt, nicht allein erkunden kann. Deshalb muss das Verhältnis zwischen Körper und Sprache neu definiert werden: „How can we make sense of illness stories as being told *through* the diseased body?"[42] Der physischen Dimension des Körpers wird also nicht einfach eine diskursive Ebene übergestülpt; der Körper ist selbst sinnstiftend und gestaltet Erzählungen. Hausemer zitiert in diesem Kontext die irische Schriftstellerin Edna O'Brien: „Die Geschichte eines Lebens ist im Körper ebenso enthalten wie im Gehirn" (H: Nr. 56, 21.10.2017).

37 „Obstacle sur une route prévue", Gsell-Herold/Bacqué: *Le blog* (Anm. 22), S. 28.

38 „Bouleversement biographique", Blanc: *Quand la maladie emporte le corps* (Anm. 14), S. 3.

39 „Identité narrative", Paul Ricoeur: *Temps et récit. 3. Le temps raconté*, Paris 1985, S. 443.

40 Vgl. Nadine Proia-Lelouey/Agnès Lelion: *Cancer et écriture de soi: vertu traumatolytique d'une écriture traumatographique?*, in: *Récits de soi*, éd. par Milewski/Rinck (Anm. 22), S. 97 ff.

41 Arthur Frank: *The Wounded Storyteller. Body, Illness, and Ethics*, Chicago/London 2013 [1995], S. 2.

42 Ebd., S. 3.

Material memoirs zeichnen sich allerdings nicht nur durch die zentrale Rolle aus, die sie Körper und Krankheit zuweisen, sondern sie verstehen sich als diskursive Alternative zur Wissenschafts- und Medizinsprache. Die Erzählerfiguren sind einer unverständlichen, undurchdringlichen Sprache ausgesetzt, die absichtlich entfremdend zu sein scheint und auf diese Weise Macht ausübt: „Doch das ist wohl das Privileg der Mediziner, ihr Wissensvorsprung, ihre Strategie, den Patienten im Ungewissen zu lassen. Ihre Pflicht gar?“ (Ebd.: Nr. 31, 07.03.2017) Die erzählerische Suche nach einem „counter-memory“ im Sinne des Foucault'schen Gegendiskurses[43] geschieht nicht durch eine radikale Ablehnung der Fachsprache, sondern durch deren Vermischung mit der subjektiven und intimen Erzählebene. Beide Blogs sind durch einen solchen Gegendiskurs geprägt, auch wenn Hausemer ihn stärker anwendet als Malanda. Die Integration der Fachsprache in das eigene, autobiografische Schreiben, die Verbindung mit subjektiven Überlegungen und Emotionen, ist einerseits diskurskritisch, bietet aber andererseits auch die Möglichkeit einer schriftlichen Vermittlung: Indem sie die Sprache des Krebses in eine neue Erzählstruktur und in einen eigenen Schreibkontext einbinden, wehren sich die Autorin und der Autor gegen Sinnlosigkeit und Entmündigung.[44]

… im digitalen Zeitalter

Krankheitsblogs sind allerdings nicht nur ‚*materielle* Memoiren‘, sondern auch *digitale* Memoiren. Der Blog (Abkürzung von Weblog, für *web* und *log*, englisch für ‚Tagebuch‘) erscheint bereits in den 1990er Jahren, bleibt aber bis 2004 ein marginales Genre,[45] bevor es zu einer explosionsartigen Verbreitung kommt. Dieser Entwicklung liegen nicht etwa technische Innovationen zugrunde, sondern neue Kommunikationsformen: Soziale Medien und standardisierte Software erlauben es den Benutzerinnen und Benutzern, auf eine Modellstruktur zurückzugreifen, aber auch Texte mit Fotos, Videos und Hyperlinks zu versehen sowie auf einfache Weise mit anderen Bloggerinnen und Bloggern zu interagieren.

Internetblogs bieten so auch neue Möglichkeiten für die sprachliche und literarische Verarbeitung von Krankheit. Im Gegenzug definiert das Thema Krankheit auch das Blogschreiben neu, wie Michel Legros in einer empirischen Studie über Krankheits- und Gesundheitsblogs bemerkt:

> Sich selbst zur Geltung bringen, Steigerung des Egos, Exhibitionismus: Das Image von Blogs ist nicht immer sehr gut. Persönliche Gesundheit-Krankheit-Blogs brechen aber mit diesem negativen Image. Zwei Drittel der persönlichen Blogs in diesem Bereich sind in der Tat „für andere“ geschrieben und nicht Ich-zentriert.[46]

43 Ladelle McWhorter, zit. nach Alaimo: *Bodily Natures* (Anm. 2), S. 95.

44 Vgl. ebd., S. 87.

45 Vgl. Michel Legros: *Étude exploratoire sur les blogs personnels santé et maladie*, in: *Santé Publique* 21, 2 (2009), S. 41-51. hier S. 41.

46 „Mise en valeur de soi, exacerbation de l'ego, exhibitionnisme, l'image des blogs n'est pas toujours très bonne. Les blogs personnels « santé-maladie » sont en rupture avec cette image négative. Les deux tiers des blogs personnels dans ce domaine sont, en fait, des blogs ‹ pour autrui › et non des blogs ‹ pour soi ›.“ Ebd., S. 46. Legros' Studie liefert einige Zahlen aus dem franzö-

Das Internet trägt heutzutage viel dazu bei, dass der Krebs als kulturelle Krankheit[47] per se angesehen und ihm in zahlreichen und widersprüchlichen Darstellungen Ausdruck verliehen wird, was auch Hausemer thematisiert:

> Schon ganz am Anfang hatte ich mir vorgenommen, dem Übel nicht im Internet hinterher zu hecheln und mich von den dort kursierenden, oft widersprüchlichen Aussagen und Meinungen verrückt machen zu lassen. Woran ich mich bisher auch größtenteils gehalten habe. Nur gelegentlich mal einen Ausdruck gegoogelt, den ein Arzt so *en passant* von sich gab. (H: Nr. 31, 07.03.2017)

Durch das Internet hat sich die Anzahl der Patientinnen und Patienten erhöht, die über ihre Krankheit lesen und/oder schreiben.[48] Des Weiteren integrieren manche Krankenhäuser diese neuen Ausdrucks- und Leseformen in therapeutische Methoden und erzeugen positive Resultate im kognitiven, affektiven und im physischen Bereich (unter anderem Stressreduzierung, bessere Immunität, verbesserte Herz- und Muskelaktivität).[49]

Im Gegensatz zum intimen Schreiben bietet der Blog, in Kombination mit sozialen Medien, den betroffenen Personen eine größere Resonanz und die Möglichkeit zum unmittelbaren Austausch mit anderen. Bei den Leserinnen und Lesern, unabhängig von deren Gesundheitszustand, wecken diese Texte Sympathie und Empathie, wobei das Identifikationspotenzial dieser Blogs nur scheinbar auf die „anthropologischen Konstanten"[50] der Krankheits- und Todeserfahrungen zurückzuführen ist: Vielmehr sind es der durch eine zur Zeit dominante Kommunikationsform vermittelte, subjektive Blick auf das persönliche Schicksal sowie die sprach- und gesellschaftskritische Auseinandersetzung mit Krankheit, die den besonderen kulturellen Stellenwert dieser Texte ausmachen.

Es liegt nahe, den Blog als eine digitale Alternative zu herkömmlichen Schreibmedien zu betrachten, als einen simplen Avatar des Tagebuchs. Dies wird jedoch wesentlichen Aspekten des Genres nicht gerecht wie z. B. der zentralen Rolle der Lesenden, da Blogs als kreative Orte des Austauschs, als Aufforderungen zu Diskussion und Handlung konzipiert werden.[51] Insofern erscheint der Blog als die demokratische Schreib- und Kommunikationsform schlechthin: Befreit von Selektionsprozessen (Verlage, Lektorat), frei nutzbar und aufrufbar, ist er für eine große Anzahl an Rezipientinnen und Rezipienten zugänglich. In *L'Intimité surexposée* prägt Serge Tisseron den Begriff ‚extim'[52] (zusammengesetzt aus ‚extern' und ‚intim'), um diese neue Form der alltäglichen Selbstdarstellung zu beschreiben, die einer großen Anzahl von Leserinnen und Lesern offenlegt, was einst in der privaten und intimen Sphäre aufgehoben war.

sischen Raum: Von tausend Blogs widmen sich zwei bis drei dem Thema Gesundheit/Krankheit. Diese werden hauptsächlich von Frauen im Alter zwischen 25 und 40 Jahren geschrieben (statistisch gesehen wäre Georges Hausemer also eine Ausnahme).

47 Vgl. Bendrihen: *Écritures du réel et cancer* (Anm. 16), S. 12 ff.

48 Vgl. Ann Jurecic: *Illness as Narrative*, Pittsburgh 2012, S. 18.

49 Vgl. Bendrihen: *Écritures du réel et cancer* (Anm. 16), S. 56.

50 Michael Hofmann: *Interkulturelle Literaturwissenschaft. Eine Einführung*, Paderborn 2006, S. 41.

51 Vgl. Gsell-Herold/Bacqué: *Le blog* (Anm. 22), S. 25.

52 „Extimité", Serge Tisseron: *L'Intimité surexposée*, Paris 2001, S. 52.

In der Wissenschaft waren Blogs lange Zeit exklusiver Gegenstand der Soziologie und nicht anerkannt als „neue Schreibgattung, an der Schnittstelle zwischen künstlerischem Ausdruck und Zeugnis des alltäglichen Lebens".[53] Erst mit ihrer Multiplizierung und Diversifizierung sowie der Entwicklung der *digital humanities* werden Blogs nicht mehr exklusiv als eine technische und digitale Neuheit angesehen, sondern zudem als eine spezifische ästhetische und erzählerische Form:

> Der Blog partizipiert an einer globalen Rekonfiguration des Schreibabenteuers. Das elektronische Trägermedium und das dem Blog eigene Tempo erfordern spezifische Prozesse. Die Kombination von Text und Bild, die Bedeutung von Grafiken und die mögliche Integration von Audio- oder Videoquellen betonen die Porosität der Grenzen zwischen Literatur, Intimität, Medien oder Kunst.[54]

Die definierende Eigenschaft und das strukturierende Prinzip des Blogs ist seine spezifische Temporalität.[55] Nimmt man klassisch veröffentlichte Texte unter die Lupe, erscheint ihre erzählerische Struktur insofern sinnstiftend,[56] als die meisten Texte als fest geordnete und synthetisierte Einheiten erscheinen – selbst das Chaos ist bewusst erarbeitet –, mit einem Anfang und einem Ende. Bei Krankheitsblogs ist der Beginn des Schreibens sehr häufig an die Diagnose gekoppelt, ein besonderer biografischer Moment, der den Lebenslauf des schreibenden Individuums verändert. In der Regel werden solche Blogs während des Krankheitsverlaufs geschrieben; davor und danach besteht oft kein oder ein weniger großes Schreibbedürfnis. Im Gegensatz zum Buch – selbst im Falle einer Reihe –, das bei seiner Publikation abgeschlossen ist, kennt das Schreiben eines Blogs also a priori weder Ende noch klassisches Incipit: Die Lesenden folgen einer spontanen Erzählung, von der sie ebenso wenig wissen, wohin sie führt, wie die Autorinnen und Autoren. Der Blog ist also strukturbedingt durch eine narrative Unsicherheit gekennzeichnet. So fragt Georges Hausemer sich: „Schrieb ich das schon?" (H: Nr. 11, 16.06.2016), als (eventuell inszenierter) Beweis dafür, dass der Blog weder lektoriert noch überarbeitet wird, und somit nicht wie ein abgeschlossenes und einheitliches Werk funktioniert.

Obwohl viele Blogs wie der von Hausemer sich als ‚Chronik' bezeichnen, ist eine zeitliche Besonderheit, dass sie eine gegensätzliche Zeitstruktur zwischen Schreiben und Lesen aufweisen: Die chronologische Folge der geschriebenen Einträge kann lediglich die abonnierte Leserschaft mitverfolgen; alle anderen entdecken den Text in umgekehrter Rei-

53 „Nouveau genre scriptural, à l'interface entre une tentative artistique et un témoignage de vie au jour le jour", Gsell-Herold/Bacqué: *Le blog* (Anm. 22), S. 27.

54 „[Le] blog participe à une reconfiguration globale de l'aventure d'écrire. La médiation du support informatique et le rythme propre au blog imposent des processus spécifiques. L'association du texte et de l'image, l'importance du graphisme et l'intégration possible de sources audio ou vidéo accentuent la porosité des frontières entre ce qui relève du littéraire, de l'intime, du médiatique ou de l'artistique." Christèle Couleau/Pascale Hellégouarc'h: *Introduction*, in: *Les Blogs: Écritures d'un nouveau genre?*, éd. par Couleau/Hellégouarc'h, Paris 2013, S. 9 f.

55 Vgl. Gsell-Herold/Bacqué: *Le blog* (Anm. 22), S. 29.

56 Vgl. Roberto Simanowski: *Facebook ist nicht das Tagebuch des 21. Jahrhunderts*, in: *Forum* 381 (Februar 2018), S. 22–24, hier S. 22.

henfolge[57] – also den letzten Eintrag zuerst – und müssen dann rückwärts lesen. Diese spezielle Zeitstruktur hat eine hohe symbolische Bedeutung: Sie erlaubt einen Blick zurück zu den Ursprüngen und Anfängen der Krankheit und trägt so zur Sinn- und Identitätssuche der kranken, schreibenden Person bei.

Die zeitliche Abfolge ist außerdem fast immer lückenhaft. Für Georges Hausemer definieren Ellipsen gar das Schreiben in Blogform:

> Dies ist kein Tagebuch. Dafür vergeht viel zu viel Zeit zwischen den einzelnen Einträgen. Aber ich will mich auch nicht ständig nur mit Krankheit, Sterben und Tod abgeben. Vielleicht wird es irgendwann noch ein richtiges Tagebuch, mit regelmäßigeren Notizen, vielleicht. Derzeit jedoch ist nichts dergleichen geplant. Ich lasse mich nicht mehr unter Druck setzen, nicht vom Krebs und schon gar nicht von mir selbst. Und auch nicht von der Schönheit des Lebens, über die Esterházy immer wieder spricht.
>
> Eigentlich kommt die kleine Form der kurzen Notizen meinem Schreiben entgegen. Ich bin nie ein Autor mit langem Atem gewesen, immer eher ein Kurzstreckenläufer, ein Spontanschreiber ohne großen Plan, ein Notierer, der sich von punktuellen Beobachtungen, zufälligen Einfällen zu erzählerischen Fragmenten verleiten lässt. (H: Nr. 33, 10.03.2017)

Längere Pausen nach einem Eintrag können für die Lesenden besorgniserregend wirken: Was passiert und wie geht es dem Autor, wenn er nicht schreibt und veröffentlicht? Im Blog *Ich und mein Tumor* sind die Gründe für Pausen oder Intervalle jedoch vielfältig. So schreibt Hausemer nicht, wenn er im Krankenhaus ist und sich körperlich wie mental zu schwach fühlt, um seiner Schreibtätigkeit nachzugehen. Ende Dezember 2017 nimmt der Autor z. B. das Schreiben nach fünf Wochen Stille wieder auf und veröffentlicht vier Beiträge in vier Tagen (vgl. ebd.: Nr. 61–64). Oft ist er aber auch auf Reisen wie im September und Dezember 2016 oder im September 2017. Schließlich kann es sein, dass der Autor einfach zu beschäftigt ist, um sich seinem Blog – und seiner Krankheit, wie er unterstreicht – zu widmen.

Les cellules créatives wird nach dem Abklingen der Krankheit weitergeführt. Die Anzahl und Frequenz der Einträge nehmen jedoch stark ab: Zur Zeit der Redaktion dieses Beitrags (Januar 2019) reicht der letzte Eintrag ein Jahr zurück, ohne dass die Autorin ihren Blog ausdrücklich abgeschlossen hätte. *Ich und mein Tumor* ist leider zu einem tragischen Beispiel für die Ambiguität der endenden Krankheitsblogs geworden: Wie erläutert suggeriert die Abwesenheit von neuen Einträgen bei offenstehenden Blogs oft eine Verschlimmerung des Gesundheitszustandes des Autors, ja seinen Tod. Nach einem eher optimistischen Eintrag (vgl. ebd.: Nr. 75, 09.06.2018) wird Georges Hausemers Blog lange Zeit nicht aktualisiert, bis zu dem erschreckenden Nachtrag vom 20. August 2018 (nicht nummeriert).

Blogs sind also immer fortschreitend, und im Falle von Krankheitsblogs handelt es sich besonders um ein lebensnotwendiges *work in progress*, da Schreiben, sowohl symbolisch wie existenziell, ‚am Leben sein' bedeutet.[58] Wie unzertrennlich Leben, Lesen und

[57] „Antéchronologique", Isabelle Escolin-Contensou: *Le blog, nouvel espace littéraire entre tradition et reterritorialisation*, in: *Les Blogs*, éd. par Couleau/Hellégouarc'h (Anm. 54), S. 13–22, hier S. 18.

[58] Vgl. Bendrihen: *Écritures du réel et cancer* (Anm. 16), S. 185.

Schreiben sind, betont Hausemer mehrere Male: „Auch der Winter, *allez hëpp!*, kann sofort wieder verschwinden. Möchte ins Sonnenlicht, ins Himmelblau schauen, während ich schreibe – und lese, lebe. Kapiert?" (H: Nr. 2, 23.04.2016) In *Écritures du réel et cancer* beschreibt der Psychologe Nicolas Bendrihen die paradoxe kulturelle Rolle der Stimme der kranken Person: Obgleich kämpferische – und bestenfalls triumphierende – Zeugnisse in der Öffentlichkeit ein hohes Interesse erzeugen, so bleibt die Formulierung von Depression, Erschöpfung und Niederschlag meistens stumm oder ungehört.[59] *Ich und mein Tumor* und *Les cellules créatives* zeigen, wie dicht Körper und Schreiben, Krankheit und Ästhetik miteinander verflochten sind. Ihre kräftigste Aussage ist wohl, dass der Körper, konfrontiert mit den Verwandlungen durch Krankheit und Therapie, nur vorübergehend verstummt. Dem bestürzenden Tod Georges Hausemers im Sommer 2018 hallt sein: „Muss weiterschreiben. Weitermachen" (H: Nr. 14, 12.08.2016), immer noch nach. „Afin que les cellules créatives se multiplient plus vite que les cellules cancéreuses!"[60] (M: 31.01.2016)

59 Vgl. ebd., S. 12 f.

60 „Damit die kreativen Zellen sich schneller verbreiten als die Krebszellen!"

Rolf Parr

Popularisierung von medizinischem Wissen in populärer ästhetisch-medialer Form. Deutsche Arztserien im Fernsehen

Anamnese

Arzt- und Krankenhausserien wie *Die Schwarzwaldklinik* (ARD, 1985–1989), *Dr. Sommerfeld – Neues vom Bülowbogen* (ARD, 1997–2004), *In aller Freundschaft* (ARD, seit 1998), *Familie Dr. Kleist* (ZDF, seit 2004), *Der Bergdoktor* (ZDF, seit 2008), *Dr. Klein* (ZDF, seit 2014) oder *Bettys Diagnose* (ZDF, seit 2015) gehören bei den verschiedensten Gruppen von Rezipienten zu den beliebtesten und quotenträchtigsten Formaten nicht nur im deutschen Fernsehen; und dies im Vorabend- ebenso wie im Abendprogramm. Kurz: Arzt- und Krankenhausserien sind in sehr vielen Programmen äußerst präsent. Mitte der 1990er Jahre hatte Jason Jacobs dies bereits für das amerikanische Fernsehen festgestellt: „In the mid-1990s a common observation made by critics and commentators was that the proliferation of television medical dramas had reached epidemic proportions.“[1]

Dieser Befund lässt sich auf das deutsche Fernsehprogramm sowohl der öffentlich-rechtlichen als auch der kommerziellen Sender eins zu eins übertragen, wobei der Übergang zwischen Arzt- und Krankenhausserien häufig ebenso fließend ist wie derjenige von beiden zu Familienserien. Beispiele dafür sind im deutschen Fernsehen die Vorabendserien *Der Landarzt* (ZDF, seit 1987), *Familie Dr. Kleist*, *Tierärztin Dr. Mertens* (ZDF, seit 2006) und *Dr. Klein*. Die Reihe ließe sich mühelos um mehrere dutzend weitere Sendungen fortsetzen. Ähnlich sieht es auch für die Kombination von Krankenhaus- und Krimiserie aus, so beispielsweise im Falle von *Notruf Hafenkante* (ZDF, seit 2007). Hinzu kommen weitere Kombinationen populärer Film- und Fernsehgenres und mit ihnen auch solche der Popularisierung von medizinischem Wissen, wie der Mix von Arzt- bzw. Krankenhausserie mit Action-, Liebesstory- und Sitcomelementen.

Da man es bei den weitaus meisten dieser Sendungen allem Anschein nach also mit Genrehybriden aus Familien-, Krimi-, Arzt- und Krankenhausserie und manchmal auch noch weiteren Genres zu tun hat, wird im Folgenden zwischen diesen Typen nicht weiter unterschieden; vielmehr ist übergreifend von Arzt- wie auch Krankenhausserien die Rede, bei etwa dem inhaltlichen Umfang, mit dem im angloamerikanischen Sprachge-

[1] Jason Jacobs: *Hospital Drama*, in: *The Television Genre Book*, ed. by Glen Creeber, Basingstoke ²2011, S. 34 ff., hier S. 34; vgl. auch Anne Karpf: *Doctoring the Media. The Reporting of Health and Medicine*, London 1988; Joseph Turow: *Playing Doctor. Television, Storytelling and Medical Power*, Oxford 1989; Jason Jacobs: *Body Trauma TV. The New Hospital Dramas*, London 2003.

brauch abkürzend von Medicals die Rede ist. Ausgespart, da einer jeweils eigenen Ästhetik folgend, bleiben solche amerikanischen Serien wie *Chicago Hope* (CBS, 1994–2000), *Emergency Room* (NBC, 1994–2009), *Grey's Anatomy* (ABC, seit 2005) und *Dr. House* (FOX, 2004–2012).

Symptomatik

Was aber macht den offensichtlichen Erfolg der Medicals im deutschen Fernsehen aus? Was haben sie – bei aller Verschiedenheit im Detail – am Ende doch gemeinsam? Worin liegt der rote Faden, der sie verbindet?

Die – wenn man so will – diagnostische These, die im Folgenden symptomatisch belegt werden soll, besteht in der Annahme, dass den Medicals im deutschen Fernsehen trotz der großen Spannbreite der ihnen jeweils zugrunde liegenden filmischen,[2] ästhetischen, erzählerischen und auch seriellen Konzepte eine zweifache Form der Popularisierung gemeinsam ist: Medicals popularisieren medizinisches Wissen nämlich durch eine ganze Reihe von selbst wiederum populären medialen Verfahren, während sie das medizinische Wissen zugleich als hochgradig spezialisiert ausweisen. So werden medizinische Fachtermini verwendet, Monitore zeigen Kurven und Werte an, Körper und Maschinen werden an Kabel angeschlossen, deren Funktion dem Laien nicht immer auf Anhieb einsichtig ist.

Als Medium kommt dem Fernsehen dabei zugute, dass es den einen Bereich vielleicht eher durch sprachliche und auch nichtsprachliche Töne, den anderen vielleicht eher visuell präsentieren und die Verteilung von medizinischem Wissen und Alltagswissen über Krankheit zudem auch noch von einer Einstellung zur nächsten wechseln kann. Semiotisch formuliert ließe sich sagen, dass medizinisches Wissen und Alltagswissen um Krankheiten durch Multi*modalität* (verschiedene Sinne werden angesprochen) und Multi*kodalität* (auf ganz verschiedene Zeichensysteme wird dabei zurückgegriffen) eng aufeinander bezogen werden können. Ein ganz einfaches Beispiel dafür wäre ein Gespräch zwischen Arzt und Patient, bei dem der Arzt die Funktionsweise des Herzens in Analogie zu einer Wasserpumpe erklärt, während im Hintergrund zugleich eine höchst komplexe medizinische Apparatur zu sehen ist mit Zahlen und Kurven, von denen der durchschnittliche Fernsehzuschauer kaum etwas versteht. Diese Verdoppelung (und manchmal sogar Vervielfachung) in Formen der medizinischen und zusätzlichen allgemeinverständlichen Darstellungen eines Sachverhalts ist eines der Verfahren, mittels derer medizinisches Wissen popularisiert werden kann.

Im Spektrum der aktuell laufenden Serien ist dies vor allem bei *In aller Freundschaft* anzutreffen, einer Krankenhausserie, in der regelmäßig der OP und die Intensivstation Schauplätze sind, von denen aus die Arztfiguren in räumlicher Hinsicht jedoch nur einen Schritt hinaus zu den Angehörigen zu machen brauchen, dabei aber auch den Schritt vom medizinischen Spezialdiskurs zu dessen ‚Übersetzung' in Richtung Allgemeinverständlichkeit gehen müssen. Dazu wiederum eignen sich insbesondere solche Figuren, die per se an der Schnittstelle zwischen Medizin und Alltag stehen, wie etwa das Pflegepersonal, oder solche, die in ihrer Biografie den Übergang von Patienten und Alltagswissen zu me-

2 ‚Filmisch' wird hier verstanden in einem weiten, nicht auf Kinofilme eingeschränkten Sinne, sondern Bewegtbilder verschiedener Medien einschließend.

dizinischem Spezialwissen verkörpern. Dazu gehört bei *In aller Freundschaft* die Figur des Peter Brenner, vormals Pfleger und jetzt Arzt in der Weiterbildung.

Ist dies ein Verfahren der Popularisierung von medizinischem Wissen in populärer Form, so greifen Medicals auch gern auf im Alltagsleben besonders populäre ästhetisch-mediale Verfahren, Formate und Genres zurück, so etwa die Kommunikation in den sozialen Netzwerken per Handy oder das Einbinden von bekannten bzw. gerade aktuellen Popsongs.

Schauen wir uns daher das Spektrum der Verfahren dieser doppelten Popularisierung etwas genauer an, also die ‚Symptomatik' der Medicals, um dann am Ende zu so etwas wie einer Diagnose zu kommen.

Symptom: Akkumulation von Serienstrukturen

Auf der Ebene der Serienstrukturen kombinieren Arzt- und Krankenhausserien häufig zwei oder gar drei Prinzipien. Dazu gehört *erstens* dasjenige der ‚Fallstruktur'. Hier tritt das Episodengeschehen in Form eines von außen kommenden ‚Falles' in die Arzt- bzw. Krankenhauswelt ein. Bedarf das bei Krimi- und auch Familienserien immer einer guten und in zeitlicher Hinsicht ebenso langen wie aufwändigen dramaturgischen Vorbereitung, so haben es die Settings Arztpraxis und Krankenhausaufnahme sehr viel leichter, denn der jeweils neue Fall kann jederzeit einfach durch die Tür hereinkommen bzw. hereingebracht werden, und zwar ohne dass dies zuvor inhaltlich hätte ausführlich vorbereitet werden müssen.[3]

Dementsprechend beginnt das Episodengeschehen in der ARD-Serie *In aller Freundschaft* in der Regel mit dem Übertreten der Schwelle zum Krankenhaus. Die Patienten werden über diese Schwelle hinweg eingeliefert oder brechen genau auf dieser Schwelle zusammen, die in semantischer Hinsicht immer auch eine Übergangsstelle zwischen den Räumen von Alltag einerseits und Medizin andererseits darstellt. In *Bettys Diagnose* übernimmt diese Funktion der Empfangstresen auf der Station. Durch die geradezu hineinplatzenden Figuren kann die Gesamtkonfiguration sehr einfach von Folge zu Folge variiert werden: Bereits eingeführte Figuren gelangen in neue Konfrontationen und Koalitionen, sodass es spannende, nicht gänzlich vorhersagbare Handlungen gibt, zugleich aber auch die Konstanz einer Reihe von Figuren bzw. Charakteren. Mit den plötzlich im Setting Krankenhaus oder Arztpraxis auftretenden Figuren haben es Medicals somit sehr viel leichter als Soaps mit ihrem relativ konstanten Repertoire an Figuren, für Abwechslung zu sorgen. Die nötige Varianz kann bei Soaps nämlich nur dadurch erzielt werden, dass die Figuren ihren Charakter im Verlauf der schnell einige hundert Folgen umfassenden Daily und Weekly Soaps ändern. In *Lindenstraße* (ARD) – seit 1985 in ca. 1.700 Folgen gesendet – haben sich beispielsweise etliche Figuren schon von ‚guten Engeln' zu ‚bösen Mördern' und wieder zurück verwandelt (alle Zwischenpositionen eingeschlossen). Gegenüber dem Episodengeschehen treten bei diesem Typus der Fallstruktur die die einzelnen Episoden übergreifenden Narrationen rund um das Leben der Figuren tendenziell in den Hintergrund.

3 So stellt Jason Jacobs in *Hospital Drama* (Anm. 1), fest: „The advantage of the hospital setting is that it is a ready-made receptacle for a variety of dramatic situations".

Eine *zweite* Form von Serien ist diejenige, die mit einer ,*Workplace*-Struktur' arbeitet. Hier hat man es ebenfalls mit abgeschlossenen ,Fällen' zu tun, die von außen an die Hauptfiguren und ihre Arbeitsplätze herangetragen werden, im Mittelpunkt steht aber der ,Arbeitsplatz' selbst mit seinen Strukturen sowie den Konflikten der dort verankerten Charaktere. Das ist etwa der Fall in der Vorabendserie *Dr. Klein*, in der die Figuren vor, während und nach beinahe jedem Erzählstrang in ihrem Büro und dort wiederum an ihrem Schreibtisch gezeigt werden: die Figur Dr. Klein vor einer Wand mit lauter Schneekugeln (was den Charakter der liebevoll auf ihre kleinen Patienten eingehenden Kinderärztin unterstreicht); ihre stets eiskalt die eigenen Kalküle spinnende Chefin in einem ebenso kalt wirkenden Büro an einem übergroßen Chefinnenschreibtisch. Vom *Workplace* aus können dann andere Locations in das Geschehen einbezogen werden, wie etwa die so ganz verschiedenen Privatwohnungen von Chefarzt Dr. Groß (hypermodern in Weiß durchgestylt) und von Dr. Klein (eher im WG-Charakter einer Patchworkfamilie). Zusammengebracht werden die Fäden zwischen Personen und Teilhandlungen aber fast ausschließlich am *workplace*, an den die privaten Räume und Konflikte angebunden werden können, meist per Telefon, E-Mail oder SMS.

Drittens schließlich können Serien durch eine ,Ensemblestruktur' gekennzeichnet sein, bei der mehrere, die einzelnen Folgen übergreifende Handlungsstränge punktuell miteinander verknüpft werden.[4] Dabei handelt es sich meist um die fortlaufenden Privatgeschichten der Figuren, die vielfach in Form eines Zopfmusters mit dem ,eigentlichen' Geschehen in Arztpraxis oder Krankenhaus verknüpft sind. Diese Ensemblestruktur ist sowohl mit dem ersten Typus (Fallstruktur) als auch dem dritten (*Workplace*-Struktur) kombinierbar.

Mischformen aus den drei Grundmodellen von Serialität im Fernsehen – wie sie für Medicals den Normalfall darstellen –, also beispielsweise solche von seriellem und sich wiederholendem episodischen Erzählen, von Varianz und Wiederholung als Grundprinzipien allen seriellen Erzählens, bieten die Möglichkeit zu nahezu unendlich vielen Variationen und damit Folgen. Zudem macht der episodische Charakter den Neueinstieg von Zuschauern möglich, während die seriellen, d. h. fortlaufend anzutreffenden Elemente für die Bindung der Zuschauer an die Serie sorgen. Viele Medicals in den Fernsehprogrammen finden aufgrund dieser Grundanlage über Jahre hinweg ein Publikum; sie können dann – wie die vom MDR produzierte Abendserie *In aller Freundschaft – long-distance runner* im Programm sein.[5]

Symptom: Integration aktueller medialer Trends

Ein weiteres sehr geeignetes Mittel der ,doppelten Popularisierung' ist der punktuelle Einbezug aktueller medialer Trends. In *Bettys Diagnose* wird jede einzelne Folge der Serie meist gleich zu Beginn durch das Einblenden einer Pinnwand mit einer Sammlung von

4 Terminologie nach Gunther Eschke/Rudolf Bohne: *Bleiben Sie dran! Dramaturgie von TV-Serien,* Konstanz 2010 (= Praxis Film 52), S. 138–148. Zur Serialität vgl. auch Uwe Boll: *Die Gattung Serie und ihre Genres*, Aachen 1994.

5 Vgl. zum Verhältnis von Serien als Format und ihren Auswirkungen auf die Serialität des Programms Knut Hickethier: *Die Fernsehserie und das Serielle des Fernsehens*, Lüneburg 1991 (= Kultur, Medien, Kommunikation. Lüneburger Beiträge zur Kulturwissenschaft, Bd. 2).

Selfies und Schnappschüssen strukturiert. Sie funktioniert in jeder Folge analog zu einer Website mit Hypertextstruktur: Jedes Herauszoomen eines ihrer Bilder entspricht dem Klick auf einen Hyperlink, was eine Film- und Handlungssequenz in Gang setzt, die dann im weiteren Verlauf filmisch auserzählt wird. Die Pinnwand wird damit neben dem Empfangstresen zu einem zentralen dramaturgischen Element in *Bettys Diagnose*. Von ihr aus werden einzelne Erzählstränge in Gang gesetzt, aber auch wieder zusammengeführt. Pinnwand und Empfangstresen bilden eine ‚dramaturgische Kreuzung', über die immer gegangen werden muss, ehe weitererzählt werden kann. Für die Zuschauer fungieren sie als Elemente, die den Fluss der Folge wie auch der Serie gleichzeitig gliedern und in Segmente unterhalb ganzer Folgen, aber oberhalb einzelner Szenen oder Einstellungen zerlegen. Es entsteht dadurch eine Art ‚Flow von Serialität',[6] innerhalb dessen die einzelnen Segmente auch anders angeordnet werden könnten. Zudem trägt eine solche Struktur dem Zapping als verbreiteter Form der Rezeption von Fernsehen insofern Rechnung, als in dieser Struktur durch ihren Fernsehkonsum gleichsam geschulte Konsumenten in die einzelne Folge auch quer einsteigen können. Schlechtesten Falles wartet man ein paar Sekunden, bis es wieder über die dramaturgische Kreuzung geht und eine neue Sequenz innerhalb des Flusses beginnt.

Von besonderer Wichtigkeit ist eine solche Struktur der Rezeptionsmobilität für das Vorabendprogramm, in dem zahlreiche Medicals ihren Platz haben. Denn zwischen 18:00 und 20:00 Uhr werden mehr Tätigkeiten neben dem Fernsehen ausgeübt, als während des eigentlichen Abendprogramms. Von daher kann ein im Abendprogramm platziertes Medical ohne eine so enge Taktung der Erzählsequenzen wie im Vorabendprogramm auskommen.

Zum Aufgreifen medialer Trends gehört als ein anderes Element auch der Rückgriff auf Zeitlupenpassagen, wie man sie aus Actionfilmen kennt, allerdings signalisiert die Zeitlupe in *Bettys Diagnose* so etwas wie kurze Momente des ‚Sich-Wegträumens' der (vor allem weiblichen) Figuren aus dem Alltag, in den sie aber wieder unmittelbar zurückkehren, ja geradezu zurückfallen und dabei manchmal sogar hart auf dem Boden der Tatsachen aufprallen.

Bei *Bettys Diagnose*, der zurzeit vielleicht modernsten oder besser jugendlichsten Krankenhausserie, kommen im Vorspann schließlich noch die Anleihen an Graphic Novels und Animationsfilme hinzu und schließlich eine Figur wie die Krankenpflegeschülerin Ava Edemir, die ständig ihre Schminktutorialvideos im Netz postet und die Zahlen der Klicks beobachtet.

6 Der fernsehwissenschaftliche Begriff ‚Flow' geht zurück auf Raimond Williams: *Television: Technology and Cultural Form*, London ^{2}1990, und bezeichnet ursprünglich das Phänomen, dass in der Geschichte der Fernsehprogramme die einzelnen konstitutiven Einheiten zunehmend durch Übergänge verbunden und damit der Tendenz nach zugunsten eines kontinuierlichen Flusses aufgelöst wurden: „What is being offered is not, in older terms, a programme of discrete units with particular insertions, but a planned flow, in which the true series is not the published sequence of programme items but this sequence transformed by the inclusion of another kind of sequence, so that these sequences together compose the real flow, the real ‚broadcasting'." Ebd., S. 91.

Symptom: Popsongs und Alltagskultur

Zu den Elementen, über die in *Bettys Diagnose* Kopplungen zwischen eigentlich weit voneinander entfernten gesellschaftlichen Teilbereichen hergestellt werden, gehören weiter auch bekannte Popsongs, deren Texte polyvalent lesbar sind, sich also auf ganz verschiedene Zusammenhänge beziehen lassen. So durchzieht den Vorspann zu *Bettys Diagnose* eine Coverversion des Beatles-Songs *Help*, der gleichermaßen in Richtung Medizin wie auch in Richtung Privatleben und in beiden Bereichen auf alles Zwischenmenschliche beziehbar ist. Gleich in der ersten Folge der ersten Staffel wird ein Mann von der zufällig anwesenden Krankenschwester Betty angewiesen, das Herz einer auf der Straße kollabierten schwangeren jungen Frau nach dem Rhythmus des Bee-Gees-Hits *Stayin' Alive* zu massieren: „Stayin' alive, stayin' alive./Ah, ha, ha, ha, stayin' alive, stayin' alive./Ah, ha, ha, ha, stayin' alive."

Auch hier hat man es wieder mit der Kombination von Multimodalität und Multikodalität zu tun und zudem mit der Abbildung eines Popsongs auf eine Alltagssituation, die plötzlich in eine medizinische Notfallsituation umkippt. Das wiederum ergibt eine bei genauerem Nachdenken nicht unbedingt auf der Hand liegende Kopplung von Medizin und Popmusik, von hochspezialisiertem Expertentum und Alltagswissen.

Solche Applikationen von Popmusik in das filmische Geschehen hinein (dabei stets Medizin und Alltag verbindend) sind zugleich Instrumente der Rezeptionssteuerung oder, genauer gesagt, Mittel des Ansteuerns eines bestimmten Zielpublikums, das die Songs kennen, ja im Falle von *Stayin' Alive* sogar mitsingen und den Rhythmus anwenden können muss. Für alle, die die Songs nicht kennen, sind sie aber zumindest über ihre Inhalte an das filmische Geschehen anbindbar. Da die Hits hier Medizin und Alltagsleben koppeln, fungieren sie auch wiederum als Kitt zwischen eigentlich getrennten Bereichen des Lebens.

Festhalten lässt sich, dass ein wichtiges Element der Popularität von Krankenhausserien darin besteht, Kopplungen und bisweilen auch Synthesen zwischen verschiedenen Teilbereichen des Lebens herzustellen. Medicals führen damit etwas vor, was man sich vielleicht auch wünscht, nämlich nicht in zu viele Lebensbereiche zerrissen zu sein. Das macht Medicals wiederum populär und ist vielleicht ihr über die jeweils erzählten – häufig immergleichen – Geschichten hinausgehender ‚Rezeptionsmehrwert'.

Symptom: Umkehr von Hierarchien und Wertungen

Als ein weiteres Charakteristikum von Medicals kommt die vielfach praktizierte Umkehr von Positionen, Hierarchien und Wertungen hinzu: Die Krankenpflegerin diagnostiziert, während der Arzt solche Schwesterntätigkeiten wie Fiebermessen und Blutabnehmen durchführt; Dr. Klein ist menschlich groß und Dr. Groß ist – menschlich betrachtet – eher klein; der Hilfsarbeiterpatient bringt als Bettnachbar den Managerpatienten auf den richtigen Weg; der Arzt wird zum Patienten. In *Der Bergdoktor* übertrumpft der Landarzt immer wieder den Klinikchirurgen, sodass man fast den Eindruck eines Positionstauschs zwischen beiden haben kann: Der Chefarzt bittet, wenn er nicht mehr weiter weiß, den Landarzt um Hilfe (einschließlich praktischer Durchführung von hochkomplizierten Operationen).

Auch wenn Krankenpflegerinnen etwas tun, was eigentlich Ärzten vorbehalten ist, lässt sie dies in der Hierarchie von Ärzten, Pflegepersonal, Patienten (Zuschauern) zu Mittlerfiguren auf halbem Weg zwischen oben und unten werden. Dieses Prinzip der ‚Umkehr gewohnter Hierarchien' findet sich in *Bettys Diagnose* schon im Sendungstitel, steht die ‚Diagnose' doch den Pflegekräften, so auch der Hauptfigur der Serie, eigentlich nicht zu, sondern nur dem ärztlichen Personal. In der filmischen Umsetzung zeigt sich die Umkehr von Hierarchien vielfach darin, dass von medizinischer Terminologie begleitete Handlungen oder Äußerungen von Ärzten sowie anderen Leitungsfiguren (Pflegedienstleiterin, Finanzleiter, Oberarzt, Chefärztin, Klinikleiterin) für Patienten (gern auch für Kinder) von den Krankenschwestern ‚übersetzt', eingeordnet und relativiert werden, mithin auch für die Zuschauer. Auch dies ist eine Form der Popularisierung von medizinischem Wissen in Alltagszusammenhänge hinein. Ihr Vorgehen bei der in der Startfolge von *Bettys Diagnose* intubierten jungen Frau erläutert Betty dem ihr helfenden Passanten mit: „Gucken Sie mal, jetzt kriegt sie wieder Luft."

Ganz ähnlich wie hier in *Bettys Diagnose* fungieren in *Dr. Klein* die von der Hauptfigur Valerie Klein im Voiceover gesprochenen Reflexionen und Metakommentare zu der in den Episoden jeweils verhandelten medizinischen und/oder privaten Problematik, wodurch eine Perspektive auf das Geschehen etabliert wird, die als Off-Kommentar deutungsmächtig über dem Ärztegeschehen steht und damit wiederum das bestehende Machtgefüge verkehrt. Dieses Verfahren wird oft am Ende einer Episode noch einmal aufgegriffen, sodass ein Fazit, eine Quintessenz oder so etwas wie eine Moral aus dem Geschehen gezogen wird, die vielfach Kritik an der Institution Krankenhaus und ihren Hierarchien ist.

Symptom: diskursverbindende Elemente

Eines der wichtigsten Verfahren der Popularisierung von medizinischem Spezialwissen (einschließlich der dazugehörigen Formen der Rede) stellen diskursverbindende (interdiskursive) Elemente dar, die ein populäres Wissen über einzelne Spezialdiskurse hinweg schaffen. Dazu gehören insbesondere alle analogiebildenden Verfahren, wie Vergleiche, Metaphern und kollektiv versteh- wie auch verwendbare Symbole, aber auch Alltagsgegenstände, die den Arzt womöglich zur Lösung schwieriger Fälle inspirieren, was sehr häufig in *Der Bergdoktor* anzutreffen ist, sodass man es hier mit einer durchaus forcierten Kopplung von medizinischem Spezial- und ‚gesundem' Alltagswissen zu tun hat.

Da ist es dann etwa der eingerissene Benzinschlauch des Autos, der den Arzt darauf bringt, wie er das Problem einer Herzpatientin lösen kann. Der jeweilige ‚Fall' wird dabei doppelt durchgespielt: einmal in der Blickrichtung vom Alltagswissen zum medizinischen Wissen und dann im Krankenhaus meist noch einmal in stärker medizinischer Terminologie, die den Betroffenen dann vielfach noch einmal in Alltagssprache mitgeteilt wird. Der Schauplatzwechsel (und mit ihm die visuelle Beschäftigung der Zuschauer) sorgt dafür, dass diese Doppelung und bisweilen regelrecht ‚Übersetzung' der Anschauungsformen des Alltags in den Spezialdiskurs der Medizin und wieder zurück nicht langweilig wird. Noch deutlicher wird das integrierende Moment, wenn es die privaten Handlungen und Konflikte sind, die den Bergdoktor auf die Lösung des medizinischen Problems bringen. Damit bekommt auch die noch so aussichtslose private Problematik plötzlich einen Sinn und wird – bei Schauplatzwechsel ins Krankenhaus – ins Positive gewendet.

In *Bettys Diagnose* ist bereits der Vorspann mit interdiskursiven, gesellschaftliche Teilbereiche und ihre Diskurse verbindenden, Elementen geradezu überhäuft. Dazu gehören kanonisierte Bestandteile von Arzt- und Krankenhausserien, wie der Monitor mit der Herzfrequenzkurve (einem der wichtigsten paratextuellen Elemente von Medicals), der Defibrillator, die rot aufleuchtende Lampe auf dem Gang und der rennende Arzt. Werden diese Elemente einerseits akkumuliert, so andererseits für interdiskursive Kopplungen, also für Anschlüsse an andere Lebensbereiche und Diskurse, benutzt: Im Skelett pocht dann ein rotes Liebesherz, was geradezu ein Versprechen an die Zuschauer ist, dass sie eine Kombination von Medizin und Liebe (von Arzt- und Liebesroman) geboten bekommen.

Zu den für solche Kopplungen oder ‚Brückenschläge' in Medicals genutzten Elementen gehören allen anderen voran Kurvenverläufe jeglicher Art, wie Herz-, Puls-, Fieber-, Kreislauf- und sonstige Kurven. Sie sind seit solchen amerikanischen Medical-Klassikern wie *Trapper John, M.D.* (CBS, 1979–1986) und der Ahnmutter aller deutschen „weißen Serien",[7] der *Schwarzwaldklinik*, und dann einer ersten Welle von im deutschen Fernsehen laufenden Medical-Serien, wie *Klinikum Berlin Mitte – Leben in Bereitschaft* (PRO 7, 2000–2002), *alphateam – Retter im OP* (SAT.1, 1996–2005), *Herzschlag – Das Ärzteteam Nord* (ZDF, 1999–2003), *Fieber – Ärzte für das Leben* (SAT.1, 1998–2000) und *OP ruft Dr. Bruckner* (RTL, 1996–1999), zum Standardelement von Medicals geworden, auf das die Zuschauer auch hier wieder regelrecht trainiert sind.

Piept es und verflacht sich die Herzkurve zu einem Strich, dann ist Eile angesagt. Als Paratext im Sinne Gérard Genettes[8] ist vor allem die Herzkurve zu einem Element von Medicals, aber auch des Fernsehens als Medium insgesamt geworden.[9] Man denke nur an die vielen Krimis, die damit beginnen, dass die Herzkurve auf dem Monitor noch zwei oder drei Mal aufzuckt, ehe sie zu einem Strich wird, begleitet von einem langanhaltenden Ton. Das ist in Krimis dann der Moment, in dem übergeblendet wird zu den Ermittlern, von denen dann einer feststellt: ‚Wir haben einen Fall.'

Die grafischen Kurven der Atmung, Herztätigkeit usw. dienen daher vielfach auch als dramaturgische Mittel zur Narrativierung komplexer Rhythmen von De- und Renormalisierung, von Ausnahmezustand und Rückführung in Normalität. Das kann filmisch auch umgesetzt werden als Wechsel zwischen Räumen der Normalisierung (wie Cafeterien, Aufenthaltsräumen, Ausgängen) und der Denormalisierung (OP, Notaufnahme usw.), die jeweils mit verschiedenen Graden von Hektik, Anspannung oder Ruhe verknüpft sind. Für die NBC-Serie *Emergency Room* ist dies seinerzeit sogar titelgebend geworden. Die durch die verschiedenen Räume führende Dynamik des Handlungsverlaufs generiert dann ihrerseits wiederum einen kurvenartigen Rhythmus von Normalisierung und Denormalisierung, sodass auch der Handlungsverlauf als Kurven-

7 Vgl. *Die weiße Serie – Ärzte und Krankenhäuser im Fernsehen*, hg. von Jürgen Felix u. a., Marburg 1998 (= Augen-Blick 28).

8 Vgl. Gérard Genette: *Paratexte. Das Buch vom Beiwerk des Buches*, Frankfurt a. M./New York 1989.

9 Vgl. dazu ausführlich Rolf Parr: *Krankenhausserien. Leben und Sterben in Kurvenlandschaften*, in: *Der Deutschunterricht* LIII, 3 (2001), S. 42–54; ders./Matthias Thiele: *Eine „vielgestaltige Menge von Praktiken und Diskursen". Zur Interdiskursivität und Televisualität von Paratexten des Fernsehens*, in: *Paratexte in Literatur, Film und Fernsehen*, hg. von Klaus Kreimeier/Georg Stanitzek unter Mitarb. von Natalie Binczek, Berlin 2004, S. 261–282.

verlauf erlebbar wird. Die auf den verschiedensten ästhetischen Ebenen (Topografie, Handlung, Sound, Kameraführung, Bild, Bildabfolge, Schnitt, Sprachrhythmus, Stimmenstakkato usw.) anzutreffenden Rhythmen dieser Art sind zudem vielfach untereinander synchronisiert, sodass man von einer spezifischen Fernsehästhetik der Kurven sprechen könnte, für die die tatsächlich gezeigten Kurven dann nur noch die visuellen Kürzel darstellen.[10]

Festhalten lässt sich: Als wiederkehrende bildliche Elemente können solche Bestandteile wie grafische Kurven verschiedene Handlungsstränge von Medicals miteinander kurzschließen (auch über einzelne Folgen der Serien hinweg); sie können weiter mit den filmischen Erzählrhythmen korreliert sein; sie können über den engeren Bereich der Medizin hinaus Anschlüsse an die Kurvenlandschaften anderer gesellschaftlicher Teilbereiche (von Popmusik über Krimiserien bis hin zu Aktienkursen) herstellen und damit auch hier wieder so etwas wie ein ‚gesamtkulturelles Integralwissen' im oben erläuterten Sinne ermöglichen oder doch zumindest die Anschlüsse dazu bereitstellen.

Diagnose

Mit all den vorgestellten Verfahren der Popularisierung von medizinischem Wissen scheinen Arztserien etwas bieten zu können, was rein medizinische Fachdiskurse allein nicht zu leisten vermögen, nämlich, wenn auch nicht das ‚ganze' Leben, so doch zumindest einige Teilbereiche des Lebens bzw. der Gesellschaft integrierend aufeinander und zugleich auf den Alltag zu beziehen. Dabei geht es keineswegs um eine vollständige Integration aller gesellschaftlichen Teilbereiche und menschlichen Fähigkeiten, sondern nur um einzelne, in der Regel fragmentarisch bleibende ‚Brückenschläge'. Die Medicals liefern solche Integrale, solche imaginären Ganzheiten, wie sie das ‚richtige Leben' nicht unbedingt bereithält. „Der *flow* der Programme", so Vrääth Öhner, „stellt […] eine Ebene der Totalisierung dar".[11] Wenn es umgangssprachlich heißt, die Medicals würden ‚heile Welten' zeigen, dann sind damit meist diese Ganzheiten (Totalitäten) gemeint.

Die bisherigen Überlegungen machen zudem deutlich, dass es in medienwissenschaftlicher Hinsicht wenig ergiebig ist, nach dem Verhältnis von Arztserien im TV und der Krankenhausrealität im empirischen Leben zu fragen, denn damit lassen sich erstens kaum Aussagen über die spezifische Machart und die Ästhetik der TV-Serien treffen[12] und

[10] Ich folge hier ebd.

[11] Vrääth Öhner: *Von der Gewöhnlichkeit des Unheimlichen. Serielle Ordnungen und Ordnungen des Seriellen im Fernsehen*, in: *Philosophie des Fernsehens*, hg. von Oliver Fahle/Lorenz Engell, München 2006, S. 173–180, hier S. 179.

[12] Vgl. als Beispiele dafür Gitta Dülperthal: *Liebe und Triebe in der Notaufnahme. Arzt- und Krankenhausserien im Fernsehen*, in: *Dr. med. Mabuse. Zeitschrift für alle Gesundheitsberufe* 117 (Januar/Februar 1999), S. 24–27; Jasmin Amend: *TV-Serien nerven Chirurgen. Arztserien-Fans haben zu hohe Erwartungen*, in: *WeltN24*, 24. September 2009, https:///www.welt.de/104252177 (letzter Zugriff 28.12.2017); Christiane Maria Berr: *Gefährliche Eingriffe*, in: *Süddeutsche.de*, 17. Mai 2010, http://www.sueddeutsche.de/medien/2.220/tv-krankenhausserien-gefaehrliche-eingriffe-1.78610 (letzter Zugriff 28.12.2017); Berit Uhlmann: *Machen Arztserien krank?*, in: *Süddeutsche.de*, 17. Mai 2010, http://www.sueddeutsche.de/wissen/2.220/frage-der-woche-

zweitens wird damit ausgeblendet, was John Fiske und John Hartley bereits 1978 in *Reading Television* betont haben,[13] nämlich dass es das Fernsehen ist, das „den kulturellen Konsens über das Wesen und die Erscheinung der Realität *artikuliert* und diesen gewissermaßen naturalisiert".[14] Das geschieht auch im Fall von medizinischem Wissen, so wären Fiske und Hartley zu ergänzen, durch Popularisierung in Form von Dramatisierung und Theatralisierung.

Eine solche Theatralität ist nach Udo Göttlich beim Fernsehen sogar gleich doppelt am Werke: Es greift „die Theatralität des Alltags" auf und verarbeitet sie in Form von „Alltagsdramatisierung" weiter – man könnte auch von einer Alltagsästhetisierung sprechen.[15] Genutzt werden dafür in Serien- und Soapformaten vor allem „die Mittel der Personalisierung, Privatisierung und Intimisierung", denn es geht – auch in Arzt- und Krankenhausserien – „vornehmlich um die Zurschaustellung von individuellen Haltungen, Lebensstilen und Beziehungsformen",[16] in deren gemeinsamem Fokus der Zuschauer steht.[17] Auch damit sind Alltag und Arztpraxis, individuelles Schicksal und medizinisches Wissen wieder auf das engste miteinander verknüpft, innerhalb der filmischen Diegese ebenso wie mit Blick auf die Rezeptionssituation und damit die Zuschauer. Dann verwundert es auch nicht, dass einzelne Rezipienten ihr ‚Fernsehwissen' um beispielsweise Herzrhythmuskurven auch selbst anwenden. So schildert eine Frau den Tod ihres Mannes in einem aus linguistischem Forschungsinteresse durchgeführten Interview, indem sie sich gleich zweimal auf Monitorkurven bezieht:

> und im krankenhaus also war nix mehr, /pf/war nur noch, weißt du, n Strich, ne. äa äa ham ihn, der war da nur noch an geräte angeschlossen [...] ich hab, ähm, mit doktor müller gesprochen. und der hatte aber zu mir gesacht, frau sanders. er hatte ja auch den bericht gekricht vom äh äh von paderborn vom krankenhaus [...] der hatte gesagt also. er wäre schon hirntod gewesen [...] als wir dann im krankenhaus warn [...] da ist die sylvia so nach dem papa hingegangen, hat die hand so genommen, nech. also das hatten wir ja an die geräte gesehen, war nur n glatter strich nur ne, [...] und als die sylvia dann so mit ihm gesprochen hat, ne [...] da schlug das n paar mal aus [...] so zwei drei mal ist das ausgeschlagen.[18]

machen-arztserien-krank-1.407981 (letzter Zugriff 28.12.2017); Heike E. Krüger-Brand: *Ärzteimage im Fernsehen: Abschied vom „Halbgott in Weiß"*, in: *Deutsches Ärzteblatt* 100, 45 (2003), S. A2928–A2931, auch online unter https://www.aerzteblatt.de/archiv/39244 (letzter Zugriff 28.12.2017).

13 Vgl. John Fiske/John Hartley: *Reading Television*, London 1978.

14 Udo Göttlich: *Fernsehen und Alltagsdramatisierung. Zur Theatralisierung des Alltäglichen am Beispiel der Vorabendsendungen*, in: *Medieninszenierungen im Wandel. Interdisziplinäre Zugänge*, hg. von Christian Schicha/Rüdiger Ontrup, Münster 1999, S. 50–61, hier S. 52, Hervorhebung im Original.

15 Ebd., S. 50.

16 Ebd., S. 57.

17 Vgl. ebd., S. 58.

18 Raoul Rüberg: *Interview „Herzinfarkt". Transkription R. Rüberg. Aufnahmedatum 13.5.2000* (unveröffentlichtes Transkript). Die Notation wurde hier gegenüber dem elaborierten linguistischen Standard des Originaltextes stark vereinfacht. Zit. nach Parr: *Krankenhausserien* (Anm. 9), S. 53.

Aussagen wie diese wären ohne die solche Kurven popularisierenden Elemente in Medicals kaum denkbar. Ihre Vorläufer haben sie allerdings ganz woanders, nämlich in der Literatur, z. B. in Thomas Manns *Zauberberg*,[19] aber das wäre noch einmal einen neuen Beitrag wert.

[19] Vgl. dazu Rolf Parr: *Krankenthermometrie und Normalismus. Erzählte (Fieber-)Kurven von Thomas Mann bis zu Krankenhausserien im Fernsehen*, in: *Infografiken, Medien, Normalisierung. Zur Kartografie politisch-sozialer Landschaften*, hg. von Ute Gerhard / Jürgen Link / Ernst Schulte-Holtey, Heidelberg 2001, S. 243–261.

Anna Lammers

Mit Pinsel und Skalpell. *Saving Faces*

Wir sehen Bilder versehrter Gesichter: Gesichter mit Narben und Schwellungen, mit Höhlungen und Deformationen. Wir sehen Bilder von Menschen, die offensichtlich viel erleiden und erdulden mussten; Menschen, die ihr Gesicht verloren hatten. Die Bilder sind Porträts von Persönlichkeiten (Abb. 1–5), gemalt von Mark Gilbert im Projekt *Saving Faces* zwischen 1999 und 2002. Sie zeichnen Gesichter mit Spuren von schweren Erkrankungen, von Unfällen und Operationen zeichnen die Gesichter der Porträtierten. Die Ereignisse nehmen also im Körper der betroffenen Person Gestalt an. Die künstlerischen Porträts sind jedoch keine Dokumentation der Geschichte einer Person angesichts eines solchen Ereignisses, sondern vielmehr eine neue Figuration dieser Person im Bild. In ihr amalgamieren drei Komponenten: das künstlerische Porträt mit seiner spezifischen Ausdruckskraft und Aussage zum Menschsein; die medizinische Wiederherstellung des Antlitzes; und eine Refiguration der Person im Bild auf einer weiteren Ebene, die vielleicht am ehesten psychisch zu nennen ist und das Wiedergewinnen der personalen Integrität mittels des Bildes intendiert.

Gilberts Porträts sind im kooperativen Kunst-Medizin-Projekt *Saving Faces* entstanden. Dieses wurde am St. Bartholomew's and the Royal London Hospital von dem Mund-, Kiefer- und Gesichtschirurgen Professor Iain Hutchison im Jahr 1999 initiiert. Seine Ziele sind es, die Möglichkeiten der Chirurgie bei schweren, gesichtsverändernden Erkrankungen und Verletzungen bekannter zu machen, die Patienten zu würdigen und der Öffentlichkeit zu zeigen, dass auch mit einem so schwer gezeichneten Gesicht ein glückliches Leben möglich ist. Nachdem Hutchison die Zustimmung der Ethikkommission der Klinik für das Projekt gewonnen und eigens eine Stiftung gegründet hatte, engagierte er den Künstler Mark Gilbert für drei Jahre als Artist in Residence.[1] Gilbert porträtierte Patienten vor und nach wiederherstellenden und lebensrettenden Operationen, teils hospitierte und fotografierte er bei den Operationen. Begleitet wurde das Projekt von einem klinischen Psychologen, der die Effekte des Porträtierens auf die Patienten untersuchte.[2] 30 Porträts aus der unverkäuflichen Serie wurden ab 2002 in einer Ausstellung in der Nati-

1 Die Stiftung *Saving Faces – The Facial Surgery Research Foundation* fördert neben dem Kunstprojekt die Forschung auf dem Gebiet der Gesichtschirurgie. Vgl. *Saving Faces. Portraits by Mark Gilbert*, ed. by Saving Faces, Artscentre University of Nottingham, Broschüre, o. O. 2000, o. S. Siehe auch: https://www.savingfaces.co.uk (letzter Zugriff 05.01.2019).

2 Vgl. Paul Farrand: *Portraiture as Therapy*, in: *Saving Faces*, ed. by Saving Faces (Anm. 1), o. S.; siehe auch Susan M.D. Carr: *Portrait Therapy. Resolving Self-Identity Disruption in Clients with life-threatening and chronic illnesses*, London 2018 (mit Hinweis auf das *Saving-Faces*-Projekt, S. 64–66).

onal Portrait Gallery in London und an zahlreichen weiteren Stationen gezeigt.[3] Es sind berührende Bilder, zart und drastisch.

Innerhalb der zeitgenössischen Kunst nehmen Mark Gilberts Porträts eine singuläre Position ein. Gilbert leistet damit einen Beitrag zur aktuellen Kunst des Porträts und steht in einer Linie mit den wichtigsten Vertretern der Porträtmalerei nach 1945, die sich existenziellen Fragen des menschlichen Lebens, der Identität und den Möglichkeiten dieser Kunst widmen. Insbesondere fragt Gilbert nach der Möglichkeit einer ästhetischen, einen Denkraum öffnenden Form der Darstellung von Krankheit, führt aber weit darüber hinaus: Gilberts Porträts sind keine Porträts von Krankheitsbildern; sie berühren vielmehr auch grundlegende Fragen nach der künstlerischen Darstellung des kranken Menschen und nach dem Verständnis von Krankheit als Einflussgröße auf das Subjekt. Die Porträts erhalten große Bedeutung durch die Sichtbarkeit der Krankheit bzw. ihrer Spuren im Antlitz des Menschen als dem Ort des Körpers, an dem sich das moderne Subjekt am stärksten als Individuum identifiziert, den es als seine Schwelle zwischen emotionaler Innen- und faktischer Außenwelt versteht, als Grenze zwischen Selbst und Anderem, aber auch als Spiegel des Anderen. Nach den Möglichkeiten der Malerei durch diese Porträts zu fragen meint nicht allein, darüber nachzudenken, was der Maler imstande ist, von seinem Affekt im Bild wiederzugeben und für den nichtinvolvierten Betrachter spürbar zu machen, sondern auch zu fragen, was die Tatsache, gemalt zu werden, für das jeweilige Modell bewirkt.

Im Folgenden zeige ich den relevanten Forschungshorizont für Bilder von Krankheiten, von kranken Menschen und daran angrenzenden Themen auf (Medizin, Leid und Schmerz, Körper und Krankheit in der Kunst des 20. Jahrhunderts), um Gilberts Porträts zu kontextualisieren und anschließend eingehender vorzustellen.

Zum Bild des kranken Menschen ist in der Kunstgeschichte bisher kein ausgewiesener Forschungsstand festzustellen. Am ehesten widmen sich einige Publikationen der künstlerischen Produktion kranker Menschen oder aber dem Porträt psychisch kranker, behinderter oder krebskranker Menschen.[4] Hier bewegt sich das Kunstverständnis häufig im Bereich der Kunsttherapie, also des kreativen Schaffens der Betroffenen selbst zum Zwecke einer positiven Unterstützung des Heilungsverlaufs oder als Dokumentation des Lebens mit einer Erkrankung oder Behinderung.

Repräsentation von Medizin

Der Medizin bzw. der Geschichte der Medizin als Thema der Kunst wird etwa seit den 1980er Jahren Aufmerksamkeit zuteil.[5] Universitäten erschließen ihre medizinhistori-

[3] *Saving Faces*, ed. by National Portrait Gallery, in: Past exhibition archive, https://www.npg.org.uk/whatson/exhibitions/2002/saving-faces (letzter Zugriff 05.01.2019).

[4] Vgl. beispielsweise *Kunst und Krankheit*, hg. von Meike Aissen-Crewett, Köln 1989; Peter Gorsen: *Kunst und Krankheit. Metamorphosen der ästhetischen Einbildungskraft*, Frankfurt a.M. 1980; Jadwiga Kamola: *Tumor im Blick. Patientenportraits im 19. Jahrhundert zwischen Kunst, Medizin und Physiognomik*, Köln 2018; John M. MacGregor: *The Discovery of the Art of the Insane*, Princeton 1989.

[5] Vgl. insbesondere Albert S. Lyons/R. Joseph Petrucelli II: *Die Geschichte der Medizin im Spiegel der Kunst*, Köln 1980. Allerdings liegt der Fokus dieser reich illustrierten Publikation auf

schen Sammlungen zudem wissenschaftlich und präsentieren sie in Ausstellungen oder eigenen Museen;[6] zunehmend bauen auch Unternehmen aus dem Bereich Medizintechnik firmeneigene Sammlungen auf.[7] Auch medizinhistorische – nichtkünstlerische – Darstellungen von Krankheiten werden von der Kunstgeschichte, Mediengeschichte und Medizingeschichte als Teil der abendländischen Mentalitäts- und Wissenschaftsgeschichte untersucht.[8] Ihre Objekte sind insbesondere historische Echorchés, Wachsmoulagen und anatomische Zeichnungen, welche der medizinischen und pflegerischen Lehre, der Aufklärung und der hygienischen sowie moralischen Erziehung der Öffentlichkeit dienen. In diesen Objekten werden *Krankheitsbilder* oft als lexikalische Festschreibungen von sichtbaren Spuren am Körper behandelt, also im Sinne einer eindeutigen Beziehung von sichtbarem Körperzeichen (dem Symptom) und der Krankheit. In der Forschung werden diese Objekte und Bilder vielfach auf einer Schnittstelle zwischen medizinischer Wissenschaft und Kunst lokalisiert. Themen dieser eben genannten medizinischen Darstellungsformen sind nicht die Auswirkungen der Krankheiten auf den betroffenen Menschen oder das Erleben der Krankheiten, also unter anderem Leiden, Schmerzen, personale Desintegration oder Ängste.

Die bildliche Darstellung von Leid und Schmerz war stets ein bedeutsamer Gegenstand der christlichen Ikonografie. Insbesondere die Bilder der Passion Jesu und der Märtyrer stellen deren Leiden explizit aus. Ihr Zweck ist das Erwecken des Mitgefühls des Betrachters *(compassio)* zum einen in einer kathartischen Funktion, die den Leidenden zum religiösen Stellvertreter des Betrachters macht, zum anderen zur Vermittlung der neutestamentlichen Heilsbotschaft und Anerkennung des Leidens „als notwendige Vorstufe des Heils".[9] Insofern hat das körperliche Leid des Dargestellten für den Betrachter einen spirituellen Zweck: An ihm ermisst sich die religiöse Wahrheit, das Martyrium verwandelt den Dargestellten in eine heilige Figur. Das Bild des Körpers im Schmerz ist hier das Vehikel für die religiöse Botschaft, die den Betrachter überzeugen soll. Es appelliert also an dessen Mitgefühl zu religiösen Zwecken.

Behandlungsmethoden und der Rolle der Mediziner und nicht auf Darstellungen von Krankheiten bzw. von kranken Menschen.

6 Als zentrale Informationsstelle hat das Hermann von Helmholtz-Zentrum für Kulturtechnik an der Humboldt-Universität zu Berlin die Plattform *Universitätssammlungen* in Deutschland gegründet: http://www.universitaetssammlungen.de (letzter Zugriff 05.01.2019).

7 Beispiele sind das Ottobock Science Center, Berlin, oder die Dräger-Ausstellung in Lübeck.

8 Vgl. beispielhaft Markus Buschhaus: *Über den Körper im Bilde sein. Eine Medienarchäologie anatomischen Wissens*, Bielefeld 2005; *La Specola, Anatomie in Wachs im Kontrast zu Bildern der modernen Medizin*, hg. von Peter Fries/Susanne Witzgall, Ausstellungskatalog Deutsches Museum Bonn, 14.09.–19.11.2000, Bonn 2000; *Spectacular Bodies. The Art and Science of the Human body from Leonardo to Now*, ed. by Martin Kemp/Marina Wallace, Berkeley/Los Angeles/London 2000; *Encyclopaedia Anatomica. Museo La Specola Florence*, hg. von Petra Lamers-Schütze/Yvonne Havertz, Köln 2004; Angela Matyssek: *Konservierungsversuche. Über Ästhetisierung und Memoralisierung in der medizinischen Präparation Rudolf Virchows*, in: *Kritische Berichte* 2 (2009), S. 30–42.

9 *Historisches Wörterbuch der Philosophie*, hg. von Joachim Ritter, Darmstadt 1974, S. 208.

Der Körper in der Kunst des 20. Jahrhunderts

In der Kunst des 20. Jahrhunderts ist der Körper sehr präsent: Er wird nach 1945 als künstlerisches Medium und Botschaft auserkoren, verbunden mit einer Gleichsetzung von Kunst und Leben und dem Körper des Künstlers als Kunstwerk. Durch die Gleichsetzung von Körper und Aussage gilt er als einzig unfälschbares, authentisches, wahres künstlerisches Medium.[10] In dieser Kunst kommt auch der kranke Körper vor, insbesondere der Körper des kranken Künstlers und dessen Vermögen zum Kunstschaffen mit, trotz oder erst durch die Krankheit. Hier wird Krankheit oder Verletzung in ihrem Verlauf dokumentiert, ihr wird die Qualität einer bewusstseinsprägenden, teils spirituellen Erfahrung zugeschrieben, oder der Klammergriff der Endlichkeit und das Drama des Verfalls werden als *conditio humana* reflektiert. Die daraus entstehende Kunst adressiert den Betrachter mit unterschiedlichen Impulsen: Sie führt die grundlegende menschliche Erfahrung und das Bewusstwerden von Verletzlichkeit und Endlichkeit vor Augen, transformiert die Krankheit im Werk in eine außerkorporale Gestalt und kompensiert damit zugleich den Schrecken, den sie auslöst; sie sensibilisiert die Betrachter als (Augenzeugen-)Gemeinschaft für humane Werte der Mitmenschlichkeit und appelliert an ihre Solidarität angesichts des individuellen Krankheitsfalls; sie evoziert bisweilen im Sinne einer Opferfunktion des Künstlers eine kathartische soziale Rolle als Stellvertreter des leidenden Menschen per se; und schließlich repräsentiert sie den Lebenszustand in der Krankheit als demonstrativen Ausweis und Anspruch des kranken Menschen, Teil der Gemeinschaft zu sein, und verlangt, Krankheit als *conditio humana* und als Quelle von Schöpfertum, Erkenntnis und tiefer Erfahrung anzuerkennen. Diese Positionen haben mehrheitlich das persönliche Krankheitserleben des Künstlers zum Ausgangspunkt, denn vielfach handelt es sich um Selbstporträts. Einen Überblick über künstlerische Positionen, die neben dem versehrten Körper auch den künstlerischen Blick auf die Medizin thematisieren, gewährte die Ausstellung *Diagnose Kunst* 2006/2007.[11]

[10] Die Literatur zum Körper in der Kunst ist zahlreich, ebenso die Literatur zu angrenzender, vor allem motiv- oder themengeschichtlicher Forschung (nicht notwendigerweise ausschließlich bzgl. der Kunst), z. B. zum Gesicht, zur Haut, zum Schmerz und zur Emotionalität. Vgl. beispielhaft folgende Titel: Hans Belting: *Faces. Eine Geschichte des Gesichts*, München 2013; *Quel Corps? Eine Frage der Repräsentation*, hg. von Hans Belting/Dietmar Kamper/Martin Schulz, München 2002; Claudia Benthien: *Im Leibe wohnen. Literarische Imagologie und historische Anthropologie der Haut*, Berlin 1998; *Körperteile. Eine kulturelle Anatomie*, hg. von Claudia Benthien/Christoph Wulf, Reinbek bei Hamburg 2001; *Die neue Sichtbarkeit des Todes*, hg. von Thomas Macho/Kristin Marek, München 2007; Marina Schneede: *Mit Haut und Haaren. Der Körper in der zeitgenössischen Kunst*, Köln 2002; Lars Stamm: *Indexikalische Körperplastik. Der Naturabguss in der Kunst des 20. Jahrhunderts*, München 2013; Jessica Ulrich: *Wächserne Körper. Zeitgenössische Wachsplastik im kulturhistorischen Kontext*, Berlin 2003; *Gesichter. Kulturgeschichtliche Szenen aus der Arbeit am Bildnis des Menschen*, hg. von Sigrid Weigel, München 2013; *Den Körper im Blick. Grenzgänge zwischen Kunst, Kultur und Wissenschaft*, hg. von Beat Wyss/Markus Buschhaus, München 2008.

[11] *Diagnose Kunst. Die Medizin im Spiegel der Kunst*, hg. vom Kunstmuseum Ahlen, Ausstellungskatalog Kunstmuseum Ahlen, 22.10.2006–14.01.2007, und Kulturspeicher Würzburg, 17.05.–22.07.2007, Köln 2006. Die Autorin war Co-Kuratorin dieser Ausstellung. Zwei Bilder aus der *Saving-Faces*-Serie konnten hier gezeigt werden.

Mark Gilbert: *Saving Faces*

Anders als die eben genannten Künstler richtet Mark Gilbert seinen Blick auf den von Krankheit betroffenen Anderen und dessen versehrtes Antlitz. In seinem Werk spielt insbesondere die Refiguration der Person mittels des Bildes eine bedeutende Rolle. Seine Bilder sind damit natürlich insbesondere für die Porträtierten bedeutsam, aber dies ist nicht ihr alleiniger Horizont. Im Folgenden werden Gilberts künstlerische Arbeit und die Porträts genauer besprochen und ein Beispiel vorgestellt.

Gilberts Bilder der Serie *Saving Faces* sind weder dem Bereich des Fiktiven noch dem kunsttherapeutischen Spektrum, der körperbezogenen Kunst oder der Dokumentation zuzuordnen. Während des Projekts war Gilbert in allen künstlerischen Entscheidungen frei. Er arbeitete in einem Atelier innerhalb der Klinik. Hier saßen ihm die Patienten Modell und so konnte sich ungestört und im geschützten Raum - zwar innerhalb der Klinik, doch abseits von Operationssaal und Krankenstation - eine individuelle Beziehung zwischen Maler und Modellen entwickeln.

Die Porträts zeigen einen ungleich zarten Blick und empathischen Zugang des Malers zu seinen Modellen. Sie berühren den Betrachter spontan, nicht allein durch den Schrecken ob der massiven Versehrung der Gesichter, sondern auch ob der vorsichtigen, aber dennoch direkten und realistischen malerischen Behandlung der Sujets. Sie lassen an eine bildnerische Wiederherstellung des Antlitzes denken als zweite Seite der chirurgischen Wiederherstellung: Sie zeigen einen Blick, der die Versehrung mitfühlend ansieht, ohne sie in visueller Neugier zu penetrieren, zu betasten, zu sezieren oder zu präparieren. Vielmehr nimmt Gilbert den gegenwärtigen Seinszustand des Modells auf und widmet ihm seine ganze Aufmerksamkeit in der intimen Situation der Sitzung. Die Versehrung des Gesichts durch die Krankheit und durch den chirurgischen Eingriff wird im Porträt als Teil des Individuums und von dessen Lebensgeschichte aufgenommen, ohne sie zu exponieren. Gilbert beschreibt sein Erleben dieser Arbeit folgendermaßen:

> These paintings […] are, I hope, […] instilled with an emotional charge, conveying the character and spirit of the subject. I am always aware that being painted at the best of times requires a certain amount of courage […] My aims were largely concerned with amplifying a sense of human individuality. I wanted to come increasingly informed by the development of a relationship between myself and the sitter.[12]

Er zeigt seinen Respekt gegenüber der Lebensgeschichte der Porträtierten mit der Erkrankung, den Operationen und Zeiten der Rekonvaleszenz. Ebenso zeigt er seinen Respekt gegenüber den Porträtierten angesichts ihrer Bewältigung von Zeiten, in denen sie vollkommen schutzlos waren, Schmerzen erleiden mussten und entsetzt waren. Gilbert zeigt dies auf persönlicher Ebene in seinem Interesse an den Porträtierten und durch den Aufbau der Beziehung mit ihnen; auf der Ebene seiner Malerei spiegelt sich der Respekt auch in einer Distanznahme. Diese Distanz ist in einer Haltung spürbar, die sanft und empathisch im Blick, aber nicht Nähe suchend im Malerischen ist. Sie nimmt die Person in ihrem individuellen Erscheinungsbild wahr, sieht sie aber nicht mit einem medizinischen oder das Ungewöhnliche heischenden Fokus. So erhalten beispielsweise die Spuren und

[12] Mark Gilbert zit. nach *Saving Faces*, ed. by *Saving Faces* (Anm. 1), o. S.

Zeichen der Versehrung, wie Narben, Wunden, Knoten, Schwellungen und andere Deformationen, dieselbe malerische Ausarbeitung in Duktus, Kolorit, Lichtführung und Struktur, in Fokus und Perspektive wie andere Teile des Gesichts. Schon dieser Blick macht für die Porträtierten einen Unterschied zur Alltagserfahrung, denn, so der Chirurg Hutchison: „Die Gesellschaft hat enorme Schwierigkeiten mit Menschen, deren Gesicht entstellt ist. Die Leute starren die Betroffenen an oder gucken weg."[13] Ebenso groß ist der Unterschied des künstlerischen Blicks auf das versehrte Gesicht zum Blick des Chirurgen, der den Zustand des Gesichts nach der Operation und im ständigen Heilungs- und eventuell weiteren Krankheitsverlauf beobachtet.

Das Thema in Gilberts Bildern sind die Personen mit ihren versehrten Gesichtern – nicht die Versehrungen selbst, sondern die Persönlichkeiten, die mit ihnen leben. Die Bilder sind keine fotografischen Dokumentationen aus medizinischem Interesse, keine therapeutischen Instrumente und keine Illustrationen, sondern suchen auf künstlerische Weise die Persönlichkeiten der Porträtierten zu erfassen. Ihre Neutralität und Konzentration wird durch die konsequente Komposition unterstützt, die Gilbert für die Porträts, bisweilen auch für die sitzenden Ganzfiguren, wählt: ort- und schattenlose Bildräume aus einem monochromfarbigen Fond in Rot, Grün, Türkis oder Rosa, ohne jede räumliche Rahmung. Auch verzichtet er in den meisten Fällen auf jegliches Beiwerk. Ohne dass das *Saving-Faces*-Projekt als kunsttherapeutische Maßnahme gedacht war, konnte durch den Akt des Porträtiertwerdens eine starke positive Wirkung auf die Patienten in der Bewältigung ihres Traumas beobachtet werden.[14]

Die Porträts des Henry de Lotbinière

Ein herausragendes Beispiel aus der *Saving-Faces*-Serie sind die Porträts von Henry de Lotbinière (Abb. 1–5). De Lotbinière (1945–2002) war Anwalt und erkrankte im Alter von 42 Jahren lebensbedrohlich an einem Tumor der Speicheldrüsen. Er unterzog sich über eine Dekade lang mehr als einem Dutzend Operationen durch Hutchison. Durch die Krankheit und die Operationen verlor er sein linkes Auge und schließlich seine gesamte Sehkraft sowie Gaumen, Kiefer-, Gesichts- und Schädelknochen. Gesichtsmuskeln und Haut konnten teils durch Eigentransplantationen substituiert werden. De Lotbinières Gesicht war durch die Erkrankung und die massiven Eingriffe stark verändert, seine Sprechfähigkeit eingeschränkt. De Lotbinière arbeitete trotz der Versehrungen und trotz seiner Einschränkungen weiter und nahm am gesellschaftlichen Leben teil. Bis zu seinem Tod zeichneten ihn Optimismus und ein ungebrochener Lebenswille aus.[15]

13 Iain Hutchison zit. nach Jörg Blech: *Neue Gesichter auf der Leinwand*, in: *Der Spiegel* 10 (2002), S. 213 f., hier S. 213.

14 Diese Effekte wurden begleitend von dem klinischen Psychologen Dr. Paul Ferrand untersucht, vgl. Farrand: *Portraiture as Therapy* (Anm. 2); vgl. auch Carr: *Portrait Therapy* (Anm. 2).

15 Saving Faces: *Henry's story*, in: *Saving Faces. The Facial Surgery Research Foundation*, https://savingfaces.co.uk/featured_item/henry-de-l/ (letzter Zugriff 05.01.2019); Timothy Barnes: *Henry de Lotbinière*, in: *The Guardian*, 11.10.2002, https://www.theguardian.com/news/2002/oct/11/guardianobituaries (letzter Zugriff 05.01.2019).

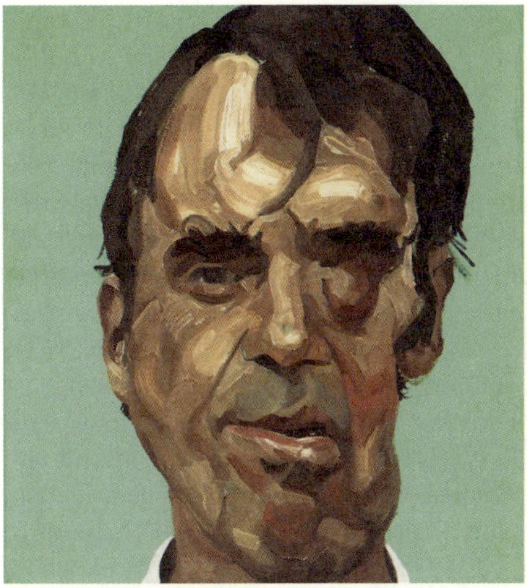

Abbildung 1: Mark Gilbert, Henry de L.
(Tumour Removed from Lower Jaw I), 1999
© Mark Gilbert, Courtesy of The Artist
and the Facial Surgery Research Foundation

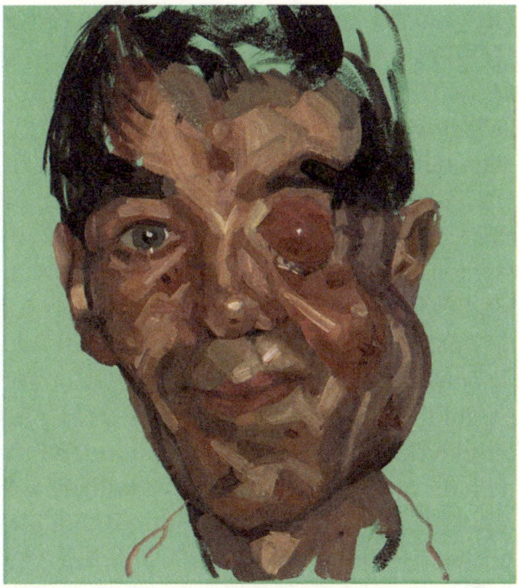

Abbildung 2: Mark Gilbert, Henry de L.
(Tumour in Lower Jaw), 1999
© Mark Gilbert, Courtesy of The Artist
and the Facial Surgery Research Foundation

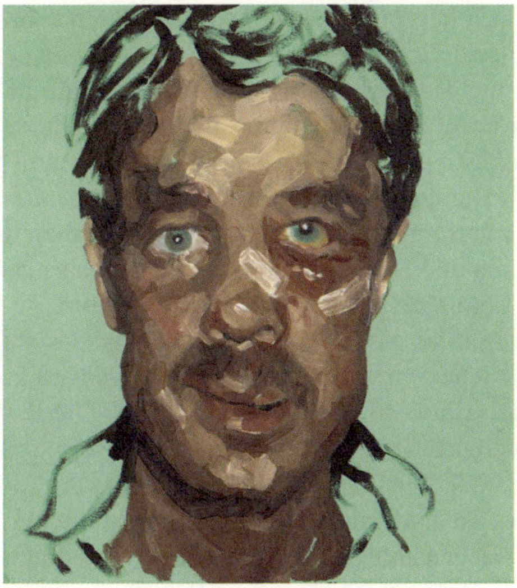

Abbildung 3: Mark Gilbert, Henry de L.
(Tumour Removed from Lower Jaw II), 1999
© Mark Gilbert, Courtesy of The Artist
and the Facial Surgery Research Foundation

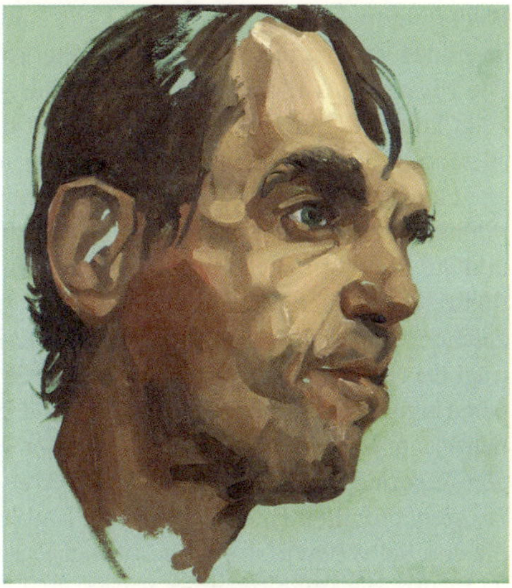

Abbildung 4: Mark Gilbert, Henry de L.
(Extended Maxillectomy), 1999
© Mark Gilbert, Courtesy of The Artist
and the Facial Surgery Research Foundation

Die annähernd quadratischen Tafeln (Abb. 1–4, je ca. 40,6 × 35,6 cm, Öl auf Leinwand, 1999) *Henry de L. (Tumour Removed from Lower Jaw I), Henry de L. (Tumour in Lower Jaw), Henry de L. (Tumour Removed from Lower Jaw II), Henry de L. (Extended Maxillectomy)* zeigen auf helltürkisem Fond, am oberen und unteren Bildrand leicht angeschnitten, zentriert und in Nahsicht das Gesicht auf Augenhöhe und zumeist frontal, nur *Henry de L. (Tumour Removed from Lower Jaw II)* von der rechten, weniger versehrten Seite. Ein hellhäutiger, schlanker Mann mittleren Alters mit schwarzem, kurzem Haar und starken Brauen schaut den Betrachter in aufrechter Haltung und mit wachem Blick direkt an. Sein Gesicht ist stark gezeichnet: Um das linke Auge herum sind Rötungen und weiße Pflaster zu sehen *(Henry de L. [Extended Maxillectomy])* bzw. wölbt sich an der Stelle des linken Auges eine dunkelrote, knotige Schwellung aus der Höhle, die linke Wange ist eingefallen und hängend (*Henry de L. [Tumour Removed from Lower Jaw I])* bzw. stark geschwollen (*Henry de L. [Tumour in Lower Jaw]).* Der Porträtierte wirkt kraftvoll und lebhaft, teilnehmend und aktiv. Gilbert wählte für diese Bildtafeln einen raschen, groben, teils skizzenhaften Duktus mit individuellem, sattem Farbauftrag in vielerlei Nuancen.

Die Bildtafel *Henry de Lotbinière* (Abb. 5, ca. 177,8 × 106,7 cm, Öl auf Leinwand, 1999) zeigt den Porträtierten in Talar und Perücke, dunkler Nadelstreifenhose, mit schwarzen Strümpfen und Schuhen, entspannt zurückgelehnt in einem hölzernen Armlehnstuhl und mit selbstbewusster Ausstrahlung. Auch hier schaut der Porträtierte den Betrachter wach, direkt und leicht lächelnd an. Der Fond ist wie in den kleineren Bildern in hellem Türkis gehalten, die Perspektive frontal aus Höhe der Hände gewählt, sodass das Gesicht aus leichter Untersicht erscheint. Die große Statur des Dargestellten füllt fast die gesamte Bildtafel; die Unterschenkel und Knie stoßen weit hervor, die locker verschränkten Hände bilden das Mittelfeld, während Oberkörper und Gesicht weit im Hintergrund liegen. Die Figur im Armlehnstuhl definiert die gesamte Tiefe des Bildes, denn der Bildgrund zeigt keinerlei räumliche Koordinaten und der Fond bleibt schattenlos. Allein der kleine Anschnitt der Bildränder oben und unten an Perücke und Schuhen stabilisiert das räumliche Gefüge des Bildes. Diese Komposition ruft Darstellungstraditionen von Herrschaftsbildnissen auf: repräsentativ in Robe gekleidet und im Armlehnstuhl sitzend, distanziert und aus leichter Untersicht gefasst werden Status und Bedeutung dieses Mannes als einflussreiche Persönlichkeit deutlich. Henry de Lotbinières Gesicht ist auch hier stark gezeichnet: Das linke Auge fehlt, die Höhle ist von einer Schwellung bedeckt, das Gesicht trägt durch die Narben und Deformationen deutliche Spuren starker Eingriffe und Krankheitsfolgen, die Perücke liegt locker und etwas schief auf dem schmalen Kopf. Die Lebenserfahrung und der Ernst, die mit der schweren Erkrankung einhergehen, bestimmen den Ausdruck, allerdings wirkt der Porträtierte vital. Die massive Versehrtheit des Antlitzes steht auf allen Bildern Henry de Lotbinières im Widerspruch zu seiner Ausstrahlung, die von Selbstbewusstsein und starker Präsenz, Lebensmut und Dynamik, Zugewandtheit und Aufmerksamkeit geprägt ist.

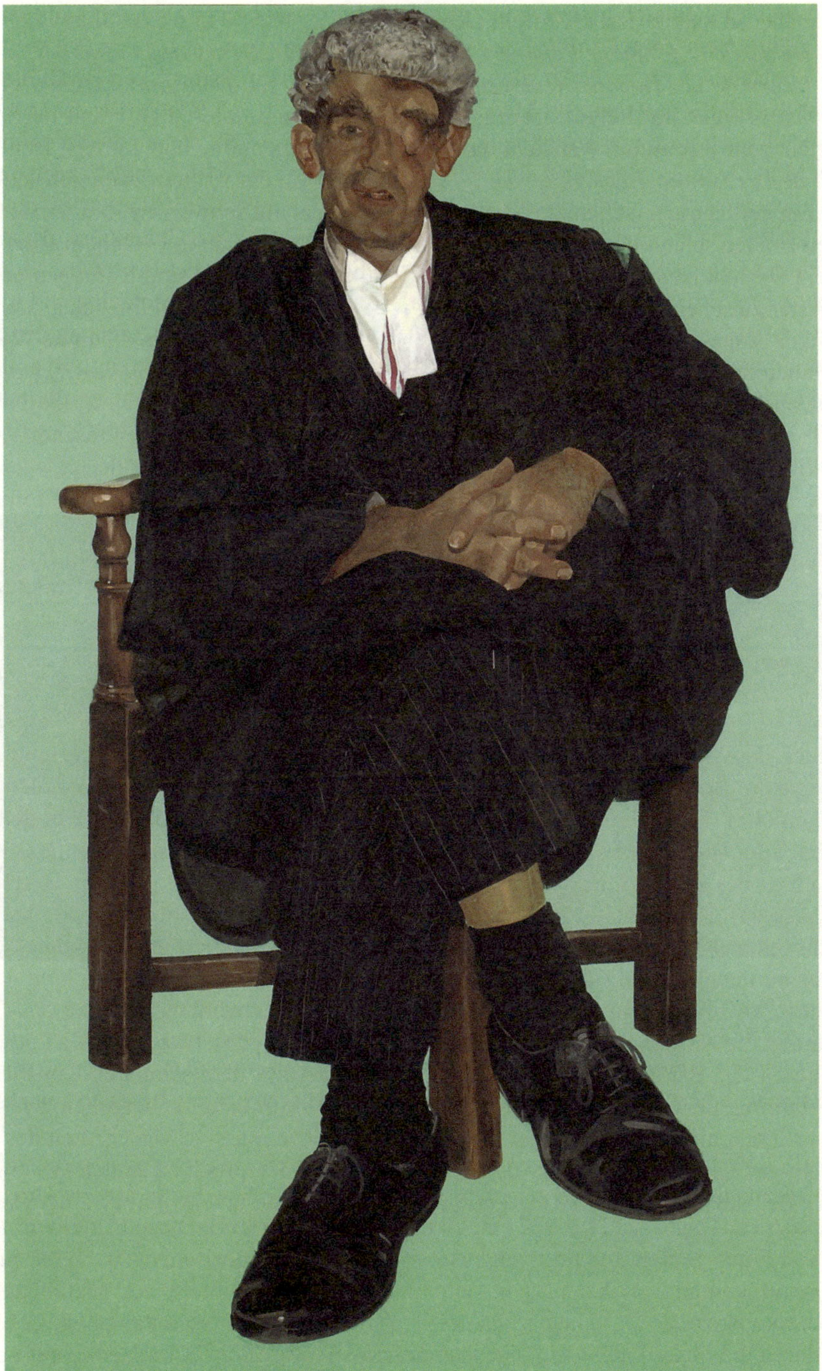

Abbildung 5: Mark Gilbert, Henry De L., 1999

Die Porträts richten sich an ein anonymes Publikum – angelegt als unverkäufliche Reihe zu öffentlichem Zweck im Projekt *Saving Faces* sind sie nicht für den Privatraum gedacht. Sie stehen auch nicht für die weiter oben genannten historischen Bildfunktionen, z. B. für die Repräsentation von Medizin und ärztlichem Können oder für die Dokumentation oder Illustration von Krankheiten oder Heilung. Vielmehr stehen die Persönlichkeiten der Modelle im Vordergrund; ihre Versehrungen werfen grundlegende Fragen nach der menschlichen Identität und Existenz auf. Gilbert sucht den Persönlichkeiten mit den Möglichkeiten der Malerei nahezukommen, die Porträtierten mit ihren Charakteristika und den Spuren ihrer Lebensgeschichte zu zeigen. Die sichtbaren Folgen der Erkrankung und chirurgischen Eingriffe sind dem Dargestellten als Teil seiner Lebensgeschichte und Identität ins Gesicht geschrieben. Den Betrachter lassen sie an erlittene Schmerzen, an den Schrecken des Krankheitserlebens, an die körperliche und psychische Anstrengung in der Behandlung und Rekonvaleszenz denken – als die Erfahrung einer Tatsache, die auch ihn in seiner Existenz betreffen kann. Auch diese Projektionen des Betrachters werden zum wirksamen Teil der Bildsprache.

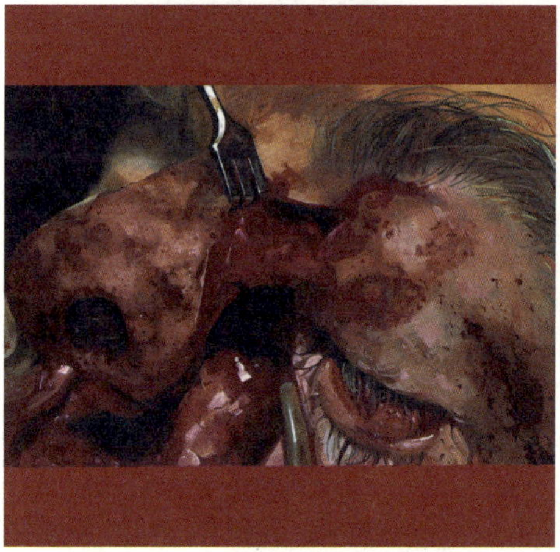

Abbildung 6: Mark Gilbert,
Craniofacial Resection, 1999
© Mark Gilbert, Courtesy of The Artist
and the Facial Surgery Research Foundation

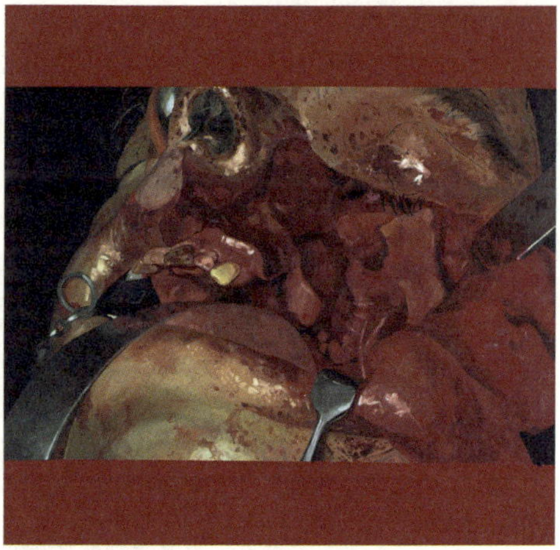

Abbildung 7: Mark Gilbert,
Extended Maxillectomy, 1999
© Mark Gilbert, Courtesy of The Artist
and the Facial Surgery Research Foundation

Henry de Lotbinières Porträts werden von zwei weiteren Bildern ergänzt, die sein Gesicht während der Operationen zeigen: *Craniofacial Resection* und *Extended Maxillectomy* (Abb. 6 und 7, je ca. 122 × 122 cm, Öl auf Leinwand, 1999). Diese Bilder wurden auf Basis von Fotos gemalt und besitzen einen stärker dokumentarischen Charakter. Sie sind Momentaufnahmen in Nahsicht: Der Betrachter blickt in geöffnete, von Metallhaken gehaltene, rot glänzende Gesichtspartien des liegenden, narkotisierten Patienten. Die Bilder lösen durch die Drastik des Bildgegenstandes einen Schrecken beim Betrachter aus: Sie vermitteln einen Eindruck vom Ausmaß des chirurgischen Eingriffs. Im Bild *Craniofacial Resection* sehen wir den oberen Teil des Gesichts liegend und schräg zur linken Bildseite gerichtet: die Nase, das linke Auge und den Stirnansatz. Das Gesicht ist vom inneren Augenwinkel bis zur Oberlippe geöffnet, der dunkle Raum der Nasenhöhle liegt im Bildzentrum, das umgeklappte Innere wird mit einem kleinen metallenen Haken nach oben gespreizt, unter dem hängenden unteren Augenlid ist ein kleiner Gummischlauch zu sehen. Im Bild *Extended Maxillectomy* nimmt das geöffnete Gesicht noch mehr Raum ein: Aus schräger Untersicht sehen wir die gesamte linke Gesichtshälfte klaffend vom Mund bis zum Auge. Zwei Metallhaken spannen den Unterkiefer herab, ein dritter hält das Operationsfeld nach oben außen auf. Beide Bilder sind vom Tiefrot des offen gelegten Gesichtsfleisches auf schwarzem Fond dominiert.

Der Schreck des Betrachters entsteht durch das Zusammentreffen von Identifikation und Abstraktion im selben Moment und im selben Gegenstand: Er muss die rote, abstrakte Farbmasse mit den erkennbaren Teilen des Gesichts zusammenbringen, also der Haut, der Nase, einem Auge, einer Braue, einer Zahnreihe. Beides identifiziert er im Zusammenspiel als offen liegendes, desintegriertes Gesicht; als eine klaffende, großflächige Wunde. Aus der (Kamera-)Perspektive des Augenzeugen ist er involviert in das Vorgehen der Chirurgie. Der chirurgische Blick macht aus dem Gesicht ein Operationsfeld, ein Ding, ein Objekt. Die enge Perspektive, der dunkle, raumlose Fond, die gleichmäßige, schattenlose Lichtführung über dem geöffneten Gesicht als konkretem, nicht zeichenhaftem Gegenstand, die liegende Position des Patienten und das Fehlen des Gegenblicks unterstützen den dokumentarischen Charakter der Bilder. In der Betrachtung stellt sich der unauflösliche Widerspruch von Ding und Mensch, von Objekt und Subjekt ein.

Sukzessiv erfolgt zudem die Spiegelung des Betrachters, insofern er das Gesehene auf sich selbst überträgt, und das Moment der Desintegration als potenziell eigenes Schicksal identifiziert. So aktivieren die Bilder das Wissen um die grundlegende menschliche Verletzlichkeit. Damit erschüttern sie das Gefühl der selbstverständlichen Sicherheit, in der sich der gesunde Mensch wähnt.

In Gilberts Porträts ist die Darstellung von Krankheit nicht auf die Darstellung des Leidens fokussiert, z. B. auf ein schmerzverzerrtes Gesicht, sondern auf die Persönlichkeit, die die sichtbaren Spuren einer Krankheit und ihrer Behandlung trägt. Diese Spuren sind Merkmale der Gesichter: Sie gehören zum Dargestellten als Teil seiner Biografie und Identität. Sie *bezeugen* die Krankheits- und Behandlungsgeschichte und kennzeichnen die Person. Dass diese Spuren mit Leiden und Schmerzen verbunden sind, ist Teil der Bilderzählung. Die Präsenz dieser Spuren, ihre Größe und Tiefe, evozieren einen Eindruck des individuellen Dramas, das sie für ihre Träger bedeuten.

Die Botschaft der Bilder liegt in den Persönlichkeitsmerkmalen, die das Durchstehen und Überwinden der Krankheit ermöglicht haben und die im Porträt – und im wiedergewonnenen Gesicht – erkennbare Gestalt bekommen, ohne dass Gilbert eine Überhöhung der dargestellten Person vornehmen würde. Insbesondere die Bilder vom Zustand nach den Operationen zeigen die zumeist positive Ausstrahlung der Persönlichkeiten, mit deutlichem Lebensmut und Lebenswillen. Gilbert richtet einen empathischen und interessierten, aber keinen neugierigen Blick auf die Person und nimmt die Spuren ihrer Krankheit als Teil ihres Erscheinungsbildes auf.

Blick als Tabu und Blick als Integration

Der Anblick dieser Bilder geht dem Betrachter regelrecht unter die Haut: Sie machen die eigene Verletzlichkeit, die Angst vor dem potenziellen eigenen Betroffensein von Krankheit und medizinischem Eingriff präsent. So sicher sich der Betrachter auch sein kann, dass der Dargestellte auf dem Operationstisch dank der Narkose nicht bewusst empfindet, was im Moment des chirurgischen Eingriffs geschieht, so sicher empfindet er selbst gewissermaßen Schmerz beim Anblick des Bildes, indem er sich *spiegelt*, also die Szene auf sich überträgt. In diesem Sinne wirken die Bilder der Operationen konkret bewusstseinsbildend und wecken Mitgefühl. Sie lösen respektvolle Anerkennung ob des Lebensmutes des Porträtierten aus, das versehrte Antlitz als integralen Teil des individuellen Seins und des Bildes der eigenen Persönlichkeit anzunehmen.

Diese Bilder der Operationen zu betrachten bedeutet allerdings die Überschreitung einer Grenze, eines Blicktabus, nämlich des Tabus, die offene Wunde, den geöffneten Körper, die Krankheit eines fremden Menschen so exponiert anzusehen. Die Ambivalenz dieses Blicks der Betrachter beschreibt Susan Sontag: „Vielleicht haben nur jene Menschen das Recht, Bilder eines so extremen Leidens zu betrachten, die für seine Linderung etwas tun könnten – etwa die Chirurgen [...] oder Menschen, die [...] etwas lernen könnten. Wir anderen sind, ob wir wollen oder nicht, Voyeure."[16]

Die gute Absicht und der Erfolg des Kunstprojekts *Saving Faces* – die Aufklärung der Öffentlichkeit, die Würdigung der Patienten und der positive Effekt des Porträtiertwerdens auf den Heilungsverlauf – spielen eine legitimierende Rolle und wirken sich auf die Betrachter sozusagen beschwichtigend aus im Konflikt zwischen dem Konfrontiertsein mit dem schonungslosen Anblick, dem immer etwas Spektakelhaftes anhaftet, und dem Blicktabu; der gewollten Aufmerksamkeit, die dem versehrten Individuum geschenkt wird, und dem Voyeursein. Der Betrachter muss sich für das Hin- oder Wegsehen entscheiden; er muss sich also zum Gezeigten im Bild und damit zum betroffenen Individuum verhalten. Seine Hinwendung bedeutet in der Absicht des Initiators Hutchison, des Malers Gilbert und des Porträtierten das Annehmen und die Integration des versehrten Antlitzes in das Spektrum seiner Aufmerksamkeit, das Wahrnehmen der Person.

Wesentlich für Gilberts Bilder ist, dass die Gesichter keine Einschreibung von Schmerz und Angst zeigen, die sicher aber zur Lebenserfahrung der dargestellten Personen gehören und vom Betrachter vorstellbar sind und mitgedacht werden. Die schmerzvolle physische und psychisch-emotionale Erfahrung der Erkrankung, der gewaltvollen chirurgischen Behandlung und der Desintegration des Antlitzes ist Teil ihres Gedächtnisses und als sichtbare Spur dem Gesicht eingeschrieben.

Gilberts Bilder im Kontext der englischen Porträtmalerei nach 1945

Gilberts Bilder stehen in einer Linie mit der modernen englischen figurativen Malerei, die die menschliche Existenz auf ihre wesentlichen Fragen hin betrachtet. Die Porträtmalerei hatte im 20. Jahrhundert ihre herkömmliche, vor allem repräsentative, Funktion hinter sich gelassen und sich hin zur Darstellung des Menschen als Subjekt mit Körper und

[16] Susan Sontag: *Das Leiden anderer betrachten*, Frankfurt a. M. 2005, S. 51.

Emotionen gewandelt: Im Porträt sollte nun das sogenannte Innere des Menschen sichtbar werden: seine Persönlichkeit, seine Erfahrungen, seine Emotionen und psychischen Kräfte. Die Spuren der Zeit und des Lebens sollten im Bild des Gesichts lesbar werden.[17] Die Weiterentwicklungen in der Kunst nach 1945 bewirkten in England auch eine starke Bewegung in der figurativen Malerei. Eine dieser Entwicklungen war die so genannte *School of London*, die nie durch eine feste Künstlergruppe definiert war, sondern Künstler meint, die in den 1970er Jahren figurativ arbeiteten und nicht den Bewegungen der vielfach als progressiver geglaubten Abstraktion folgten.[18] Sie fand in Francis Bacon (1909–1992) und Lucian Freud (1922–2011) ihre wichtigsten Vertreter. Andrea Rose spricht in Bezug auf Francis Bacon gar von einer „Neudefinition der Portraitmalerei".[19] Freud und Bacon teilten die Motivation, in ihrer Kunst existenziellen Fragen des Menschseins nachzugehen. Bacon wollte die menschliche Erscheinung so weit wie möglich reduzieren, um der Essenz des menschlichen Lebens so nahe wie möglich zu kommen. Dabei deformierte er die Figur bis ins Unkenntliche und trieb sie malerisch fast bis zur Auflösung. Es ging ihm nicht um die größtmögliche Ähnlichkeit des Bildnisses zum lebenden Modell, sondern um den Ausdruckswert, die Wirkung des Bildes, die die Wirkung des Modells auf den Maler wiedergeben sollte. Es ging ihm darum, den Fokus ganz auf die Wahrnehmung zu legen – auf die Lebendigkeit, die Energie und Vibration der gemalten Person. Daher sind die Charakteristika von Bacons Kunst – extreme Verzerrung und Verdrehung, Nacktheit bis zur scheinbaren Häutung, Transparenz und Verdichtung von Oberflächen, Verflüchtigung und Erstarrung sowie zahllose Variablen in der Farbigkeit und Oberflächenbehandlung – gewissermaßen als malerische Notwendigkeit zu bezeichnen.

Auch Lucian Freud suchte in seiner Malerei den Lebenspuls des Menschen zu erfassen. Auch er arbeitete nicht mit narrativen Elementen, sondern konzentrierte sich mit den Mitteln der Malerei ganz auf die Ausdruckskraft des Modells und dessen Lebendigkeit. Freud formulierte seinen Anspruch der Vergegenwärtigung des Modells durch das Porträt so: „Ich möchte, dass meine Porträts die Menschen *zeigen* statt ihnen zu *ähneln*. Es geht nicht darum, wie das Modell auszusehen, sondern das Modell zu *sein*".[20] Eines von Freuds Modellen, der Kunstkritiker Martin Gayford, benennt seine persönliche Motivation, sich porträtieren zu lassen: „das typische Motiv aller Portraitmodelle [...]: eine Bestätigung meiner Existenz".[21] Diese Funktionen des Porträts in Freuds Kunst – einerseits die Existenz des Modells zu bezeugen und andererseits das Modell zu sein – formulieren einen signifikanten Anspruch an das Bild, nämlich wirklicher, wahrer und gegenwärtiger als der Mensch in dessen physischer Präsenz zu sein und die Existenz des Menschen zu überdau-

17 Wichtige Maler von (Selbst-)Porträts im 20. Jahrhundert sind z. B. Lovis Corinth, Max Slevogt, Oskar Kokoschka und Max Beckmann.

18 Es waren jene Künstler, die 1976 an der Ausstellung *The human clay* in der Londoner Hayward Gallery teilnahmen und im Katalogtext von R.B. Kitaj als *School of London* bezeichnet wurden. Siehe https://www.tate.org.uk/art/art-terms/s/school-london (letzter Zugriff 05.01.2019). Heute ist der Begriff recht etabliert.

19 Andrea Rose: *Sich den Zufall zunutze machen – Eine Einführung*, in: *Francis Bacon. Die Portraits*, hg. von Christoph Heinrich, Ausstellungskatalog Hamburger Kunsthalle, 14.10.2005–15.01.2006, Ostfildern-Ruit 2005, S. 12–18, hier S. 12.

20 Lucian Freud zit. nach Martin Gayford: *Mann mit blauem Schal. Ich saß für Lucian Freud. Ein Tagebuch*, Bern 2011, S. 111, Hervorhebung im Original.

21 Martin Gayford zit. nach ebd., S. 9.

ern, sie also aus der Endlichkeit heraus zu erheben. Das Malen selbst, der künstlerische Akt, ist ein Bilden, ein Gestalten der Präsenz des Modells im Bild; keine Übertragung im mimetischen Sinne. Dies zeigt sich in Freuds Malerei, zunehmend in seinen späteren Porträts, in einem dynamischen, breiten, dichten und bisweilen sogar körnigen Farbauftrag, im Modellieren des Gesichts aus zahllosen Farbmischungen in neben- und übereinandergesetzten Nuancen und im Verschwimmen einzelner Konturen.

Das Malen ist keine Übersetzung von Gestalt in Farbe, sondern die Farbe und der Farbauftrag sind die Gestaltwerdung, ein Bilden. Hierin besteht die Verbindung von Gilberts Porträts zur Freud'schen Malerei: Sie heben die Versehrung des Antlitzes nicht hervor, nehmen sie als gegebene Lebenswirklichkeit an, als blick- und bildwürdigen Teil der menschlichen Existenz. Im Malen, im Bild, sucht Gilbert dem Ausdruck des Modells mit dessen Erfahrung bis in den Augenblick des Malens hinein so nah wie möglich zu kommen. Das Anblicken und Malen ist ein Wiedergewinnen von Präsenz, der Akt des Gemaltwerdens ein Prozess der Integration der Versehrung und Wiederherstellung der Identifikation durch Aufmerksamkeit und malerische Umsetzung. Das Porträt ist keine gemalte Variante eines Fotos, sondern besitzt völlig andere Qualitäten als die mimetische Wiedergabe.

Gilberts Porträts geben den lebhaften Eindruck, den Affekt der Porträtierten in ihrer Verletzlichkeit und ihrem Stolz, ihrem Selbstbewusstsein oder ihrer Schüchternheit, dem Bewusstsein um ihre Verletzlichkeit und Endlichkeit und ihrer Lebensfreude, ihrer Fragilität und ihrer Präsenz wieder. Die Bildentstehung erweist sich als eine die Chirurgie ergänzende Subjektwerdung; das Neubilden des individuellen Antlitzes und das Bild schließlich als eine Bestätigung der menschlichen Existenz. Damit entsteht mit den Bildern eine neue Figuration in einem weiten Bedeutungshorizont.

Josephine Jellen/Heike Ohlbrecht

Krankheitsnarrationen aus soziologischer Sicht am Beispiel der psychosozialen Kosten eines Bildungsaufstiegs. Ein empirischer Exkurs zum Thema Gesundheit von Studierenden

Erzählen als Zugang zu existenziellen Erfahrungen von Krankheit und Gesundheit

Bereits im Rahmen der Salutogeneseforschung[1] des Medizinsoziologen Aaron Antonovsky in den 1970er Jahren wurde die Bedeutung von biografischen Widerstandsressourcen bei der Bewältigung von Krankheiten und kritischen Lebensereignissen deutlich.[2] Dieser Blickwechsel, weg von der Frage danach, was Menschen krankmacht, hin zu der Betrachtung, was sie gesund erhält, eröffnete neue Horizonte. Das Individuum mit seinem biografisch erlernten Bewältigungsverhalten und seinen spezifischen individuellen wie sozialen Ressourcen rückte in den Vordergrund der Betrachtung. Immer stärker setzte sich im medizinsoziologischen Diskurs als auch in der Medizin selbst die Erkenntnis durch, dass ein biomedizinisches Krankheitsmodell zu kurz greift, um die Veränderungen im Krankheitsspektrum, die sich seit den letzten ca. 60 Jahren in den westlichen Gesellschaften vollzogen haben, zu erklären und insbesondere chronische Krankheiten in deren Entstehung, Verlauf und Bewältigung zu verstehen. Nicht nur, dass die Menschen der Spätmoderne an anderen Krankheiten leiden (tendenziell eher an chronischen Krankheiten[3] und besonders stark zunehmend an psychischen Krankheiten[4]) als zu früheren historischen Epochen; zunehmend sieht sich das moderne Subjekt auch mit der ‚Pflicht zur Gesundheit‘ konfrontiert. Die Krankheit im Zeitalter der Postmoderne „entsteht an ganz spezifischen histori-

[1] Die Salutogeneseforschung geht der Frage nach, wie Gesundheit entsteht und welche Ressourcen hierfür im Individuum aktiviert werden. Zentral für die Entstehung bzw. Aufrechterhaltung von Gesundheit ist nach Antonovsky der *Sense of Coherence*, vgl. Aaron Antonovsky: *Salutogenese. Zur Entmystifizierung der Gesundheit*, Tübingen 1997.

[2] Vgl. ebd.

[3] Vgl. Adelheid Kuhlmey/Asja Maaz/Maik Hans-Joachim Winter: *Der Wandel des Krankheitspanoramas und die Bedeutung chronischer Erkrankungen (Epidemiologie, Kosten)*, in: *Fehlzeitenreport 2006 – Chronische Krankheiten*, hg. von Bernhard Badura/Henner Schellschmidt/Christian Vetter, Berlin/Heidelberg 2006, S. 5–23.

[4] Vgl. *BKK Gesundheitsreport. Arbeit und Gesundheit Generation 50+*, hg. von Franz Knieps/Holger Pfaff, Berlin 2018 (auch online unter https://www.bkk-dachverband.de/fileadmin/publikationen/gesundheitsreport_2018/BKK_Gesundheitsreport_2018.pdf (letzter Zugriff 17.05.2019).

schen Schnittstellen von Biologie und Kultur.“[5] Wenn die gegenwärtigen Erfahrungen von Krankheit und letztlich die Rolle der Subjektivität im Krankheitsgeschehen verstanden werden sollen, müssen die komplexen Beziehungen zwischen Biologie und Kultur analysiert werden. Dies hat zur Folge, „Krankheit als einen sozialen Text“[6] zu verstehen. Die soziale Textur von Krankheit kann empirisch in besonderer Weise entschlüsselt werden, wenn Krankheitserzählungen generiert werden. Krankheitsnarrationen eröffnen Chancen, das zunächst unverständliche und für das Individuum ‚sinnlose‘ Auftreten von Krankheit zu bearbeiten, erzählerisch zu verarbeiten und auf die zukünftige Krankheitsbewältigung auszurichten und damit der Krankheit subjektiven Sinn zu verleihen.

Dementsprechend ermöglichen es uns die Darstellungsformen von Krankheitsnarrationen, das Beziehungsgeflecht zwischen sozialer Positionierung und Krankheit zu verstehen, Positionierungsleiden aus den Erzählungen hervortreten zu lassen und insbesondere psychische Erkrankungen mit der sozialen Verortung des Individuums in der Gesellschaft in Verbindung zu bringen. Im Rahmen von biografischen Narrationen über Krankheitserfahrungen kann Aufschluss erlangt werden über krankheitsbedingte Erleidensverstrickungen, können Symptome gedeutet und verstanden und Bewältigungsstrategien vor dem Horizont lebensweltlicher sowie biografischer Orientierungen verstehbar werden. Über Krankheitsnarrationen

> können Einblicke in die lebensgeschichtlichen Hintergründe der Erkrankungen von Patienten, in die konkreten existenzweltlichen Auslösungs- und Schubsituationen dieser Erkrankungen, in die Haltungen der Patienten zu ihrer Krankheit und in die lebensgeschichtlichen und alltäglichen Bedingungen ihrer Mitarbeit am jeweiligen Behandlungsregime[7]

gewonnen werden. Eben diese Faktoren machen die Krankheitserzählungen so wertvoll, um Krankheiten als bio-kulturell-psychosoziale Entitäten zu begreifen.

Zur narrativen Medizin

Auch wenn der biomedizinische Ansatz immer noch äußerst stark vertreten ist, zeigt sich doch, dass im Sinne eines biopsychosozialen Krankheitsmodells ein Zugang über das biografische Erzählen für die moderne Medizin zunehmend wichtiger wird, die sich aufgrund des Wandels im Krankheitsspektrum immer stärker mit Patientinnen[8] mit chronischen Krankheiten konfrontiert sieht. Die narrative Medizin ist nach Greenhalgh und als Ergänzung zur evidenzbasierten Medizin daher unabdingbar: „[E]videnzbasierte[s] Praktizieren [setzt] in Wahrheit ein interpretatives Paradigma voraus, in dessen Rahmen der

[5] David B. Morris: *Krankheit und Kultur. Plädoyer für ein neues Körperverständnis*, München 2000, S. 10.

[6] Ebd., S. 14.

[7] Fritz Schütze: *Biographische Prozesse und biographische Arbeit als Ressourcen der Diagnose und Behandlung?*, in: *Qualitative Gesundheitsforschung. Beispiele aus der interdisziplinären Forschungspraxis*, hg. von Carsten Detka, Berlin/Toronto 2016, S. 125–164, hier S. 125.

[8] Im Sinne einer geschlechtersensiblen Sprache werden die männliche und weibliche Form abwechselnd gebraucht.

Patient seine Krankheit erlebt und die Begegnung von Arzt und Patient stattfindet“.[9] Das Konzept der narrativen Medizin/der Krankheitserzählung verdeutlicht „die besondere Erkenntnisfunktion von Erzählungen, Struktur und Funktion von Krankheitsnarrativen und die Rolle von Narrativen in der Beziehung zwischen Arzt und Patient“,[10] die zum einen darin bestehen, in Krankheitserzählungen ein Mittel „narrativer Heilung“[11] zu sehen, ihr die Rolle eines „sozialen Mediums und moralische Praktik“[12] zuzuordnen und sie als „Stimme der Lebenswelt“[13] von Betroffenen zu betrachten. Das Erzählen über existenzielle Erfahrungen, wie es Krankheiten und Krisen usw. sein können, stellt für den Heilungsprozess eine Chance dar, so Heiner Legewie,[14] und dieses Potenzial kann im Rahmen einer ‚sprechenden Medizin‘[15] genutzt werden.[16] Erzählungen sind diagnostisch ergiebig, da sie einen Zugang zu implizitem Wissen und zu impliziten subjektiven Handlungs- und Entwicklungstheorien liefern:[17]

> Erzählungen werden in der Psychotherapie als Zugang zu existenziellen Erfahrungen bisher überwiegend intuitiv genutzt. [...] Insbesondere in der Psychotherapieforschung könnten narrative Methoden der qualitativen Sozialforschung dazu beitragen, die Sackgasse rein quantifizierender Ansätze wissenschaftlich fundiert zu überwinden.[18]

9 Trisha Greenhalgh: *Sprechende Medizin in einer evidenzbasierten Welt*, in: *Narrative-based Medicine – sprechende Medizin. Dialog und Diskurs im klinischen Alltag*, hg. von ders./Brian Hurwitz, Bern 2005, S. 295–318, hier S. 296.

10 Gabriele Lucius-Hoene: *Krankheitserzählungen und die narrative Medizin*, in: *Rehabilitation 47* (2008), S. 90–97, hier S. 90.

11 Ebd., S. 92.

12 Ebd.

13 Ebd., S. 93.

14 Vgl. Heiner Legewie: *Erzählen als Zugang zu existenziellen Erfahrungen. Vortrag auf dem Symposium „Das Unbehagen in der (Psychotherapie)-Kultur“*, Bonn 2006.

15 Elisabeth Gülich: *Zur narrativen Rekonstruktion von Krankheitserfahrungen in Arzt-Patient-Gesprächen*, in: *Erzählen. Ein Interdisziplinäres Handbuch*, hg. von Matias Martinez, Stuttgart 2017, S. 140–148. Elisabeth Gülich/Gabriele Lucius-Hoene: *Veränderungen von Geschichten beim Erzählen. Versuch einer interdisziplinären Annäherung an narrative Rekonstruktionen von Schlüsselerfahrungen*, in: *Wiedererzählen. Formen und Funktionen einer kulturellen Praxis*, hg. von Elke Schumann/dens./Stefan Pfänder, Bielefeld 2015, S. 135–176.

16 Für die besondere Bedeutung der Gesprächs- und narrativen Forschung für die Diagnostik vgl. Elisabeth Gülich: *Erinnern – Erzählen – Interpretieren in Gesprächen mit Anfallskranken*, in: *Sozialität in Slow Motion. Theoretische und empirische Perspektiven. Festschrift für Jörg Bergmann*, hg. von Ruth Ayaß/Jörg Bergmann/Christian Mayer, Wiesbaden 2012, S. 615–641, sowie Gülich/Hoene: *Veränderungen von Geschichten* (Anm. 14); vgl. auch Schumann/Gülich/Lucius-Hoene/Pfänder: *Wiedererzählen* (Anm. 14).

17 „Denn das soziologische Wissen ist per definitionem Wissen über die sozialen, und folglich strukturellen und kollektiven Phänomene.“ (Daniel Bertaux: *Die Lebenserzählung. Ein ethnosoziologischer Ansatz zur Analyse sozialer Welten, sozialer Situationen und sozialer Abläufe*, Leverkusen 2018, S. 49). Wenn man die Lebenserzählung in den Dienst der soziologischen Forschung stellen will, muss diese Forschung sich von der Individualgeschichte soweit lösen, dass strukturelle und kollektive Phänomene in den Blick geraten können.

18 Legewie: *Erzählen als Zugang* (Anm. 14), S. 7.

Krankheitserzählungen, also „die sprachlichen Darstellungen der subjektiven Seite des Erlebens und Lebens mit einer Krankheit“,[19] erfahren in der narrativen oder narrativ-basierten Medizin mit ihrem ‚holistischen‘ Anspruch daher eine zunehmende Aufmerksamkeit. Ihre Bedeutung als Forschungsdaten steigt ständig, wie die stetig wachsende Zahl an Studien mit offenen und narrativ orientierten Interviewtechniken und entsprechenden methodischen und methodologischen Diskussionen aufzeigen,[20] siehe z. B. das Projekt *Krankheitserfahrungen* der Universitäten Göttingen, Freiburg und Brandenburg.[21]

Die Bedeutung des narrativen Erkenntnismodus für die Medizin[22] entfaltet sich nach Schütze auf mindestens drei Ebenen: *Erstens* erfährt das ärztliche Fachpersonal viel über die Erfahrungshintergründe von Erkrankungssymptomen ihrer Patientinnen. *Zweitens* ist über die biografische Analyse das Verstehen des Lebens mit einer Krankheit möglich, die Haltung der Patienten zur Erkrankung sowie der typische Umgang mit ihr kann entdeckt und für die weitere Gestaltung des Behandlungsregimes genutzt werden. *Drittens* können typische Auslösearten oder auch die Genese bestimmter Krankheiten verstanden werden. Die Erzählanalyse ermöglicht somit ein Verständnis des Ineinandergreifens von Krankheit und Lebensführung von Patientinnen, dies stellt in der Medizin jedoch noch ein weitgehend ungenutztes Potential dar.[23]

Genau hier, im Hinblick auf die typischen Auslösearten und die soziosomatische Genese von Krankheiten, liegt unseres Erachtens das noch größte unausgeschöpfte Potenzial von Krankheitsnarrationen. Betroffene berichten in ihren Krankheitserzählungen davon, wie es aus ihrer Perspektive zu ihrem Leiden kam, in welchem persönlich-sozialen Kontext sie die Erkrankung verorten und wie sie diese biografisch bearbeiten. Während Krankheitsnarrative auf der einen Seite einen Zugang zu wichtigen Informationen über persönliche und körperliche Aspekte der Person liefern, bieten Narrative auf der anderen Seite auch einen wichtigen Zugang zu den gesellschaftlich vermittelten Deutungsmustern über Krankheit.

Die soziologische Dimension von Krankheitsnarrativen – ich spreche, also bin ich

Eine zentrale Ausdrucksgestalt des Erlebens von Krankheiten stellen Narrationen dar. Diese folgen zwar individuellen Sinnsetzungen, verweisen darüber hinaus aber auf überindividuelle soziale Muster.[24] Sprecherinnen (selbst im inneren Monolog) befinden sich stets im Dialog mit anderen Sprechern, in dem sie umgebenden sozialen Netz der Sprache. „Niemand kann in der Sprache kommunizieren, ohne sich der unzähligen Sprechakte zu

[19] Gabriele Lucius-Hoene: *Die Krankheitserzählung auf dem Prüfstand der Praxis*. In: DIEGESIS 5, 1 (2016), auch online unter http://elpub.bib.uni-wuppertal.de/servlets/DerivateServlet/Derivate-5631/dej16050111.pdf (letzter Zugriff 20.05.2019).

[20] Sue Ziebland: *Narrative interviewing*, in: *Understanding and Using Health Experiences. Improving patient care*, ed. by ders./Angela Coulter/Joseph D. Calabrese/Louise Locock, Oxford 2013, S. 38–48.

[21] Das Projekt ist auf der Homepage www.krankheitserfahrungen.de einzusehen.

[22] Vgl. Gülich: *Zur narrativen Rekonstruktion* (Anm. 15).

[23] Vgl. Schütze: *Biographische Prozesse* (Anm. 7), S. 135 f.

[24] Vgl. Pierre Bourdieu: *Was heißt sprechen? Zur Ökonomie des sprachlichen Tausches*, Wien 2012 [2005].

bedienen – Fragen, Erzählen, Versprechen, Bitten, Drängen und so weiter –, der Verkörperung jener ausgeklügelten gemeinsamen kulturellen und linguistischen Kodes, die jeder Äußerung zugrunde liegen."[25] Narrationen über Krankheiten stellen daher einen Bewältigungsmodus des Leidens dar bzw. der Bearbeitung von Krisenerfahrungen, und gleichzeitig kommen in Narrationen zentrale Wertvorstellungen einer spezifischen Kultur und Diskursgemeinschaft über Krankheiten zum Tragen: „[D]ie Art und Weise, wie wir über Leiden sprechen und wie wir sprechen, wenn wir leiden, [ist] stets an die Textsorten der jeweiligen Diskursgemeinschaften gebunden."[26]

Spätmoderne Gesellschaften evozieren nun einen spezifischen Umgang mit Krankheit (im Zeitalter der Gesundheitstracker usw. ist die Pflicht zur Gesundheit und der informierte sowie empowerte Umgang mit Krankheit längst zur gesellschaftlichen Normalitätserwartung geronnen) und gleichzeitig nehmen die Krankheiten der Postmoderne[27] eine spezifische Gestalt an. Krankheiten sind nicht mehr monokausal zu verstehen, sondern werden immer stärker als ein biosoziokulturelles Phänomen betrachtet. Im Sinne der Verschränkung von Psycho- und Soziogenese nach Norbert Elias hat sich ein Umgang mit Krankheit herauskristallisiert, der sich am Idealtypus eines rationalen Krankheitsmanagements orientiert. Durch den bereits erwähnten Wandel im Krankheitsspektrum findet eine Verantwortungsübergabe und -übernahme seitens der Patientinnen statt. Eine Abkehr von paternalistischen Behandlungskontexten hin zu Arbeitsallianzen zwischen Medizinerinnen und Patienten[28] ist die Folge. Der mündige Patient ist erfunden: „Der souveräne Patient muss nicht nur all seinen gesundheitlichen Pflichten nachkommen, sondern soll außerdem Haltung bewahren. Denn angeblich ist Krankheit auch das, was man daraus macht."[29] Unverzichtbar ist es daher, einen spezifischen Krankheitsumgang zu entwickeln, der von Zuversicht geprägt ist und durch hohe Compliance seitens der Patientinnen, die selbstverständlich in der Lage sind, mit ärztlichem und medizinischem Fachpersonal auf Augenhöhe zu interagieren. Egal, um welche Krankheit es sich handelt: Zwingend erforderlich sind „Tapferkeit, Kampfeswille und die Wertschätzung der läuternden Qualität der Krankheit […]. Was dich nicht umbringt macht dich lebendiger und reifer".[30] Souveräne Patienten lassen sich weder von ihrer Krankheit vereinnahmen, noch mangelt es ihnen an Optimismus; sie berufen sich auf ihre Ressourcen und aktivieren diese.[31] Diese neuen Anforderungen – oder sollten wir sagen: Überforderungen? – betreffen jedoch nicht nur den Umgang mit Erkrankungen, nein, das spätmoderne Subjekt ist in einer historisch einzigartigen Weise gefordert, das Optimum aus sich selbst und aus seiner Gesundheit heraus-

25 Morris: *Krankheit und Kultur* (Anm. 5), S. 244.

26 Ebd., S. 245.

27 Vgl. ebd., S. 244.

28 Josephine Jellen/Heike Ohlbrecht/Torsten Winkler: *Strategien im Umgang mit Krankheit. Zum Versuch einer Typologie im Rahmen sich wandelnder Arzt-Patienten-Interaktionen*, in: *Medizinische Soziologie trifft Medizinische Pädagogik*, hg. von Heike Ohlbrecht/Astrid Seltrecht, Wiesbaden 2018, S. 173–193.

29 Bettina Schmidt: *Gesellschaftliche Konstruktion von Gesundheit und Krankheit*, in: *Gesundheitswissenschaften*, hg. von Robin Haring, Berlin/Heidelberg 2018, S. 1–9, hier S. 6.

30 Barbara Ehrenreich: *Smile or die. Wie die Ideologie des positiven Denkens die Welt verdummt*, München 2010, S. 37 f.

31 Vgl. *Chancengerechtigkeit im Gesundheitssystem*, hg. von Carsten Wippermann u. a., Wiesbaden 2011.

zuholen.[32] Gilt doch mittlerweile auch die Gesundheit als ein selbstverantwortetes Gut in der Gesundheitsgesellschaft,[33] in der soziale Krisen zunehmend individualisiert werden.

Das Spektrum möglicher – sozial legitimierter – Krankheitsnarrative stellte sich bereits in den 1990er Jahren nach Arthur W. Frank[34] in *The Wounded Storyteller* vor allem in vier sich z. T. überlagernden erzählerischen Mustern dar: Krankheit als Zeugnis, als Wiederherstellung, als Suche und als Erzählung von Chaos. Die erzählerischen Muster sind nie als rein individuelle Sinnsetzungsformen anzusehen, sondern transportieren die soziale Textur, die Krankheiten in spätmodernen Gesellschaften annehmen. Der soziale Sinn (Bourdieu), der über Krankheitserzählungen transportiert wird und sich als inkorporiertes Muster zeigt, ist nun für die soziologische Betrachtung von besonderer Bedeutung und soll im Folgenden eine Rolle spielen. Wie alle sozialen Phänomene, sind Krankheitserzählungen strukturierte und strukturierende Phänomene zugleich.

Psychische Erkrankungen in der Spätmoderne und Studierendengesundheit

Krankheit ist ein sozialer Tatbestand[35] und gleichzeitig ein Werturteil. Zu diesem sozialen Tatbestand gehören nicht nur die Kliniken und ärztliches Fachpersonal, sondern auch kulturelle Praktiken und von der Gesellschaft geteilte Überzeugungen und Diskurse, die historisch und kulturell variabel sind. Gleich, ob unter Diskurse jenes in Sprache aufscheinende Verständnis der Wirklichkeit einer ganzen Epoche verstanden wird (Foucault) oder der zentrale Ort der intersubjektiven Wahrheitsfindung (Habermas), prägen diese latent wie manifest die Welt- und Selbstverhältnisse der Individuen. Das Verständnis von Gesundheit und Krankheit hängt daher auch von der sozialen, nationalen und geografischen Zugehörigkeit ab[36] und damit von den Figurationen, verstanden als eigenlogische Beziehungsgeflechte und Interdependenzketten, in die wir jeweils eingebunden sind.[37] Des Weiteren gibt es keinen überzeitlichen Krankheitsbegriff. Vielmehr zeigt der historische Blick, dass sich Krankheiten und die Unterscheidung zwischen Krankheit und Gesundheit kontinuierlich wandeln.[38] In der griechischen Antike beispielsweise galt die Gesundheit als ein ‚äußeres Gut', vergleichbar mit vererbtem Reichtum, Ansehen sowie körperlicher Kraft und Schönheit,[39] sodass Krankheit oder Gesundheit als vom Schicksal gegebene Umstände wahrgenommen wurden, die sich der individuellen Kontrolle entzogen. Hippokrates, der Begründer der Medizin als Wissenschaft, verwies allerdings auch bereits in der Antike darauf, dass der Mensch sehr wohl seine Gesundheit beeinflussen könne und die Krankheiten auf natürliche Ursachen zurückführbar seien. Jede gesellschaftliche Entwicklungs-

32 Vgl. Jellen/Ohlbrecht/Winkler: *Strategien im Umgang mit Krankheit* (Anm. 28).

33 Vgl. Ilona Kickbusch: *Die Gesundheitsgesellschaft. Megatrends der Gesundheit und deren Konsequenzen für Politik und Gesellschaft*, Gamburg 2006.

34 Vgl. Arthur W. Frank: *The Wounded Storyteller*, Chicago 1995.

35 Vgl. Hans-Georg Gadamer: *Neuere Philosophie II*, Tübingen 1987, S. 258.

36 Vgl. Morris: *Krankheit und Kultur* (Anm. 5), S. 43.

37 Vgl. Norbert Elias: *Über den Prozess der Zivilisation*, Amsterdam 1997.

38 Vgl. Fritz Dross/Nadine Metzger: *Krankheit als Werturteil. Eine kleine Geschichte des Umgangs mit Krankheit und Kranken*, in: *APuZ. Krankheit und Gesellschaft* 68, 24 (2018), S. 4–11.

39 Vgl. Philip van der Eijk: *Geschichte der Medizin: Gesundheit – Eigenverantwortung oder Schicksal?*, in: *Deutsches Ärzteblatt* 108, 44 (2011), S. 2330–2332.

phase hat somit ihre je eigenen Vorstellungen von Gesundheit, ihre je spezifischen Krankheiten und Annahmen davon sowie Mythen über Krankheitsentstehung, -vermeidung und -behandlung, die sich z. T. auch widersprechen und überlagern können. Immer wieder hat eine Krankheit einer ganzen Epoche ihren Stempel aufgedrückt, sodass diese eine Krankheit ihre jeweilige historische Zeit prägte und beeinflusste,[40] sei es die Pest im 14. Jahrhundert, die Hysterie Ende des 19. und zu Beginn des 20. Jahrhunderts oder die in den letzten Jahrzehnten immer häufiger auftretende Erschöpfungsdepression bzw. das Burn-out-Syndrom. In diesen Entwicklungen bildet sich auch der allgemeine Wandel im Krankheitsspektrum spätmoderner westlicher Gesellschaften ab, der sich in der sozialepidemiologischen Verschiebung von akuten zu chronischen bzw. psychischen Erkrankungen zeigt: Infektionskrankheiten und andere akute Krankheitsverläufe verloren ihre Dominanz in der Medizin und im Versorgungssystem.

Ein eindeutiger statistischer Zusammenhang wird in allen Studien zwischen dem sozialen Status und der Morbidität sowie Mortalität deutlich. Ein niedriger sozialer Status ist mit einer schlechteren Gesundheit, einem niedrigeren subjektiven Wohlbefinden sowie mit einer kürzeren Lebenserwartung verbunden.[41] Dieses Phänomen wird als sozialer Gradient beschrieben. Wichtig ist in diesem Zusammenhang, dass dieser Gradient die komplette soziale Struktur der Gesellschaft durchzieht, d. h., auf jeder gesellschaftlichen Position kann dieser Zusammenhang nachgewiesen werden.[42] Die mit einer gegebenen bzw. erzielten gesellschaftlichen (Feld-)Position (Bourdieu) verbundenen spezifischen Chancen als auch Risiken schlagen sich in inkorporierten habituellen Dispositionen nieder. Diese Dispositionen „generieren Praktiken, Wahrnehmungen und Einstellungen, die regelhaft sind, ohne bewusst koordiniert zu sein",[43] und äußern sich im Habitus sowie in der körperlichen Hexis. Entscheidend ist, dass das Handeln von Individuen habituell grundiert ist, dass dies aber gerade nicht meint, dass es allein individuell motiviert ist. Praktiken, Wahrnehmungen, Handeln usw. sind nicht als das Produkt des Habitus als solchen zu verstehen, sondern als „Produkt des *Verhältnisses zwischen* dem Habitus auf der einen Seite und den spezifischen sozialen Kontexten oder Feldern [...] auf der anderen Seite."[44] Aus diesem Verhältnis zwischen Habitus und sozialem Feld erwächst mitunter ein Positions- und Konditionierungsleiden,[45] welches für die Gesundheitsforschung noch zu wenig in den Blick genommen wurde.

Belastbare Daten zum Krankheitsgeschehen liefern die regelmäßigen Berichte der Krankenkassen wie auch die Berichte des Robert Koch-Instituts. So zeigt sich beispielsweise eine Verdopplung der Krankheitstage zwischen 2007 und 2017 aufgrund psychischer Erkrankungen.[46] Dies gilt insbesondere für Burn-out-Diagnosen bzw. Erschöpfungs-

40 Vgl. Morris: *Krankheit und Kultur* (Anm. 5).

41 Vgl. Thomas Lampert: *Soziale Ungleichheit der Gesundheitschancen und Krankheitsrisiken*, in: *APuZ. Krankheit und Gesellschaft* 68, 24 (2018), S. 12–18.

42 Vgl. Michael Marmot: *The Status Syndrom. How Social Standing Affects Our Health and Longevity*, New York 2005.

43 John B. Thompson: *Einführung*, in: Bourdieu: *Was heißt sprechen?* (Anm. 24), S. 1–36.

44 Ebd., S. 16, Hervorhebung im Original.

45 Vgl. Didier Eribon: *Gesellschaft als Urteil*, Berlin 2017.

46 Vgl. [may/hib/aerzteblatt.de]: *Krankheitstage wegen psychischer Belastung haben sich verdoppelt*, in: aerzteblatt.de, 30. August 2018, https://www.aerzteblatt.de/nachrichten/97529/Krankheitstage-wegen-psychischer-Belastung-haben-sich-verdoppelt (letzter Zugriff 17.05.2019).

depressionen: So zeigt der AOK-Fehlzeitenreport, dass sich die Arbeitsunfähigkeitstage allein im Bereich ‚burn-out-bedingte Fehlzeiten' zwischen 2008 und 2017 verdreifacht haben.[47]

Für die Zunahme von psychischen Diagnosen werden eine Reihe von Faktoren diskutiert, neben einem veränderten Diagnoseverhalten des ärztlichen Fachpersonals und einer Enttabuisierung von psychischen Erkrankungen in der Bevölkerung (allerdings ist das Brennen für die Arbeit, also der Burn-out, sozial akzeptiert, psychische Erkrankungen, wie beispielsweise Psychosen, bergen dagegen immer noch ein hohes Stigmatisierungspotenzial), sind es insbesondere die Lebens- und Arbeitsbedingungen, die in ihrem Einfluss auf die Gesundheit betrachtet werden müssen. Nicht zu verleugnen ist eine gewisse Gleichzeitigkeit hinsichtlich des Wandels der Arbeitswelt (Subjektivierung, Flexibilisierung) und dem exponentiellen Anstieg der Diagnosen psychischer Erkrankungen im erwerbsfähigen Alter. Der Fokus auf das Subjekt bei gleichzeitiger Überforderung seiner selbst, die erstarkenden Selbstoptimierungstendenzen und das permanente Gefühl von Unzulänglichkeit sowie die Forderung nach einer ‚Kultur der Autonomie' sorgen offensichtlich für zunehmende Erschöpfungszustände.[48] Bisher weniger in den Blick genommen wurde – im Gegensatz zum ausgebauten Monitoring zur Gesundheit von Kindern und Jugendlichen – die psychische Gesundheit junger Erwachsener. Dabei zeigt sich insbesondere für psychische Erkrankungen bei den 18- bis 25-Jährigen zwischen 2005 und 2016 ein Zuwachs von insgesamt 38 Prozent.[49] So stieg die Diagnose schwerer Belastungen und Anpassungsstörungen im genannten Zeitraum um 89 Prozent an,[50] die Diagnose depressiver Erkrankungen erfuhr einen relativen Anstieg um 76 Prozent.[51] Forschungen, die sich detaillierter mit der Situation von jungen Menschen im Anschluss an die Schulbildung befassen, stehen noch aus. In diesem Zusammenhang möchten wir im Folgenden eine Gruppe betrachten, die – möglicherweise aufgrund ihres privilegierten Bildungsniveaus – bisher kaum in den Blick der Aufmerksamkeit rückte: die heterogene Gruppe der Studierenden.

Ein kurzer Exkurs zum Thema Studierendengesundheit

In der Gruppe der Studierenden sind psychische Erkrankungen, auch im internationalen Vergleich, weit verbreitet. Dies ergab eine internationale Studie, in der Studierende im ersten Semester in Australien, Belgien, Deutschland, Mexiko, Irland, Südafrika, Spanien und den USA befragt wurden: 35 Prozent der Studierenden waren bereits von einer oder

[47] Vgl. Markus Meyer/Jenny Wenzel/Antje Schenkel: *Krankheitsbedingte Fehlzeiten in der deutschen Wirtschaft im Jahr 2017*, in: *Fehlzeiten-Report 2018. Sinn erleben – Arbeit und Gesundheit*, hg. von Bernhard Badura u. a., Berlin/Heidelberg 2018, S. 331–536, hier S. 377, auch online unter https://link.springer.com/content/pdf/10.1007%2F978-3-662-57388-4.pdf (letzter Zugriff 17.05.2019).

[48] Vgl. Alain Ehrenberg: *Das erschöpfte Selbst. Depression und Gesellschaft in der Gegenwart*, Frankfurt a. M. 2004.

[49] Vgl. *Barmer Arztreport 2018*, hg. von Barmer Krankenkasse, Wuppertal/Berlin 2018, S. 140, auch online unter https://www.barmer.de/blob/144368/08f7b513fdb6f06703c6e9765ee9375f/data/dl-barmer-arztreport-2018.pdf (letzter Zugriff 19.05.2019).

[50] Vgl. ebd., S. 19.

[51] Vgl. ebd., S. 20.

mehreren psychischen Erkrankungen betroffen, 31 Prozent der Befragten litten akut unter einer psychischen Erkrankung.[52]

In Deutschland leidet jeder sechste Studierende unter einer diagnostizierten psychischen Erkrankung, in absoluten Zahlen wären das ca. eine halbe Million Betroffene.[53] Besonders vulnerable Gruppen sind Studierende höherer Fachsemester sowie weibliche Studierende, die im Gegensatz zu ihren männlichen Kommilitonen häufiger eine diagnostizierte Depression aufweisen.[54] Studierende bekamen im Jahr 2014 43 Prozent mehr Antidepressiva verschrieben als im Jahr 2006.[55]

Allein in den letzten 15 Jahren hat sich die Anzahl Studierender in Deutschland von knapp zwei Millionen auf fast drei Millionen immatrikulierte Studierende erhöht, jedoch profitieren weiterhin insbesondere Akademikerkinder von der Bildungsexpansion (74 von 100 Akademikerkindern nehmen ein Hochschulstudium auf), wohingegen Kinder aus Arbeiterfamilien weiterhin unterrepräsentiert sind (21 von 100 Kindern aus Arbeiterfamilien nehmen ein Hochschulstudium auf).[56] Zwar steigt die Anzahl von Arbeiterkindern in absoluten Zahlen, jedoch nicht im Verhältnis zu Akademikerkindern. Durch die steigende Höherqualifizierung der Bevölkerung gewinnt der sekundäre und tertiäre Bildungssektor an Bedeutung, immer mehr biografische Zeit wird hier verbracht. Bekannte Folgen der Bildungsexpansion sind zumeist wirtschaftlicher Wohlstand sowie eine steigende Partizipation an gesellschaftlichen Prozessen.[57] Gleichzeitig enden sozioökonomische Selektionsprozesse nicht mit dem Studienbeginn, sondern durchziehen das Studium; die Auswirkungen sozialer Herkunft auf den Hochschulabschluss werden als folgenreich eingeschätzt. So gehen Bargel und Bargel davon aus, dass ein niedriges soziales Herkunftsmilieu erhebliche Nachteile mit sich bringt.[58] Das Studium wird für Arbeiterkinder und ihre Familien häufiger als ein unkalkulierbares Wagnis und nicht als eine Selbstverständlichkeit wahrgenommen. Das Studium, die Wahl des Studiums und der Studienverlauf, so die Konstanzer Forscher weiter, sei dementsprechend häufig von einem Sicherheitsmotiv geleitet. Gleichzeitig unterscheidet sich die finanzielle Unterstützung durch die Herkunftsfamilie massiv: Viele Studierende aus Arbeiterfamilien müssen neben dem Studium arbei-

52 Vgl. Randy P. Auerbach u. a.: *WHO World Mental Health Surveys International College Student Project: Prevalence and distribution of mental disorders*, in: *Journal of Abnormal Psychology* 127, 7 (2018), S. 623–638, auch online unter https://psycnet.apa.org/record/2018-44951-001 (letzter Zugriff 18.05.2019).

53 Vgl. [gie/dpa/aerzteblatt.de]: *Depressionen. Vor allem ältere Studierende sind gefährdet*, in: aerzteblatt.de, 22. Februar 2018, https://www.aerzteblatt.de/nachrichten/89391/Depressionen-Vor-allem-aeltere-Studierende-sind-gefaehrdet (letzter Zugriff 17.05.2019).

54 Vgl. *Barmer Arztreport 2018*, hg. von Barmer Krankenkasse (Anm. 49), S. 204 f.

55 Vgl. *Gesundheitsreport 2015. Gesundheit von Studierenden*, hg. von Techniker Krankenkasse, Hamburg 2015, S. 20, auch online unter https://www.tk.de/resource/blob/2034304/47b32c03c8f94de08485134741a5b340/gesundheitsreport-2015-data.pdf (letzter Zugriff 14.05.2019).

56 Vgl. Beate Apolinarski u. a.: *Die wirtschaftliche und soziale Lage der Studierenden in Deutschland 2016*, Berlin/Bonn 2017, auch online unter http://www.sozialerhebung.de/download/21/Soz21_hauptbericht.pdf (letzter Zugriff 06.05.2019).

57 Vgl. Rolf Becker: *Lehrbuch der Bildungssoziologie*, Wiesbaden 2011.

58 Vgl. Holger Bargel/Tino Bargel: *Ungleichheiten und Benachteiligungen im Hochschulstudium aufgrund der sozialen Herkunft der Studierenden*, hg. von Hans-Böckler-Stiftung, Düsseldorf 2010, auch online unter https://www.boeckler.de/pdf/p_arbp_202.pdf (letzter Zugriff: 06.05.2019).

ten und bringen durchschnittlich zwei Tage pro Woche auf, um sich zu finanzieren. Gerade durch die Änderungen der Studienstruktur (Bolognareform) fehlt die Flexibilität, um der notwendigen Erwerbsarbeit nachzugehen und gleichzeitig in den vorgesehenen (Zeit-) Strukturen das Bachelorstudium zu absolvieren oder sich souverän im akademischen Milieu zu bewegen: „[Ge]hemmt durch ihre gesellschaftliche Unsicherheit“[59] im universitären Milieu werden sehr gute Leistungen von Arbeiterkindern häufig weniger sichtbar, z. B. werden diese seltener für Hilfskraftstellen ausgewählt und promovieren seltener, nicht zuletzt aufgrund mangelnder Förderung durch Professorinnen.[60] Den Arbeiterkindern scheint es somit an Selbstdarstellungskompetenzen zu fehlen, die jedoch in der spätmodernen Gesellschaft der Singularitäten[61] durchaus relevant sind, um sich hervorheben zu können und sichtbar zu werden neben all den anderen Studierenden, die sich in einer nicht enden wollenden Aneinanderreihung von Auslandsaufenthalten, Praktika in großen Unternehmen oder Forschungseinrichtungen, ehrenamtlichen Tätigkeiten und sehr guten oder guten Leistungen durch die Bildungsinstitution Universität bewegen und früher oder später den Arbeitsmarkt erreichen werden. Welche Auswirkungen zeigen sich auf die psychosoziale Gesundheit und wie werden psychische Erkrankungen von Bildungsaufsteigerinnen narrativ bearbeitet, wenn sie (neuen, spätmodernen) Ausschlussmechanismen begegnen? Wie werden diese vielschichtigen Prozesse erzählerisch be- und verarbeitet?

Ein kurzes empirisches Beispiel: zu den psychosozialen Kosten des Bildungsaufstiegs

Um Krankheitsnarrationen zu evozieren, eignet sich die ethnosoziologische Biografieforschung[62] in besonderer Weise,[63] auch gibt diese ein Analysevorgehen an die Hand, welches es ermöglicht zu untersuchen, „wie die Indizien der Lebenserzählung untereinander zusammenhängen“.[64] Dabei besteht das Ziel jedoch nicht darin, die Einzelperson besser zu verstehen, sondern „ein Stück, einen Ausschnitt oder einen besonderen Abschnitt aus der sozial-historischen Wirklichkeit, einen Teil des riesigen Gesellschaftsmosaiks auszuwählen und zu verstehen, wie es funktioniert und sich verändert.“[65] In diesem Sinne nähern wir uns im Folgenden der biografischen Erzählung einer Studentin, die im Rahmen

59 *Böckler Impuls 2010*, hg. von Hans-Böckler-Stiftung, S. 5, https://www.boeckler.de/pdf/impuls_2010_07_gesamt.pdf (letzter Zugriff: 17.05.2019).

60 Vgl. ebd.

61 Vgl. Andreas Reckwitz: *Die Gesellschaft der Singularitäten*, Berlin 2017.

62 Vgl. Bertaux: *Die Lebenserzählung* (Anm. 17).

63 Krankheit wird häufig aus einer biomedizinischen, gelegentlich psychologischen Perspektive heraus betrachtet, die soziale und kulturelle Überformung von Krankheit spielt jedoch selten eine Rolle. Bertaux betont im Rahmen biografischer Forschung die ethnosoziologische Sicht als Verbindung zwischen Feldforschung und Lebenserzählungen. Somit steht nicht der Einzelfall im Mittelpunkt, sondern ein für die Forschung relevantes „Gesellschaftsmosaik“ (ebd., 25): Erst die Betrachtung einer Summe von Einzelfällen macht es uns möglich die dahinterliegenden Strukturen sichtbar werden zu lassen.

64 Ebd., S. 27.

65 Ebd., S. 24 f.

eines Lehrforschungsprojekts interviewt wurde, welches sich mit psychischen Belastungen im Studium befasste.[66]

Die 24-jährige Interviewpartnerin berichtet in einem offenen biografischen Interview über ihre Krankheitserfahrungen und beginnt ihre Erzählung mit der Darstellung, wie sie in einer Familie, die an den ‚Orten' des sozialen Ausschlusses ihr Auskommen suchte, aufwuchs. Die Interviewpartnerin ist als drittes und jüngstes Kind der Familie in einer ostdeutschen Kleinstadt geboren. Die Familie wohnte im Neubaugebiet der Kleinstadt, welches die Interviewte wie folgt beschreibt: „[U]nd ja, war halt schon ein Viertel, wo abends halt nicht rausgegangen bist auf die Straße, weil es echt schon gefährlich war". Der Stadtteil sei von Kriminalität und Drogen geprägt gewesen und somit kein adäquater Ort, um Kinder großzuziehen, so die Interviewpartnerin. Die Familie hatte jedoch, so die Interviewte, wenig Geld, sodass sie nicht nur Erfahrungen von relativer Armut, sondern auch von Situationen machte, wo das Geld nicht reichte, „um den Kühlschrank aufzufüllen".

Die Eltern haben einen Realschulabschluss (Mutter) und einen Hauptschulabschluss (Vater). Die beiden Geschwister sind jeweils sechs (Schwester) und zehn Jahre (Bruder) älter als die Interviewte. Sie beschreibt die Beziehung zwischen ihren älteren Geschwistern als innig: „[D]ie haben ein sehr starkes Band zueinander. […] Die waren halt so 'n so 'n unzertrennliches Duo". Entgegen der Annahme, dass die Interviewte als jüngstes Kind der Familie eher in einer ‚Nesthäkchen'-Position war, beschreibt sie sich als „verlorenes Küken" und die Schwangerschaft ihrer Mutter mit ihr als ein Versehen („Huch, aus Versehen schwanger") und als nicht geplant („eigentlich hätte sie mich auch lieber abgetrieben"). In ihrer Kindheit sei die Interviewte deswegen „viel […] auf der Straße unterwegs" gewesen. Die Beziehung der Eltern wird als problembehaftet und gewalttätig erlebt, die Mutter trank phasenweise vermehrt Alkohol. Die Interviewte fühlte sich allein gelassen mit ihren Eltern und den Vorfällen der häuslichen Gewalt, während die großen Geschwister bereits nicht mehr zu Hause wohnten, ihre Schwester eine Ausbildung zur Kellnerin machte und ihr Bruder bei der Bundeswehr war. Als einziges Kind der Familie besuchte die Interviewte nach der Grundschule das Gymnasium, was ihren Vater „unglaublich stolz" machte.

Die häusliche Gewalt steigerte sich und eskalierte vollends während einer Auseinandersetzung zwischen den Eltern, bei der der Vater der Mutter Nase und Jochbein brach, die Mutter in der Küche zusammenbrach und in ein Krankenhaus gebracht werden musste. Die Reaktion der Mutter auf die Gewalt des Vaters bestand darin, die Tochter im Alter von elf oder zwölf Jahren zumindest an den Wochenenden und in den Ferien zu den Großeltern mütterlicherseits zu schicken, um sie aus dem gewaltvollen Umfeld des Elternhauses herauszuhalten. Dort allerdings beginnt eine deviante Karriere, in der die damals Zwölfjährige „erste Kontakte zu Drogen und Sexualität" machte. Die Interviewte bezeichnet ihren damaligen Freundeskreis als „kleine Gang", mit der sie „nur Scheiße" gemacht habe, „Sachen geklaut, Dinge angezündet. […] Was du halt so in dem Alter so cool findest".

[66] Ein besonderer Dank gilt an dieser Stelle der Studentin Stefanie Lübcke, die im Rahmen des Seminars *Psychische Krankheiten und das Leiden an der Gesellschaft* von Dr. Stefan Dreßke im Sommersemester 2018 an der Otto-von-Guericke-Universität Magdeburg das hier vorgestellte Interview geführt und uns freundlicherweise zur Verfügung gestellt hat. Das Interview wurde anonymisiert.

Die Interviewte beschreibt ihre abwechselnden Aufenthalte in ihrer Heimatstadt und im Ort der Großeltern als „Parallelwelten“: Unter der Woche besuchte sie mit Freundinnen aus Akademikerfamilien das Gymnasium und ging zum Judo-Unterricht, an den Wochenenden und in den Ferien wurde sie zu den Großeltern geschickt, wo sie ihre Freizeit mit ihrer „Gang“ verbrachte. Von den Eltern ihrer Freundinnen am Gymnasium sei sie als „lodderig“ wahrgenommen worden, sie bezeichnet ihr Herkunftsmilieu selbst als „Kack-Milieu“ oder als „Kack-Familie“. Sie wisse, wie es sei, wenn „man abgestempelt wird“, Stigmatisierungen und Diskriminierungen ausgesetzt sei: „[W]eil ich weiß ja, woher ich komme. Aus welchem Loch. So ’n bisschen, so manchmal hat man auch das Gefühl von anderen, komm [...] du, Mäuschen bleib mal lieber dort, wo du herkommst [...] und das ist dann echt, das nagt an einem.“ Gleichzeitig setzt die Interviewte ihre Bestrebungen, ihrem Herkunftsmilieu zu entkommen, mit einem Kampf auf Leben und Tod gleich, denn zwei ihrer Freunde sind bereits verstorben (Autounfall und Alkohol) und der restliche Freundeskreis habe „es nie geschafft“. In den Erzählstrang über ihr Herkunftsmilieu wird die Krankengeschichte eingewoben, deren Auslöser an ein konkretes dramatisches Ereignis geknüpft wird: Der Bruder ihrer besten Freundin wurde vor ihren und den Augen der Schwester von einem Auto angefahren und war sofort tot. Die Interviewte beschreibt, dass sie zunächst kaum „realisiert“ habe, was passiert sei, und die „entsetzlich[en]“ Schreie ihrer Freundin in ihren Alpträumen heute noch höre. Nach der Beerdigung ihres Freundes sei sie „in ein richtig tiefes Loch“ gefallen. In dieser Zeit habe die Interviewpartnerin viel Sport gemacht (Judo), um „wahrscheinlich den Verlust durch Sport“ zu kompensieren. In dieser Zeit entwickelte die Interviewte eine Essstörung, durch die sie viel Gewicht verlor. Sie habe jedoch „einfach vergessen zu essen“ und nie den Drang gehabt abzunehmen. Ihre Mutter unterstellte ihr, bulimisch zu sein, was sie entschieden ablehnt, und lässt sie in eine Klinik („Abteilung für Essstörung und so ’n Spaß“) einweisen. In der Klinik fühlte sich die Interviewte „komplett verloren. Das war in den Sommerferien. Hat sie mich da einweisen lassen“. Die Interviewte berichtet, dass sie sich einer Therapeutin in der Klinik geöffnet habe und diese „eben erzählt, das ist eine Belastungsstörung“, die durch den Unfall des Freundes als traumatisches Erlebnis etikettiert wird. Plausibilisiert wird diese Deutung durch die beschriebene Angst vor dem Auto- und Fahrradfahren und vor Motorrädern. Mit 14 Jahren begann die Interviewpartnerin ihre erste Therapie („Dann ging’s mir auch wieder besser, dann hatte ich es auch irgendwie verarbeitet“) und lernte ihren Freund T. kennen: „[U]nd dann war eigentlich alles gut (lacht)“. Mit dem Aufenthalt in der Klinik aufgrund der vermeintlichen Essstörung begannen, so die Interviewte, ihre ersten Panikattacken, die sich bis ins Studium zogen und in Kombination mit Stress, z. B. beim Schreiben der Bachelorarbeit, Suizidgedanken auslösen können. Diese Symptome wurden als Belastungsstörung klassifiziert und diagnostiziert. Die sichtbar werdenden Symptome ihrer psychischen Erkrankung beschreibt sie als einen Wasserball, der zwar für einige Zeit unter Wasser gedrückt werden kann, dann aber an die Wasseroberfläche schnellt:

> [U]nd dann kannst es aber irgendwann nicht mehr halten. Und es springt hoch. Das Ding springt wirklich sehr, sehr hoch. Und du wirst nass und du erschrickst dich [...] Also mir geht es die meiste Zeit gut. Manchmal gibt es nur so ganz, ganz kleine Haken, so, ’ne kleine Situation, die mich wieder zurückwirft und dann: Misserfolg. Ich kann mit Misserfolgen unglaublich schlecht umgehen. Die mich dann halt so wieder komplett reinreiten, ja ja, so echt schwer für mich sind. Das zu verkraften. Keine Ahnung. Verlust.

In diese Zeit der Krankheitsepisoden im Studium fällt der Tod des Großvaters, der für die Interviewte eine wichtige Schlüsselfigur darstellte. Kurze Zeit nach dem Tod des Großvaters zerbrach die von häuslicher Gewalt geprägte Beziehung mit ihrem Freund, mit dem sie seit ihrem 14. Lebensjahr zusammen war. Die Interviewte beschreibt die Lebensphase nach dem Tod des Großvaters und der Trennung als einen Kampf um ihre neue soziale Positionierung:

> [D]as hat sich dann so gestaffelt. Hausarbeiten liefen nicht gut. Ich hatte noch Drogenprobleme bekommen. Und ja, das ist immer wieder dieses Zurückwerfen. Man möchte eigentlich raus aus diesen Kreisen. Aber irgendwie fällt man immer wieder in diese Kreise zurück. Und da wieder hochzukommen, das ist so, das ist so unendlich anstrengend.

Am Ende des Interviews konstatiert die Befragte etwas ratlos die anhaltende psychische Vulnerabilität und sich fortsetzende psychische Probleme, die auch den Abschluss des Studiums massiv behindern.

Auf der Ebene der Krankheitsnarration finden wir die weiter oben beschriebenen typischen Muster, wie Krankheit als Zeugnis, als Wiederherstellung, als Suche und als Chaos, auch bei der interviewten Studentin. Viel Raum im Interview nimmt die erzählerische Ausgestaltung des Herkunftsmilieus und der dort entstandenen Problemlagen für die Biografie der Erzählerin ein. Das Thema der sozialen Benachteiligung von Kindern aus bildungsfern(er)en Milieus im Bildungssystem ist bekanntlich in den letzten Jahren breit in der Öffentlichkeit diskutiert worden und stellt einen Diskurs dar, der im Interview aufgegriffen wird. So beschreibt die Interviewte einen „Schicksalseffekt"[67], der sich aus dem Umstand ergibt, an einem Ort des sozialen Abstiegs leben zu müssen, dort, wo alle Ränder ineinandergreifen (relative Armut; Eltern, die nach der politischen Wende in Ostdeutschland beruflich nicht Fuß fassten; psychosoziale Probleme usw.) und ein Entkommen fast unmöglich ist. Gleichzeitig ist dies die Folie, vor der der soziale Aufstieg der Interviewten in ein studentisches Milieu umso dramatischer bzw. leuchtender erscheint. Für die Erklärung der psychischen Krankheitsverlaufskurve werden klassische psychische/therapeutische Erklärungsmuster narrativ entfaltet, wie z. B. die problembehaftete Kindheit (Ghettokindheit), die traumatischen Familienerlebnisse (Gewalterfahrungen), ein auslösendes traumatisches Ereignis (Unfalltod eines Freundes), die Fremdplatzierung und Fehleinweisung in eine Klinik (Verrat der Mutter an der Tochter) usw.

Nicht in den Blick gerät eine Form des sozialen Leidens, welches sich nicht ohne Grund insbesondere am Ort des Studiums manifestiert. Eine zentrale Narration spätmoderner Gesellschaft ist die Forderung der Selbstentfaltung, -verwirklichung und -optimierung, gepaart mit dem Versprechen meritokratischer Gesellschaften, dass sich (Bildungs-) Leistung lohne und soziale Mobilität ermögliche. Dieses Versprechen ist nun in den unterschiedlichen sozialen Milieus und unter den Bedingungen einer Abstiegsgesellschaft[68] ungleich einzulösen. Letztere zeigt, dass soziale Abstiege insbesondere für die jüngeren Alterskohorten wahrscheinlicher werden. Hier greift das weiter oben beschriebene Konditions- bzw. Positionsleiden. Aufgewachsen in einer Familie mit geringem kulturell-sozia-

[67] Eribon: *Gesellschaft als Urteil* (Anm. 45), S. 45.

[68] Vgl. Oliver Nachtwey: *Die Abstiegsgesellschaft. Über das Aufbegehren in der regressiven Moderne*, Berlin 2017.

len als auch ökonomischen Kapital und multiplen Risikofaktoren (familiale Gewalt usw.), erlebte sich die Interviewte als sozial stigmatisiert, insbesondere ab dem Zeitpunkt, als sie den weiterführenden Bildungsgang einschlug. Spätestens an dieser Stelle in der Biografie, als sich die Tore öffnen, um das Arbeitermilieu sozial zu verlassen, erlebt die Biografin Irritationen. Diese Erzählungen sind nur ein Bruchstück dessen, was sich in Sozialisationsprozessen als unauflösbarer Prozess vollzieht, es ist stets der soziale Blick, ein gesellschaftliches Urteil,[69] welches Individuen determiniert. Unaufhebbar steht das Individuum einer einordnenden, schärfer formuliert: be- und verurteilenden, Gesellschaft gegenüber; dies kann das Subjekt durch z. B. Scham gegenüber der eigenen Herkunft beschädigen: „[d]as fürchterliche Gesetz des sozialen Determinismus, das jedem Einzelnen einen Platz zuweist, das uns vorschreibt, wie wir uns zu verhalten, was wir zu sagen und wer wir zu sein haben."[70] Wie im Foucault'schen Panoptismus ist nicht klar, warum, woher und wie diese Urteile gesprochen werden: „Das gesellschaftliche Urteil, das den Individuen eine Position, eine Rolle, einen Platz zuweist, bleibt über Generationen hinweg konstant und unbestritten. Es wird akzeptiert, ja sogar als Selbstverständlichkeit eingefordert".[71]

Nicht selten führt das Verlassen des sozialen Herkunftsmilieus nun zu einer Form des sozialen Leidens, welches sich beispielsweise in einer Habitusspaltung äußert, sich in biografischer Arbeit manifestiert und das Individuum vor die Herausforderung stellt, unterschiedliche soziale Welten, beispielsweise die universitäre Welt des Studiums, die Welt des Herkunftsmilieus, die Welten der alten und neuen Freunde usw., zu vereinen. Dies gelingt den Individuen in unterschiedlicher Weise, nicht selten ist jedoch ein ‚identitärer Riss' der Preis. Paradoxerweise können gerade bei einem Bildungsaufstieg die Kosten dafür hoch sein, denn das ‚Dilemma der Klassenflucht'[72] kann eine Unsicherheit, ein Verlusterleben zur Folge haben, welches tiefgreifend ist:

> Das Wesen, das man zu sein glaubt, ist nicht mehr dasselbe, die Vorstellung, die man von sich selbst, der Gesellschaft und den anderen hat, wird zerrissen, unsere Stellung, unser Geschmack: nichts an der Funktion der scheinbar gewöhnlichsten Dinge des Lebens ist mehr natürlich oder selbstverständlich.[73]

Damit verbunden sind psychosoziale Anstrengungen und eine Verunsicherung der Identität. Dieser ‚Klassenverrat', lässt sich bei einem sozialen Aufstieg nicht vermeiden, er ist nicht Resultat einer bewussten Entscheidung, sondern „eher die Folge einer langsamen, tiefen, irreversiblen Verwandlung, die den Körper nicht weniger als den Geist erfasst",[74] mit jeder neuen Stufe der Bildungsleiter, mit jeder neuen Stufe dieser Verwandlung vertieft sich der Graben. Die Biografin beschreibt in den ersten Passagen des Interviews ein latentes Konditionsleiden (im sozialen Arbeitermilieu), welches dann Züge eines Positionsleidens (das Leiden einer sozialen Aufsteigerin, die fehl am Platz wirkt) annimmt. Der soziale Aufstieg beginnt mit einer Reise der Aneignung einer neuen Kultur und der gleich-

69 Vgl. Eribon: *Gesellschaft als Urteil* (Anm. 45).
70 Ebd., S. 53.
71 Ebd., S. 210.
72 Vgl. ebd. und auch Pierre Bourdieu: *Ein soziologischer Selbstversuch*, Frankfurt a. M. 2002.
73 Eribon: *Gesellschaft als Urteil* (Anm. 45), S. 61.
74 Ebd., S. 123.

zeitigen Verleugnung der alten Kultur: „Das Schrecklichste an dieser Bewegung der Entsagung, Verneinung und Verstoßung ist, dass sie sich selbst meist gar nicht als eine solche erkennt und dass sie sich jederzeit mit der Zustimmung derer vollzieht, die sie vollziehen. Sie wird begleitet von einem gewissen Glücksgefühl.“[75] Insbesondere die erste Zeit im Studium wird von der Interviewten als glücklich und erfüllend beschrieben, als das Bachelorstudium sich seinem Ende entgegenneigte, begannen die psychischen Probleme erneut virulent zu werden. Das Los sozialer Überläufer kann sein, dass das latente Wissen, die Riten, die Kodes, der Konformitätsdruck – all dies ihnen derart viele Hürden in den Weg legt, dass ein Ankommen in den Milieus der kulturellen Eliten nie ganz abgeschlossen sein kann, weil es immer neue Inferiorität produziert und unablässig biografische Arbeit erfordert – es sei denn, in der Biografie konnten Widerstandsressourcen[76] aufgebaut werden, die den sozialen Druck mildern. Dies ist im hier beschriebenen Fall sehr unwahrscheinlich, denn „die regelrechte Vernichtung von Aufstiegschancen“,[77] die im Zuge der politischen Wende in Ostdeutschland stattgefunden hat, ist in ihren Auswirkungen auf die nachfolgenden Generationen überhaupt noch nicht in den Blick geraten. Die psychosozialen Kosten von sozialer Mobilität (Statusaufstieg, -abstieg oder -erhalt) sind somit im Diskurs über Krankheitsentstehung und -bewältigung nicht länger zu ignorieren und könnten innerhalb der Diskussion des Statussyndroms[78] neue Einblicke in das Zusammenwirken von bio-soziokulturellen Faktoren bei der Krankheitsgenese ermöglichen.

Es ist nun kein Zufall, dass sich diese Phänomene insbesondere im Studium zeigen, als einem Ort höchster Wettbewerbslogik: Universitäten stellen hochgradig kompetitive und damit auch selektive Systeme dar. Sie erweisen sich somit als eine besondere Herausforderung für Studierende aus vulnerablen Gruppen, die sich mit dem Tempo und dem Zeitrhythmus des Leistungswettlaufs, der impliziten Norm von Regelstudienzeit sowie Normalbiografien, den Kodes des akademischen Lebens und der gesellschaftlichen Umstellung von Leistung auf Erfolg[79] konfrontiert sehen, und sorgen schlimmstenfalls für einen schleichenden sozialen Ausschluss im Studienverlauf.

Fazit

Krankheitsnarrationen ermöglichen das Aufspüren von lebensgeschichtlichen Hintergründen psychosozialer Belastungen und können zur Aufdeckung der soziosomatischen Genese von Krankheiten Entscheidendes beitragen. In der Form des Erzählens über Krankheiten äußern sich individuelle Erlebnisse und Verarbeitungsmuster, aber auch gesellschaftliche Werturteile; so ist es legitim, an Erschöpfung und Stress zu leiden, für die Arbeit zu brennen, verweist dies doch darauf, dass hier ein Subjekt aktiv Leistung gezeigt hat. Hinter diesen Diagnosen oder mit ihnen verwoben sind jedoch auch gesellschaftliche

75 Ebd., S. 87.

76 Vgl. Antonovsky: *Salutogenese* (Anm. 1).

77 Olaf Groh-Samberg/Florian R. Hertel: *Ende der Aufstiegsgesellschaft?*, in: *ApuZ. Unten* 65, 10 (2015), S. 25–32.

78 Vgl. Marmot: *The Status Syndrom* (Anm. 42).

79 Vgl. Sighard Neckel: *„Leistung“ und „Erfolg“*, in: *Gesellschaftsbilder im Umbruch*, hg. von Eva Barlösius/Hans-Peter Müller/Steffen Sigmund, Wiesbaden 2001, S. 245–265.

Zuschreibungen. Diese können nicht ohne weiteres verbalisiert, sondern müssen rekonstruktiv erschlossen werden.

Für das Individuum ist das Sprechen über Krankheiten entlastend, es kann ein hohes Potenzial für die Verarbeitung bieten und die Innenwelt des Erlebens verstehbar machen. Für die Medizin ermöglicht der Zugang über Krankheitsnarrationen einen Einblick in die Erfahrungshintergründe der Patientinnen und in ihre subjektiven Theorien zur Krankheit. Es können typische Auslösearten erkannt und das Ineinandergreifen von Krankheit und Lebensführung beachtet werden.[80] Für den soziologischen Diskurs stellen diese Zugänge eine Möglichkeit dar, eine Theorie des sozialen Leidens zu fundieren und mehr über die Phänomene des Positions- und Konditionsleidens in spätmodernen Gesellschaften zu erfahren. Didier Eribon wirft in seinem Buch *Gesellschaft als Urteil* viele Fragen auf, z. B.: „Welchen Preis muss man für einen sozialen Aufstieg bezahlen? Wie wirkt sich ein Studium im Leben eines Arbeiterkindes aus? Wie bleibt man seiner Vergangenheit treu, wenn man einen Weg genommen hat, der einen von der Welt der Eltern weit entfernt?“[81] Diese Fragen sind hochrelevant, unter anderem da viele Studierende aus nichtakademischen Milieus den Weg durch die Bildungsinstitutionen gehen. Auf diesem Weg benötigen einige von ihnen Unterstützung und darauf sind die Bildungsinstitutionen denkbar schlecht vorbereitet. Möglicherweise steht dies auch bis dato nicht auf der politischen Agenda, da sich Bildungsinstitutionen in gesellschaftlichen Schließungskämpfen schon immer bestens eigneten, die strukturelle Ordnung der Verhältnisse zu stabilisieren.

[80] Vgl. Schütze: *Biographische Prozesse* (Anm. 7).
[81] Eribon: *Gesellschaft als Urteil* (Anm. 45), S. 227.

Korrespondenzadressen der Autorinnen und Autoren

Dr. Amelie Bendheim
Universität Luxemburg
Institut für deutsche Sprache, Literatur und für Interkulturalität
11, Porte des Sciences
L-4366 Esch-sur-Alzette
amelie.bendheim@uni.lu

Prof. Dr. Dieter Heimböckel
Universität Luxemburg
Institut für deutsche Sprache, Literatur und für Interkulturalität
11, Porte des Sciences
L-4366 Esch-sur-Alzette
dieter.heimboeckel@uni.lu

Prof. Dr. Frank Hofmann
Universität Luxemburg
Institut für Philosophie
11, Porte des Sciences
L-4366 Esch-sur-Alzette
frank.hofmann@uni.lu

Josefine Jellen, M.A.
Otto-von-Guericke-Universität Magdeburg
Institut für Gesellschaftswissenschaften
Zschokkestraße 32
D-39104 Magdeburg
josephine.jellen@ovgu.de

Dr. Anna Lammers
Augustastraße 41
D-48153 Münster
https://www.anna-lammers.de
annalammers@gmx.de

Prof. Dr. Georg Mein
Universität Luxemburg
Institut für deutsche Sprache, Literatur und für Interkulturalität
11, Porte des Sciences
L-4366 Esch-sur-Alzette
georg.mein@uni.lu

Judith Mengler, M.A.
Johannes Gutenberg-Universität Mainz
Forschungsschwerpunkt Historische Kulturwissenschaften
Jakob-Welder-Weg 11
D-55099 Mainz
jmengler@uni-mainz.de

Prof. Dr. Heike Ohlbrecht
Otto-von-Guericke-Universität Magdeburg
Institut für Gesellschaftswissenschaften
Zschokkestraße 32
D-39104 Magdeburg
heike.ohlbrecht@ovgu.de

Prof. Dr. Rolf Parr
Universität Duisburg-Essen
Fakultät für Geisteswissenschaften
Berliner Platz 6–8
D-45127 Essen
rolf.parr@uni-due.de

Ass.-Prof. Dr. Jennifer Pavlik
Universität Luxemburg
Institut für deutsche Sprache, Literatur und für Interkulturalität/ Institut für Philosophie
11, Porte des Sciences
L-4366 Esch-sur-Alzette
jennifer.pavlik@uni.lu

Oxana Polozhentseva, M.A.
Johannes Gutenberg-Universität Mainz
Graduiertenkolleg „Frühe Konzepte von Mensch und Natur“
Hegelstr. 59
D-55122 Mainz
o.polozhentseva@uni-mainz.de